ELISABETH HILDT

Hirngewebetransplantation und personale Identität

ERFAHRUNG UND DENKEN

Schriften zur Förderung der Beziehungen zwischen Philosophie und Einzelwissenschaften

Band 79

Hirngewebetransplantation und personale Identität

Von

Dr. Elisabeth Hildt

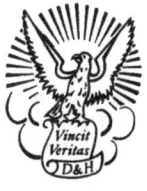

Duncker & Humblot · Berlin

Die Deutsche Bibliothek – CIP-Einheitsaufnahme

Hildt, Elisabeth:
Hirngewebstransplantation und personale Identität / von
Elisabeth Hildt. – Berlin : Duncker und Humblot, 1996
  (Erfahrung und Denken ; Bd. 79)
  Zugl.: Tübingen, Univ., Diss., 1995
  ISBN 3-428-08628-7
NE: GT

Alle Rechte vorbehalten
© 1996 Duncker & Humblot GmbH, Berlin
Fotoprint: Color-Druck Dorfi GmbH, Berlin
Printed in Germany
ISSN 0425-1806
ISBN 3-428-08628-7

Gedruckt auf alterungsbeständigem (säurefreiem) Papier
entsprechend ISO 9706 ∞

"There are as many scientific images of man as there are sciences which have something to say about man.

Thus, there is man as he appears to the theoretical physicist - a swirl of physical particles, forces, and fields. There is man as he appears to the biochemist, to the physiologist, to the behaviourist, to the social scientist; and all of these images are to be contrasted with man as he appears to himself in sophisticated common sense, the manifest image which even today contains most of what he knows about himself at the properly human level."

(Sellars, 1963, S. 20)

Vorwort

Diese Dissertationsarbeit wurde im Rahmen des von der Deutschen Forschungsgemeinschaft unterstützten Graduiertenkollegs "Ethik in den Wissenschaften" am Zentrum für Ethik in den Wissenschaften der Universität Tübingen durchgeführt.

Herzlich möchte ich meinem Doktorvater Prof. Dr. J. Nida-Rümelin, Philosophisches Seminar der Universität Göttingen, für die hervorragende Betreuung dieser Arbeit danken. Seine stets motivierenden und weitsichtigen Ratschläge waren mir eine wichtige Stütze beim Gang durch das oft unwirtliche Grenzgebiet zwischen Philosophie und Neurowissenschaften. In gleicher Weise gilt mein Dank Herrn Prof. Dr. W. J. Schmidt, Abteilung Neuropharmakologie der Universität Tübingen, der den medizinisch-naturwissenschaftlichen Teil dieser Arbeit betreut hat.

Bei allen Mitgliedern des Graduiertenkollegs "Ethik in den Wissenschaften" bedanke ich mich für die gute Zusammenarbeit und freundliche Arbeitsatmosphäre, für die ständige Diskussionsbereitschaft und für viele wertvolle Anregungen.

Nicht zuletzt sei meiner Familie für die auf den verschiedensten Ebenen erfahrene Unterstützung gedankt.

Tübingen, im Januar 1996   Elisabeth Hildt

Inhaltsverzeichnis

A. Einleitung 15

B. Medizinisch-naturwissenschaftliche Grundlagen 18

I. Neurochemische Grundlagen 18
   1. Das dopaminerge System 18
   2. Pharmakologische Eingriffsmöglichkeiten 20
   3. Dopaminerge Projektionen 23
   4. Einfluß dopaminerger Neurone auf das Verhalten 23
   5. Dopamin-Glutamat-Wechselwirkung in den Basalganglien 24

II. Funktionale Anatomie der Basalganglien 26
   1. Funktionsmodell paralleler Schleifen 27
      a) Die motorische Schleife 29
      b) Die komplexe Schleife 30
   2. Das Striatum 31
      a) Anatomische Untergliederung des Striatums 31
      b) Histochemische Untergliederung des Striatums 32
      c) Funktionale Untergliederung des Striatums 34
   3. Dopamin und die striato-nigro-thalamocorticale Schleife 35

III. Morbus Parkinson 37
   1. Pathophysiologische Veränderungen 37
   2. Mögliche Krankheitsursachen 39
   3. Symptomatik 40
      a) Motorische Störungen 40
      b) Psychopathologische Veränderungen 41
   4. Therapie 43

IV. Gewebetransplantationen 46

    1. Experimente an der Ratte.. 47

        a) Tiermodelle 47

        b) Transplantate aus Nebennierenmark-Gewebe 50

        c) Transplantate aus embryonalem Mesencephalon-Gewebe 52

    2. Experimente an subhumanen Primaten................................... 56

        a) Tiermodelle 57

        b) Transplantate aus Nebennierenmark-Gewebe 59

        c) Transplantate aus embryonalem Mesencephalon-Gewebe 60

    3. Klinische Studien 62

        a) Transplantate aus Nebennierenmark-Gewebe...................... 62

        b) Transplantate aus embryonalem Mesencephalon-Gewebe 66

V. Alternative Implantate.. 72

    1. Tumorzellinien.. 73

    2. Genetisch modifizierte Zellinien 75

    3. Genetisch modifizierte primäre Zellen 77

    4. Eingekapselte Zellen 79

    5. Dopamin-freisetzende polymere Systeme............................... 80

C. Philosophisch-ethische Aspekte... 83

I. Problematik klinischer Hirngewebetransplantationen....................... 83

    1. Über die Basis der klinischen Forschung................................ 83

    2. Unterschiede zu pharmakologischen Therapieformen................. 86

    3. Über die Zuschreibung von Persönlichkeitsveränderungen............ 90

II. Personalität.. 101

    1. Personalität als Zuschreibungsbegriff..................................... 101

    2. Biologische Bedingtheit der Personalität................................ 106

    3. Volitionen zweiter Stufe 110

    4. Fragen der Verantwortung... 113

III. Personale Identität 117
   1. Nicht-reduktionistische Sichtweise 118
   2. Implikationen der nicht-reduktionistischen Sichtweise 120
   3. Reduktionistische Sichtweise 126
   4. Implikationen der reduktionistischen Sichtweise 128
   5. Anwendungsschwierigkeiten 132
IV. Kriterien der personalen Identität 136
   1. Bedeutung körperlicher Charakteristika 138
      a) Betrachtung aus der Außenperspektive 139
      b) Betrachtung aus der Innenperspektive 146
   2. Bedeutung mentaler Charakteristika 152
      a) Gedächtnis 154
      b) Konnektivität 165
      c) Kontinuität 174
   3. Abwägungsschwierigkeiten 182
V. Direkter Personalitätstransfer 192
   1. Zur Möglichkeit eines direkten Personalitätstransfers 193
   2. Philosophisch-ethische Implikationen 195
      a) Zum besonderen Status von Hirngewebe 195
      b) Quasi-Erinnerungen 196
      c) Relation R 199
VI. Bedeutung der personalen Identität 202
   1. Gründe für die Bedeutung der personalen Identität 202
   2. What matters 207
   3. Personale Identität, Hirngewebetransplantation und Moraltheorie ... 216

D. Implikationen für die medizinische Praxis 221

Literaturverzeichnis 224

Abkürzungsverzeichnis

AADC	Aromatische-Aminosäure-Decarboxylase
AChE	Acetylcholinesterase
AP-5	2-Amino-5-phosphonovalerat
BDNF	Brain-Derived Neurotrophic Factor
bFGF	basic Fibroblast Growth Factor
cDNA	komplementäre DNA
ChAT	Cholin-Acetyl-Transferase
COMT	Catechol-O-Methyltransferase
DNA	Desoxyribonukleinsäure
L-DOPA	L-β-3,4-Dihydroxyphenylalanin
EEG	Elektroencephalogramm
GABA	Gamma-Aminobuttersäure
GP	Globus pallidus
GPe	externer Globus pallidus
GPi	medialer Globus pallidus
GPv	ventraler Globus pallidus
HVA	Homovanillinsäure
IQ	Intelligenz-Quotient
kDa	Kilodalton
MAO	Monoaminoxidase
MPP$^+$	1-Metyl-4-phenyl-pyridiniumion
MPPP	1-Methyl-4-phenyl-4-propionoxypiperidin
MPTP	1-Methyl-4-phenyl-1,2,3,6-tetrahydropyridin
mRNA	messenger-Ribonukleinsäure
NMDA	N-Methyl-D-aspartat

Abkürzungsverzeichnis

NGF	Nervenwachstumsfaktor
6-OHDA	6-Hydroxydopamin
PET	Positronenemissionstomographie
SN	Substantia nigra
SNc	Substantia nigra pars compacta
SNr	Substantia nigra pars reticulata
STN	Nucleus subthalamicus
TH	Tyrosinhydroxylase
VTA	Area tegmentalis ventralis
% w/w	Gewichtsprozent

A. Einleitung

Die Hirngewebetransplantations-Methodik, ein innovativer und in mancher Hinsicht vielversprechender Therapieansatz zur Behandlung neurodegenerativer Erkrankungen, befindet sich derzeit in der Forschungsphase. Aufgrund anfänglicher Teilerfolge bei klinischen Studien werden vor allem im Zusammenhang mit der Krankheit Morbus Parkinson große Hoffnungen auf den Einsatz der Hirngewebetransplantations-Methodik gesetzt. Das vorliegende Buch bezieht sich daher zunächst auf Hirngewebetransplantationen speziell bei Morbus Parkinson, um davon ausgehend zu allgemeingültigeren philosophisch-ethischen Aussagen zu gelangen.

Die Krankheit Morbus Parkinson ist auf physiologischer Ebene durch die Degeneration dopaminerger Neurone der Substantia nigra charakterisiert, was zu starkem Mangel des Neurotransmitters Dopamin innerhalb der Basalganglien führt. Da durch herkömmliche pharmakologische Therapiemaßnahmen nur eine Linderung der Hauptsymptome Rigidität, Akinesie und Tremor erreicht werden kann, jedoch das Fortschreiten der Krankheit sowie das Auftreten umfangreicher medikamentöser Nebenwirkungen nicht verhindert werden kann, wurde in jüngster Zeit in verstärktem Maße die Entwicklung der Hirngewebetransplantations-Methodik forciert. Bei Hirngewebetransplantationen werden derzeit die besten therapeutischen Ergebnisse unter Verwendung von Gewebematerial abgetriebener menschlicher Embryonen erzielt, wobei auch in diesen Fällen bislang lediglich eine vergleichsweise geringfügige Milderung der motorischen Symptomatik erreicht werden konnte. Insgesamt sind für Entwicklung und Einsatz von Hirngewebetransplantations-Techniken bei Morbus Parkinson vergleichsweise ideale Bedingungen gegeben, da bei dieser Krankheit primär nur eine verhältnismäßig kleine Neuronengruppe betroffen ist, deren Projektionsfeld relativ gut umgrenzt ist. Der Hirngewebetransplantations-Forschung zur Behandlung von Morbus Parkinson kommt daher Modellcharakter zu. Sollten hier größere Erfolge erzielt werden können, so wird gehofft, daß sich diese Therapiemethode auch auf andere neurodegenerative Erkrankungen des Zentralnervensystems, wie beispielsweise Morbus Alzheimer oder Morbus Huntington, ausdehnen läßt.

Die bisher im Zusammenhang mit der Hirngewebetransplantations-Methodik geführte philosophisch-ethische Diskussion bezog sich meist auf Probleme des Einsatzes von menschlichem Embryonalgewebe zur Transplantation. Die Frage, inwieweit im Anschluß an die Transplantation Persönlichkeitsveränderungen auftreten können bzw. vergleichsweise gezielt herbeigeführt werden können, wurde jedoch bislang nur äußerst selten thematisiert.[1] So wurden im Rahmen der klinischen Hirngewebetransplantations-Studien bisher bei der Evaluation der Patienten vorrangig motorische Parameter der Parkinson-Patienten berücksichtigt, während neuropsychologische Untersuchungen weitgehend vernachlässigt wurden. Dies überrascht, kann doch generell bei operativen Eingriffen in das als Sitz der Personalität geltende Gehirn nicht von vornherein davon ausgegangen werden, daß bei derartigen Operationen keinerlei Veränderungen mentaler Charakteristika auftreten. Auch bei Transplantationen ins Striatum, dem Implantationsort der zur Behandlung von Morbus Parkinson einzusetzenden Hirngewebetransplantationen, kann angesichts der komplexen Basalganglien-Verschaltung das Auftreten von Persönlichkeitsveränderungen keineswegs a priori ausgeschlossen werden. Diese im Rahmen der klinischen Hirngewebetransplantations-Forschung erfolgende auffallende Vernachlässigung mentaler Charakteristika verwundert umso mehr, stellen doch aus philosophischer Sicht gerade mentale Charakteristika die für die Personalität und personale Identität eines Menschen entscheidenden Aspekte dar. Da durch die Hirngewebetransplantations-Methodik auch das grundlegende Instrumentarium für derzeit fiktive, möglicherweise aber in Zukunft durchführbare, vergleichsweise gezielte Persönlichkeitsveränderungen zur Verfügung gestellt wird, spielen in diesem Zusammenhang auch Überlegungen eine große Rolle, die sich mit der Frage der Wünschbarkeit von Persönlichkeitsveränderungen und von Veränderungen der personalen Identität beschäftigen.

Obwohl Überlegungen zur Problematik von Persönlichkeitsveränderungen gleichermaßen für pharmakologische wie operative therapeutische Maßnahmen am Gehirn gelten, stellen sich gerade im Zusammenhang mit Hirngewebetransplantationen - nicht zuletzt aufgrund der Irreversibilität des Eingriffs - Fragen nach der Personalität und der personalen Identität der betroffenen Personen mit erhöhter Dringlichkeit. Nutzen und Risiko des irreversiblen operativen Eingriffes, die Art der möglicherweise zu erwartenden Personalitätsveränderungen, Mißbrauchsmöglichkeiten und ähnliches müssen folglich schon im Vorfeld einer breiteren Anwendung der Hirngewebetransplantations-Methodik einer sorgfältigen Abwägung unterzogen werden.

Der Schwerpunkt dieser Studie liegt daher, ausgehend von der detaillierten Schilderung des naturwissenschaftlich-medizinischen Forschungsverlaufs, auf der philosophischen und ethischen Problematik, die sich im Hinblick auf den Transplantat-Empfänger ergibt. Hierbei stellen neuere Beiträge der Analytischen Philosophie des Geistes, welche sich in intensiver, jedoch weitgehend theoretischer Weise mit Problemen der Personalität und der personalen Identität beschäftigen, die philosophische Ausgangsbasis dar. Ziel ist es, zum einen die Relationen zwischen verschiedenen Positionen der Analytischen Philosophie des Geistes und der ethischen Problematik bei der Transplantation von Hirnge-

---

[1] Vawter et al., 1990; Kupsch et al., 1991; Linke, 1991; 1993.

webe zu rekonstruieren, und zum anderen ein begründetes ethisches Urteil über einzelne Aspekte von Hirngewebetransplantationen zu entwickeln. Hierbei besteht die Hauptaufgabe darin, zwischen den philosophischen Positionen und der medizinisch-naturwissenschaftlichen Hirngewebetransplantations-Forschung zu vermitteln. Angestrebt wird dabei, einerseits Erkenntnisse der Analytischen Philosophie des Geistes für eine direkte Anwendung auf die Hirngewebetransplantations-Problematik fruchtbar zu machen und so zu einer stärkeren Berücksichtigung personaler Aspekte bei der Entwicklung der Hirngewebetransplantations-Methodik beizutragen. Andererseits soll versucht werden, durch eine Konfrontation philosophischer Positionen mit neurophysiologischen Erkenntnissen zu einer stärkeren Rückbindung der Analytischen Philosophie des Geistes an Fragestellungen aktueller medizinisch-naturwissenschaftlicher Forschungsrichtungen anzuregen.

Aufgrund der Komplexität dieser Thematik können weitere mit der Hirngewebetransplantations-Methodik verknüpfte Problemfelder, wie die Problematik der Nutzung von Gewebematerial abgetriebener menschlicher Embryonen, der möglicherweise bestehende Zusammenhang zwischen Hirngewebetransplantation und Abtreibung, sowie Allokationsprobleme im Rahmen dieses Buches nur am Rande behandelt werden.

B. Medizinisch-naturwissenschaftliche Grundlagen

I. Neurochemische Grundlagen

Im Zentralnervensystem des Menschen finden sich eine Reihe verschiedener Neurotransmitter, wie beispielsweise Acetylcholin, Glutamat, Dopamin oder Noradrenalin, die der Signalübertragung zwischen Nervenzellen dienen. Hierbei erfolgt nach Depolarisation der präsynaptischen Nervenzelle die Freisetzung des Transmitters in den synaptischen Spalt, was dem Transmitter gestattet, an Rezeptoren der nachfolgenden Nervenzelle zu binden und so das entsprechende Signal an die darauffolgende Nervenzelle weiterzuleiten. Da bei der Krankheit Morbus Parkinson in erster Linie dopaminerge Neurone der Substantia nigra von der Degeneration betroffen sind, kommt dem Neurotransmitter Dopamin im Zusammenhang mit Pathophysiologie und Therapie von Morbus Parkinson eine zentrale Rolle zu.

1. Das dopaminerge System

Die Biosynthese des Dopamins geht von der Aminosäure L-Tyrosin aus, die durch das Enzym Tyrosinhydroxylase (TH) zu L-3,4-Dihydroxyphenylalanin (L-DOPA) hydroxyliert wird (vgl. Abb. 1). Anschließend erfolgt, katalysiert durch die Aromatische-Aminosäure-Decarboxylase (AADC), die Decarboxylierung zum Katecholamin Dopamin, das in Speichervesikel aufgenommen wird. Die von der Tyrosinhydroxylase katalysierte Reaktion stellt den Geschwindigkeitsbestimmenden Schritt der Dopamin-Biosynthese dar.[1] Durch Verschmelzen der Vesikelmembran mit der Cytoplasmamembran erfolgt die Freisetzung des Neurotransmitters in den synaptischen Spalt. Extrazelluläres Dopamin kann sowohl durch Wiederaufnahme (reuptake) in die präsynaptischen Nervenendigungen[2] als auch durch Enzym-katalysierte Abbaureaktionen inaktiviert werden. Hierbei spielen vor allem zwei Enzyme eine Rolle: die im Cytoplasma von Gliazellen lokalisierte Catechol-O-methyltransferase (COMT), welche die Methylierung verschiedenartiger Catechol-Substrate in 3-Stellung katalysiert, sowie die in der äußeren Mitochondrienmembran von Neuronen und Gliazellen lokalisierte Mo-

---

[1] Cooper et al., 1986; Riederer et al., 1990; Erickson et al., 1992.
[2] Uhl, 1992; Giros & Caron, 1993.

noaminoxidase (MAO A/B).[3] Der Hauptmetabolit des Dopamins im Zentralnervensystem von Primaten ist Homovanillinsäure (HVA). Die Konzentration von HVA im Gehirn oder in der Cerebrospinalflüssigkeit wird daher häufig als Index für die funktionale Aktivität der dopaminergen Neurone verwendet.[4]

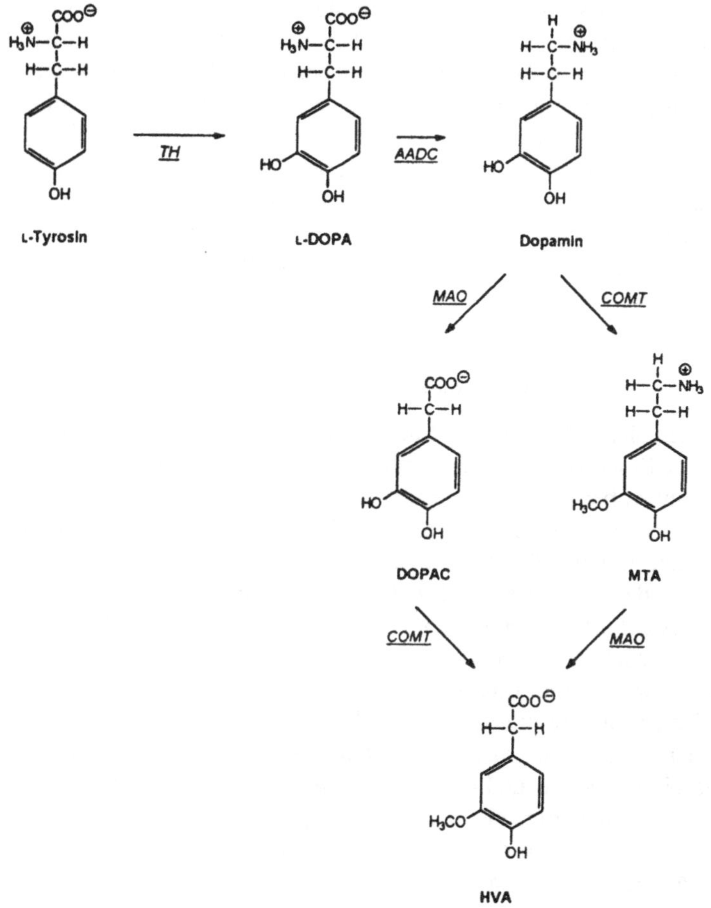

Abbildung 1: Biosynthese und Abbau von Dopamin (nach Cooper et al., 1986)

L-DOPA = Dihydroxyphenylalanin; DOPAC = Dihydroxyphenylessigsäure;
HVA = Homovanillinsäure; MTA = 3-Methoxytyramin
AADC = Aromatische-Aminosäure-Decarboxylase; *COMT* = Catechol-O-methyltransferase; *MAO* = Monoaminoxidase; *TH* = Tyrosinhydroxylase

---

[3] Zürcher et al., 1990; Riederer et al., 1989a.
[4] Cooper et al., 1986.

Die Wirkung des Dopamins auf seine Zielzellen wird über prä- und postsynaptische Dopaminrezeptoren vermittelt. Die Familie der Dopaminrezeptoren umfaßt mindestens 3 verschiedene G-Protein-gekoppelte Rezeptor-Subtypen. Die beiden Hauptvertreter sind der D1- und der D2-Rezeptor.[5] Der D1-Rezeptor stimuliert die Adenylatcyclase, während der D2-Rezeptor entweder hemmend auf die Adenylatcyclase wirkt oder nicht mit ihr gekoppelt ist. Dennoch sind beide Rezeptortypen in der Lage, synergistische Effekte sowohl auf elektrophysiologischer und biochemischer Ebene als auch bezüglich des Verhaltens auszuüben. An diesem Synergismus können mehrere verschiedene Neurone beteiligt sein,[6] er kann aber auch innerhalb eines Neurons erfolgen.[7] Während der D1-Rezeptor nur postsynaptisch lokalisiert ist, fungiert der D2-Rezeptor sowohl als Autorezeptor als auch als postsynaptischer Rezeptor. D1- und D2-Rezeptoren finden sich weitverbreitet in allen dopaminoceptiven Regionen des Gehirns, wohingegen der erst in jüngerer Zeit charakterisierte Dopamin-D3-Rezeptor vorrangig in limbischen Regionen des Gehirns lokalisiert ist.[8]

2. Pharmakologische Eingriffsmöglichkeiten

Für einen pharmakologischen Eingriff in die dopaminerge Neurotransmission liegen eine Reihe verschiedener Angriffspunkte vor. So kann der Metabolismus des Dopamins beispielsweise gestört werden durch α-Methyl-p-tyrosin, einem Inhibitor der Tyrosinhydroxylase, durch Reserpin, das die dopaminergen Speichervesikel zerstört, durch Pargylin, einem Inhibitor der MAO oder durch Hemmung der Dopamin-Wiederaufnahme mit Hilfe von Cocain.[9] Darüber hinaus besteht die Möglichkeit, auf Rezeptorebene in die dopaminerge Transmission einzugreifen. Mit Hilfe von Dopaminagonisten kann die Neurotransmission sowohl durch direkte Stimulation der Dopaminrezeptoren als auch durch Steigerung der präsynaptischen Dopamin-Freisetzung verstärkt werden. Ein Beispiel für einen direkten Dopaminagonisten ist das Morphinderivat Apomorphin, das prä- und postsynaptische D2- und D1-Rezeptoren aktiviert, während Amphetamin, ein indirekter Dopamin-Agonist, die Dopaminfreisetzung stimuliert sowie die Wiederaufnahme des Transmitters in die präsynaptischen Nervenendigungen hemmt. Mit Hilfe von Dopamin-Antagonisten kann eine Blockade postsynaptischer Dopaminrezeptoren erreicht werden, was zur Verminderung der dopaminergen Transmission führt. So wirkt beispielsweise das Neuroleptikum Haloperidol als D2-Rezeptorenblocker, während R(+)-SCH23390 ein selektiver D1-Antagonist ist.[10]

---

[5] Anderson et al., 1990; Strange, 1991; Sunahara et al., 1991.
[6] Robertson, 1992.
[7] Bertorello et al., 1990; Piomelli et al., 1991.
[8] Sokoloff et al., 1990; Strange, 1991.
[9] Cooper et al., 1986.
[10] Koella, 1987.

I. Neurochemische Grundlagen

Irreversible Läsionen des dopaminergen Systems können durch das Neurotoxin 6-Hydroxydopamin (6-OHDA) sowie bei Primaten durch 1-Methyl-4-phenyl-1,2,3,6-tetrahydropyridin (MPTP) hervorgerufen werden (vgl. Abb. 2). Die toxische Wirkung dieser Substanzen bildet die Basis für zwei häufig verwendete Tiermodelle der Parkinsonschen Krankheit, das bei der Ratte eingesetzte Rotationsmodell sowie das MPTP-Primatenmodell (vgl. Kap. B.IV.1.a und B.IV.2.a).

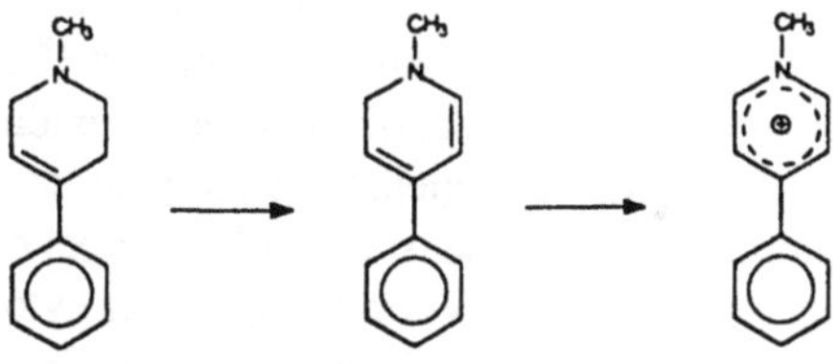

Abbildung 2: Zur Läsion des dopaminergen Systems einsetzbare Substanzen
A: 6-Hydroxydopamin   B: MPTP und Oxidation des MPTP
MPTP = 1-Methyl-4-phenyl-1,2,3,6-tetrahydropyridin; MPDP = 1-Methyl-4-phenyl-dihydropyridin; MPP$^+$ = 1-Methyl-4-phenylpyridinium-Ion

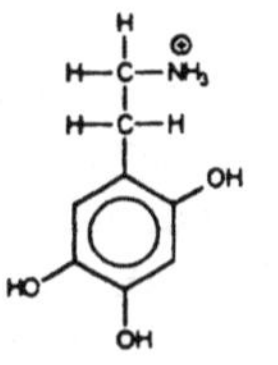

Nach intracerebraler Injektion von 6-OHDA erfolgt eine selektive Zerstörung katecholaminerger Neurone. Die Selektivität der Wirkung beruht auf der präsynaptischen Aufnahme von 6-OHDA über die hochaffinen Wiederaufnahmemechanismen dopaminerger und noradrenerger Neurone und der Akkumulation des Neurotoxins in diesen Zellen.[11] Durch Vorbehandlung mit Desipramin, einem Inhibitor der noradrenergen Wiederaufnahme, kann die toxische Wirkung des 6-Hydroxydopamins auf dopaminerge Neurone beschränkt werden.[12] Eine

---

[11] Zigmond et al., 1990.
[12] Breese & Traylor, 1970.

räumlich auf das nigrostriatale System begrenzte Läsion kann durch Injektion des Neurotoxins 6-OHDA in die Substantia nigra pars compacta (SNc) oder ihre Projektion erreicht werden (vgl. Kap. B.IV.1.a). 6-OHDA unterliegt der Autoxidation, was zur intraneuronalen Akkumulation cytotoxischer Verbindungen wie 6-Hydroxydopaminchinon und H_2O_2 sowie zur Bildung reaktiver Superoxidanion-, Hydroxyl- und Semichinon-Radikale führt.[13] Als Folgeerscheinungen degenerieren die Axonterminalen der betroffenen Zellen. Bei fortschreitendem Verlust der Terminalen tritt nach retrograder Degeneration der Zelltod ein.[14]

Systemische Administration von MPTP führt bei subhumanen Primaten[15] und beim Menschen[16] zu Parkinson-ähnlichen extrapyramidal-motorischen Störungen, die durch die selektive Degeneration der dopaminergen nigrostriatalen Projektion verursacht werden (vgl. Kap. B.IV.2.a). Das lipidlösliche MPTP gelangt nach systemischer Injektion ins Zentralnervensystem, wo es in Gliazellen durch die Monoaminoxidase B zum 1-Methyl-4-phenyl-pyridiniumion (MPP^+) oxidiert wird. MPP^+ wird durch den Reuptake-Mechanismus dopaminerger Neurone selektiv in diese Zellen aufgenommen und akkumuliert dort.[17] Die toxische Wirkung wird wohl über eine Hemmung der mitochondrialen Atmungskette vermittelt. Bedingt durch den elektrochemischen Gradienten reichert sich MPP^+ in den Mitochondrien an, wo es den Komplex I der Atmungskette, die NADH-Coenzym Q-Oxidoreduktase, inhibiert.[18] Dies führt einerseits aufgrund der Bildung reaktiver Sauerstoff-Spezies zu oxidativem Streß und andererseits zur Verminderung der Energieladung der Neurone.[19] Das Absterben der betroffenen dopaminergen Neurone ist die Folge, wobei eine Aktivierung NMDA-abhängiger Ionenkanäle bei der Vermittlung dieses cytotoxischen Effektes beteiligt zu sein scheint.[20] Dies wird bestätigt durch Experimente, bei denen mit Hilfe von NMDA-Rezeptor-Antagonisten eine Degeneration dopaminerger Neurone nach MPP^+-Gabe verhindert werden konnte.[21]

---

[13] Halliwell, 1989; Coyle & Puttfarcken, 1993.
[14] Zigmond et al., 1990; Ichitani et al., 1991.
[15] Burns et al., 1983.
[16] Davis et al., 1979; Langston et al., 1983.
[17] Heikkila et al., 1984; Irwin & Langston, 1985; Javitch et al., 1985; Langston et al., 1985.
[18] Nicklas et al., 1985; Ramsay & Singer, 1986; Coyle & Puttfarcken, 1993.
[19] Hasegawa et al., 1990; Przedborski et al., 1992; Beal et al., 1993.
[20] Przedborski et al., 1992; Beal et al., 1993.
[21] Turski et al., 1991.

I. Neurochemische Grundlagen

3. Dopaminerge Projektionen

Dopaminerge Neurone liegen im Mesencephalon vor allem in drei benachbarten Zellgruppen vor: in der Substantia nigra pars compacta (Zellgruppe A9), der Area tegmentalis ventralis (Zellgruppe A10) und dem Nucleus retrorubralis reticularis (Zellgruppe A8).[22] Die Substantia nigra pars compacta (SNc) stellt die bei weitem größte Ansammlung dopaminerger Neurone im Gehirn dar. Sie projiziert hauptsächlich zum dorsalen Striatum (Nucleus caudatus und Putamen). Darüber hinaus erfolgt in der Substantia nigra pars reticulata (SNr) dendritische Dopamin-Freisetzung durch die dopaminergen Neurone der SNc.[23] Die Hauptfunktion der nigrostriatalen Projektion, die bei der Pathophysiologie von Morbus Parkinson eine entscheidende Rolle spielt, besteht in der Regulation extrapyramidaler Bewegungen. Die Aktivierung der nigrostriatalen Projektion führt zu stereotypem motorischem Verhalten, die Inaktivierung ruft Katalepsie hervor.[24] Ausgehend von der Area tegmentalis ventralis (VTA) wird sowohl das mesocorticale als auch das mesolimbische Projektionssystem gebildet. Die mesocorticale Projektion verläuft hauptsächlich von Neuronen der VTA zum frontalen Cortex sowie zu allocorticalen Strukturen wie Amygdala, Septum, Tuberculum olfactorium und Hippocampus.[25] Das mesocorticale Dopamin-System ist an der Steuerung emotionaler und affektiver Aspekte beteiligt. Die Stimulation dieser Projektion wurde für die nach der Gabe von L-DOPA oder Dopamin-Agonisten bei Parkinson-Patienten auftretenden psychotomimetischen Nebenwirkungen verantwortlich gemacht. Das mesolimbische Projektionssystem wird vor allem von dopaminergen Neuronen der VTA, die zum Nucleus accumbens und zum Tuberculum olfactorium projizieren, gebildet. Es spielt eine Rolle bei der Regulation der spontanen lokomotorischen Aktivität.[26]

4. Einfluß dopaminerger Neurone auf das Verhalten

Der Aktivitätszustand dopaminerger Neurone beeinflußt einen weiten Bereich von Verhaltensweisen, ohne dabei die Motivation für einzelne Handlungen zu verändern. Gemäß einer Hypothese von Lyon und Robbins nimmt mit steigender Konzentration des Dopamin-Agonisten Amphetamin im Zentralnervensystem die Wiederholungsfrequenz der motorischen Aktivitäten des Organismus bei gleichzeitiger Abnahme des Spektrums der möglichen Verhaltensweisen zu (Switching), bis schließlich stereotypes Verhalten eintritt.[27] So führt die intrastriatale Injektion oder die systemische Administration von Dopamin-Agoni-

---

[22] Dahlström & Fuxe, 1964; Arsenault et al., 1988.
[23] Cheramy et al., 1981.
[24] Wachtel, 1991.
[25] Björklund & Lindvall, 1984.
[26] Wachtel, 1991.
[27] Lyon & Robbins, 1975.

sten bei Ratten zu stereotypem motorischem Verhalten, das sich in lokomotorischer Hyperaktivität, verstärktem Schnüffeln und Lecken und ähnlichem zeigt.[28] In Übereinstimmung mit dieser Hypothese konnte gezeigt werden, daß mit zunehmender Stimulierung der zentralen dopaminergen Transmission die Fähigkeit des Tieres sinkt, Verhalten zu unterdrücken, das mit dem gerade ablaufenden Verhalten kompetiert. Hingegen wird durch Dopamin-Antagonisten das Verhaltensrepertoire eingeengt. Gerade ablaufendes Verhalten wird fokussiert, da spontanes Umschalten von einem Verhalten auf ein anderes erschwert ist.[29] Bei mit Neuroleptika behandelten Tieren liegt eine erhöhte Abhängigkeit von externen Stimuli vor. Mit steigender dopaminerger Aktivität nimmt der Anteil an spontanem, d.h. intern generiertem Verhalten zu, die Abhängigkeit von externen Stimuli sinkt.[30]

Parallel hierzu treten bei Parkinson-Patienten Verhaltenstendenzen auf, die vermindertes Switching widerspiegeln, sowie eine verstärkte Abhängigkeit von externen Stimuli. Hingegen sind bei unter Schizophrenie leidenden Personen gegenteilige Symptome, analogisierbar mit verstärkter dopaminerger Aktivität, zu beobachten.

5. Dopamin-Glutamat-Wechselwirkung in den Basalganglien

Glutamat, eine Aminosäure, ist der im Zentralnervensystem am weitesten verbreitete exzitatorische Neurotransmitter. Er kommt beispielsweise in corticofugalen und thalamocorticalen Projektionen und im Hippocampus vor.[31] Die Wirkung des Transmitters wird über 5 verschiedene Glutamatrezeptor-Subtypen vermittelt, die gemäß den von ihnen bevorzugten Agonisten klassifiziert wurden. Der N-Methyl-D-aspartat (NMDA)- Rezeptor ist der am besten charakterisierte Glutamat-Rezeptortyp.[32]

Im Striatum besitzen corticostriatale glutamaterge und mesostriatale dopaminerge Fasern ein gemeinsames Zielneuron, das mittelgroße "spiny I" Neuron (vgl. Kap. B.II.3.). Mit Hilfe von verhaltenspharmakologischen Experimenten wurde die über D2-Rezeptoren und NMDA-Rezeptoren vermittelte Wechselwirkung zwischen Dopamin und Glutamat untersucht. Das Gleichgewicht der beiden Transmittersysteme in den Basalganglien spielt eine große Rolle bei der Verhaltenssteuerung. So wurde durch systemische Gabe des nichtkompetitiven NMDA-Rezeptor-Antagonisten MK-801 bzw. durch intrastriatale Injektion des kompetitiven Antagonisten AP-5 bei Ratten erhöhte lokomotorische Aktivität,

---

[28] Kelly et al., 1975; Szechtman et al., 1985.
[29] Cools, 1980; Schmidt, 1984; Wegener et al., 1988.
[30] Cools, 1980; Jaspers et al., 1984; Wegener et al., 1988.
[31] Cotman et al., 1987.
[32] Watkins et al., 1990; Nakanishi, 1992.

Schnüffeln, sowie Störungen beim Lernverhalten im T-Labyrinth induziert.[33] Nach systemischer Gabe von MK-801 trat zusätzlich Amnesie auf.[34] NMDA-Antagonisten besitzen folglich ähnliche Wirkung wie Dopamin-Agonisten im Striatum. Hingegen hemmt NMDA im Striatum die lokomotorische Aktivität; ähnliche Effekte treten nach Behandlung mit Dopamin-Antagonisten auf.[35] Dopamin und Glutamat im Striatum üben also wohl gegenläufige Effekte auf das Verhalten aus.[36] Hiermit in Übereinstimmung steht, daß durch NMDA-Antagonisten hervorgerufenes Verhalten durch Blockade der Dopamin-Rezeptoren antagonisiert werden kann[37] und umgekehrt: der NMDA-Antagonist MK-801 hebt Neuroleptika-induzierte Katalepsie, die als Tiermodell für Morbus Parkinson gilt, auf.[38] Mit zunehmender Konzentration an NMDA-Antagonisten steigt - ebenso wie nach Dopamin-Agonisten - das Ausmaß des Umschaltens (Switching) von einer Verhaltensweise zu einer anderen; die Abhängigkeit von externen Stimuli sinkt.

Insgesamt wird also durch das Dopamin-Glutamat-Gleichgewicht im Striatum die Balance hergestellt sowohl zwischen spontanem Umschalten und Weiterführen von gerade ablaufendem Verhalten als auch zwischen dem Gebrauch von endogener und exogener Information.[39]

---

[33] Schmidt, 1986; Bischoff et al., 1988.
[34] Bischoff et al., 1988.
[35] Schmidt & Bury, 1988.
[36] Schmidt, 1986.
[37] Schmidt, 1986; Tiedtke et al., 1990.
[38] Schmidt & Bubser, 1989; Carlsson & Carlsson, 1990; Elliott et al., 1990; Kretschmer et al., 1992.
[39] Schmidt, 1990.

II. Funktionale Anatomie der Basalganglien

Um die bei Morbus Parkinson auftretende Symptomatik sowie die nach Manipulationen oder Transplantationen im Bereich der Basalganglien auftretenden Veränderungen richtig einordnen zu können, muß die komplexe Verschaltung der Basalganglien berücksichtigt werden. Ausgangspunkt hierfür ist das Striatum, das Hauptprojektionsgebiet der bei Morbus Parkinson am stärksten von der Degeneration betroffenen dopaminergen Neurone der Substantia nigra pars compacta (SNc).

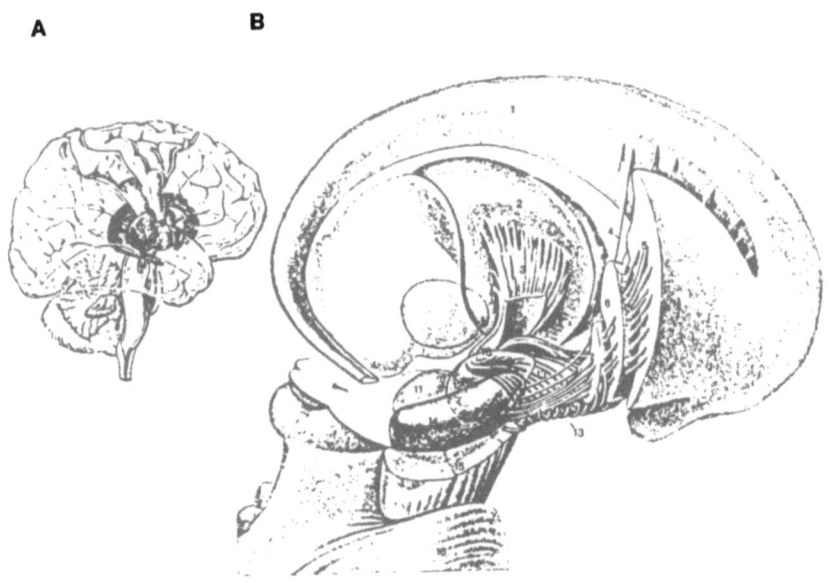

Abbildung 3: Die Basalganglien und ihre Verbindungen
A: Übersichtsbild; B: Ausschnitt
(Modifiziert nach Nieuwenhuys et al., 1991)
1 = Nucleus caudatus; 2 = Nucleus ventralis lateralis; 3 = Fasciculus thalamicus; 4 = Fibrae strionigrales; 5 = Putamen; 6 = Globus pallidus, pars lateralis; 7 = Globus pallidus, pars medialis; 8 = Fasciculus lenticularis; 9 = Nucleus reticularis thalami; 10 = Zona incerta; 11 = Nucleus ruber; 12 = Nucleus subthalamicus; 13 = Ansa lenticularis; 14 = Substantia nigra; 15 = Pedunculus cerebri; 16 = Pons

1. Funktionsmodell paralleler Schleifen

Das Striatum ist die größte Komponente der Basalganglien (vgl. Abb. 3). Es setzt sich zusammen aus Nucleus caudatus, Putamen, Nucleus accumbens und Tuberculum olfactorium. Das Striatum erhält starke Projektionen vom gesamten cerebralen Cortex incl. Allocortex, vom Thalamus und von der Substantia nigra pars compacta, sowie schwächere Afferenzen vom Globus pallidus, Nucleus subthalamicus und von einigen Hirnstammkernen. Starke Efferenzen vom Striatum verlaufen zum Globus pallidus und zur Substantia nigra.[40]

Das Striatum stellt innerhalb der Basalganglien die Input-Struktur dar.[41] Die Basalganglien spielen eine große Rolle bei der Kontrolle des motorischen und psychomotorischen Verhaltens. Hierbei sind gemäß dem von Alexander und Mitarbeitern hauptsächlich aufgrund elektrophysiologischer Daten entwickelten Modell paralleler Schleifen[42] parallel organisierte, funktional getrennte Schleifen zwischen Basalganglien und Cortex beteiligt. Jede Schleife umfaßt dabei diskrete, nicht-überlappende Teile von Striatum, Globus pallidus, Substantia nigra, Thalamus und Cortex. Die GABAergen Neurone der Output-Kerne der Basalganglien, d.h. von medialem Globus pallidus (GPi), Substantia nigra pars reticulata (SNr) und ventralem Globus pallidus (GPv), besitzen eine hohe Spontanentladungsrate. Sie üben einen durch GABA vermittelten tonisch inhibitorischen Effekt auf ihre Zielkerne im Thalamus aus.[43] Dieser hemmende Effekt wird von zwei gegenläufig wirkenden, aber parallelen Schleifen vom Striatum zu den Output-Kernen der Basalganglien moduliert.[44] In der einen Verschaltung, der direkten Schleife, besteht eine direkte Afferenz striataler GABAerger Projektionsneurone auf die GABAergen Output-Neurone von GPi und SNr. Eine Aktivierung der direkten Schleife enthemmt die Zielstrukturen im Thalamus, wodurch die thalamischen Neurone empfänglicher für einkommende Signale werden.[45] In der indirekten Schleife besteht eine Projektion GABAerger Neurone des Striatums auf das externe Segment des Globus pallidus (GPe). Von dort erfolgt eine GABAerge Projektion zum Nucleus subthalamicus (STN), von dem eine exzitatorische, glutamaterge[46] Verbindung zu GPi und SNr ausgeht. Die meisten Neurone des GPe besitzen eine hohe Spontanentladungsrate, was zu einer tonischen Hemmung des Nucleus subthalamicus führt. Eine Aktivierung dieser indirekten Schleife resultiert durch eine Verminderung der Aktivität der GPe-Neurone in einer Enthemmung des Nucleus subthalamicus: die GABAergen Neurone von SNr und GPi werden aktiviert. Dies

---

[40] Parent, 1990.
[41] Nauta, 1979.
[42] Alexander et al., 1986; Alexander & Crutcher, 1990.
[43] Chevalier et al., 1985; Deniau & Chevalier, 1985.
[44] Parent et al., 1989; Alexander & Crutcher, 1990.
[45] Chevalier & Deniau, 1990.
[46] Smith & Parent, 1988.

führt zu einer verstärkten Hemmung thalamischer Neurone (vgl. Abb. 4). Die direkte und die indirekte Schleife besitzen also gegenläufige Effekte auf den Thalamus und damit auf die corticalen Zielgebiete der jeweiligen striato-nigro-thalamocorticalen Schleife, wobei die Aktivität der indirekten Schleife zu überwiegen scheint.[47]

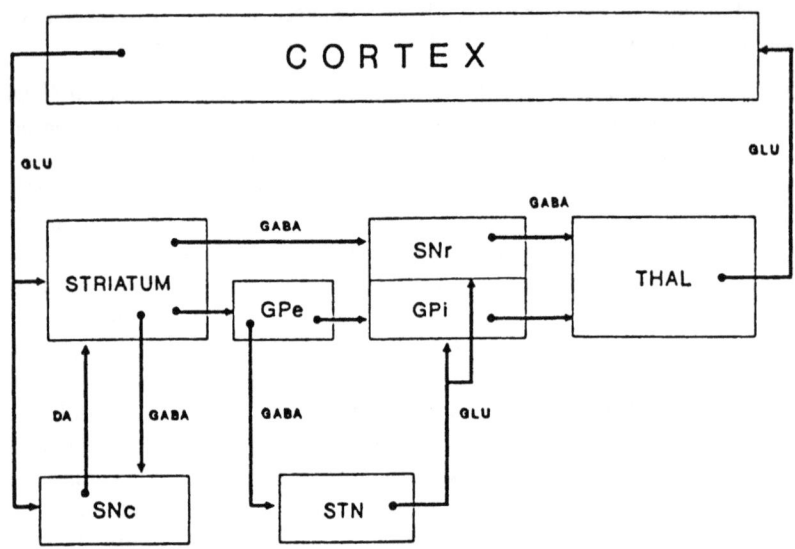

Abbildung 4: Schematisches Diagramm der Schleifen und Neurotransmitter der Basalganglien (aus: Schmidt et al., 1992)

GPe = externes Segment des Globus pallidus; GPi = internes Segment des Globus pallidus; SNr = Substantia nigra pars reticulata; SNc = Substantia nigra pars compacta; STN = Nucleus subthalamicus; THAL = Thalamus; DA = Dopamin; GABA = Gamma-Aminobuttersäure; GLU = L-Glutamat

Während jede Schleife exzitatorischen glutamatergen Input von vielen verschiedenen, miteinander funktional in Beziehung stehenden corticalen Regionen erhält, verläuft die thalamocorticale Projektion jeweils zu spezifischen Zielgebieten im frontalen und motorischen Cortex, die ihrerseits Efferenzen zum Striatum aussenden. Jede striato-nigro-thalamocorticale Schleife enthält also einen zentralen Schleifenanteil (closed loop), der in einer bestimmten corticalen Region endet, von der er auch Input erhält. Die Schleife ist partiell geschlossen.[48] Nach diesen corticalen Zielregionen sind die von Alexander und Mitarbei-

---

[47] Svensson et al., 1992.
[48] Alexander et al., 1986.

tern beschriebenen 5 Schleifensysteme benannt: motorische, oculomotorische, dorsolateral-präfrontale, lateral-orbitofrontale und limbische Schleife. Die dorsolateral-präfrontale und die lateral-orbitofrontale Schleife wurden bisher meist zusammengefaßt und als komplexe Schleife, präfrontale Schleife oder Assoziations-Schleife bezeichnet.

Gemäß dem von Alexander und Mitarbeitern entwickelten Modell paralleler Schleifen besteht auch innerhalb der einzelnen Schleifen aufgrund von somatotopischer Untergliederung eine parallele funktionale Architektur.[49] Neuere neuroanatomische Experimente zeigten jedoch ein relativ hohes Ausmaß an Konvergenz funktional verschiedener Inputs innerhalb des striato-nigro-thalamocorticalen Systems.[50] So erhält man den Eindruck,[51] daß das Modell einer streng parallelen Verschaltungsweise zu einseitig formuliert ist und daher die komplexe Verschaltung der Basalganglien nur partiell wiedergibt. Gemäß dem jüngsten von Parent und Hazrati vorgeschlagenen Modell[52] erfolgt innerhalb der topographisch geordneten striato-nigro-thalamocorticalen Verschaltung sowohl Konvergenz (im proximalen Teil der Schleife) als auch Divergenz (im distalen Teil der Schleife).

Insgesamt erscheint es daher sinnvoller, gewisse Funktionen einem solchen intakten Schleifensystem zuzuordnen als einzelnen Stationen der Schleife. Ebenso muß bei Ausfall oder Störungen einzelner Strukturen mit Auswirkungen auf die Funktion der ganzen Schleife gerechnet werden.

a) Die motorische Schleife

Die Basalganglien-Inputstruktur der motorischen Schleife, das Putamen, erhält in erster Linie Informationen vom Motorcortex, supplementärmotorischen Cortex, prämotorischen Cortex und somatosensorischen Cortex. Diese corticostriatalen Projektionen sind somatotopisch organisiert. Motorische und somatosensorische corticale Regionen, welche die unteren Extremitäten repräsentieren, projizieren zum dorsolateralen Teil des Putamens, entsprechende Regionen des Gesichtsbereichs zum ventromedialen Teil des Putamens, während zum dazwischenliegenden intermediären Putamenbereich corticale Armrepräsentationen projizieren.[53] Diese Zielgebiete erstrecken sich jeweils entlang der rostrocaudalen Achse des Putamens. Das Putamen entsendet topographisch organisierte Projektionen zum ventrolateralen Bereich von GPi und GPe und zu caudolateralen Bereichen der SNr,[54] die wiederum topographisch organisiert zum Nucleus

---

[49] Alexander & Crutcher, 1990.
[50] Percheron & Filion, 1991.
[51] Hazrati & Parent, 1992a; 1992b; 1992c.
[52] Parent & Hazrati, 1993.
[53] Künzle, 1975; Künzle, 1977.
[54] Nauta & Mehler, 1966; Parent et al., 1984.

ventralis lateralis, Nucleus ventralis anterior und Nucleus centromedianus projizieren.[55] Diese Thalamuskerne senden Afferenzen hauptsächlich zum prämotorischen Cortex, vor allem zum supplementärmotorischen Cortex.[56]

Auf allen Stufen der motorischen Schleife besteht bei den beteiligten Neuronen ein hohes Ausmaß an funktionaler Spezifität und somatotopischer Codierung. So steht die neuronale Aktivität in Putamen und Globus pallidus jeweils in Beziehung zu spezifischen Aspekten von Gliedmaßenbewegungen, wie beispielsweise Bewegungsrichtung, Bewegungsamplitude oder -geschwindigkeit.[57] Die Hauptzielregion der motorischen Schleife, der supplementärmotorische Cortex, spielt eine wichtige Rolle beim Programmieren und bei der Kontrolle von Bewegungen.[58] Insgesamt liegt daher die Funktion der motorischen Schleife vor allem bei der Vorbereitung und Durchführung von Bewegungen, wobei die Basalganglien nicht bei der Initiation von durch Stimulus ausgelösten Bewegungen beteiligt sind.[59] Statt dessen sind sie wohl Teil eines Mechanismus, der durch einen modulierenden Effekt auf die Muskelaktivität an der Kontrolle von Bewegungsgeschwindigkeit und -amplitude beteiligt ist.[60] Auch spielen sie möglicherweise eine Rolle beim Programmieren und bei der Initiation von intern generierten Bewegungen.[61]

b) Die komplexe Schleife

An der komplexen Schleife sind Gebiete des präfrontalen, temporalen, parietalen und cingulären Cortex beteiligt, die zum Nucleus caudatus projizieren.[62] Von dort erfolgt eine Projektion zum dorsomedialen Teil des GPi und zum rostromedialen Bereich der SNr.[63] Die Schleife verläuft von den Output-Kernen der Basalganglien weiter über den Nucleus ventralis anterior und den Nucleus medialis dorsalis zu präfrontalen corticalen Assoziationsgebieten. Die genaue Funktion der präfrontalen Schleife ist bisher nicht bekannt. Sie ist wohl beteiligt beim Aufrechterhalten bzw. Umschalten der verschiedenen Verhaltensneigungen[64] sowie bei Vorgängen, bei denen das räumliche Gedächtnis eine Rolle spielt.[65] Der Nucleus caudatus scheint Teil eines neuralen Mechanismus zu

---

[55] Ilinsky et al., 1985; DeVito & Anderson, 1982.
[56] Schell & Strick, 1984.
[57] Georgopoulos et al., 1983.
[58] Brinkmann & Porter, 1979; Tanji et al., 1980.
[59] Alexander et al., 1986.
[60] DeLong et al., 1984.
[61] Evarts & Wise, 1984.
[62] Selemon & Goldman-Rakic, 1985.
[63] Parent et al., 1984.
[64] Divac et al., 1967; Alexander et al., 1986.
[65] Alexander et al., 1980; Isseroff et al., 1982.

sein, durch den das jeweils folgende Ereignis vorausgesagt und die jeweils folgende Bewegung vorbereitet wird,[66] wobei die Neurone des Nucleus caudatus vor allem auf für das Verhalten relevante Stimuli reagieren, unabhängig von deren physikalischer Beschaffenheit.[67]

2. Das Striatum

Das Striatum stellt keine homogene Struktur dar. Die Inhomogenität des Striatums steht im Gegensatz zur ehemals hauptsächlich vertretenen Hypothese, gemäß welcher im Striatum die vom Cortex kommenden Signale integriert werden, dem Striatum also primär eine Trichterfunktion zukommt. Eine Untergliederung des Striatums ist aufgrund regional unterschiedlicher striataler Afferenzen und Efferenzen auf dreierlei Ebenen zu beobachten: auf anatomischer Ebene, im Rahmen der Striosomen-Matrix-Kompartimentierung auf histochemischer Ebene, sowie auf funktionaler Ebene. Läsionen oder Modifikationen in unterschiedlichen Regionen des Striatums führen daher zu verschiedenartigen funktionalen Auswirkungen.

a) Anatomische Untergliederung des Striatums

Das Striatum kann aufgrund topographisch gegliederter corticostriataler Projektionen grob in drei funktional unterschiedliche, zum Teil überlappende Gebiete unterteilt werden, und zwar in eine sensorimotorische, eine assoziative und eine limbische Region.[68] Die sensorimotorische Region, das Putamen, erhält vor allem vom sensorimotorischen Cortex somatotopisch gegliederte Afferenzen.[69] Die assoziative Region, der Nucleus caudatus, erhält Projektionen vom präfrontalen, temporalen, parietalen und cingulären Cortex,[70] während zur ventralen, limbischen Region des Striatums limbische und paralimbische corticale Bereiche, Amygdala und Hippocampus projizieren.[71] Insgesamt tendieren Cortexregionen, die corticocortical und daher funktional miteinander verknüpft sind, dazu, gemeinsame Terminationsgebiete innerhalb des Striatums auszubilden.[72] Die corticostriatalen Fasern enden direkt an dendritischen Spines der mittelgroßen "spiny I" Projektionsneurone, dem im Striatum vorherrschenden Zelltyp.

---

[66] Hikosaka et al., 1989a; 1989c.
[67] Rolls et al., 1983; Hikosaka et al., 1989b.
[68] Parent, 1990.
[69] Künzle, 1977.
[70] Selemon & Goldman-Rakic, 1985.
[71] Haber et al., 1990.
[72] Selemon & Goldman-Rakic, 1985.

Die das Striatum verlassenden striatopallidalen und striatonigralen Projektionen sind bei Primaten zwei vollständig getrennte Fasersysteme, die keine Kollateralen zum jeweils anderen Kernbereich aussenden. Während die Efferenzen des Nucleus caudatus vor allem zur Substantia nigra und weniger zum Globus pallidus verlaufen, projiziert das Putamen hauptsächlich zum Globus pallidus.[73] Die caudatofugalen und die putaminofugalen Fasern verlaufen dabei entlang getrennter Bahnen.[74] Darüber hinaus rühren Efferenzen des Striatums zu GPe und GPi bei Primaten von unterschiedlichen Zellpopulationen her.[75] Hiermit in Übereinstimmung steht, daß striatale GABAerge Neurone, welche zum GPe projizieren, starke Enkephalin- und Neurotensin-Immunoreaktivität zeigen und meist D2-Rezeptoren tragen, während die entsprechenden zum GPi und zur SNr projizierenden Neurone reich an Substanz P und Dynorphin sind und meist D1-Rezeptoren exprimieren.[76] Aufgrund dieser getrennten Verschaltungen ist das Striatum in der Lage, unabhängig voneinander sowohl die pallido-thalamocorticale und die pallido-subthalamocorticale als auch die striatonigrale Schleife zu kontrollieren. Die striatopallidale Projektion besitzt topographische Organisation in rostrocaudaler, mediolateraler und dorsoventraler Richtung.[77] Auch die Projektionen nahe benachbarter striataler Zellgruppen konvergieren nicht auf dieselbe Neuronenpopulation im Pallidum. Das striatopallidale System verfügt also über ein hohes Ausmaß an anatomischer Spezifität.[78]

b) Histochemische Untergliederung des Striatums

Zusätzlich zu seiner in verschiedene Regionen gegliederten Organisation ist das Striatum mosaikartig in Striosomen- und Matrixbereiche kompartimentiert. Diese Untergliederung zeigt sich besonders stark in der unterschiedlichen Verteilung praktisch aller Neurotransmitter auf die beiden Kompartimente. Sie ist im Nucleus caudatus stärker ausgeprägt als im Putamen.[79] Der Begriff "Striosomen" geht auf Graybiel und Mitarbeiter zurück,[80] die in Striatumschnitten Bereiche bis ca.1 mm Durchmesser mit geringer Acetylcholinesterase (AChE)-Aktivität, eingebettet in das ansonsten AChE-reiche Striatumgewebe feststellten. Diese AChE-armen Bereiche stimmen mit den zuvor von Pert und Mitarbeitern

---

[73] Parent et al., 1984 ; Smith & Parent, 1986.
[74] Hazrati & Parent, 1992b.
[75] Parent et al., 1989.
[76] Haber & Elde, 1981; Haber & Watson, 1985; Gerfen et al., 1990; LeMoine et al., 1990; LeMoine et al., 1991.
[77] Gimenez-Amaya & Graybiel, 1990; Hazrati & Parent, 1992b.
[78] Hazrati & Parent, 1992b.
[79] Graybiel et al., 1986; Graybiel & Moratalla, 1989.
[80] Graybiel & Ragsdale, 1978.

festgestellten m-Opiatrezeptor-reichen Zonen im Striatum überein.[81] Die Striosomen bilden ein dreidimensionales Labyrinth aus, sie nehmen ca. 10 - 20 % des Striatumvolumens ein. Sie entsprechen dem System dopaminreicher Inseln im sich während der Embryogenese entwickelnden Striatum.[82] Eine deutliche Kompartimentierung zwischen Striosomen und extrastriosomaler Matrix besteht nicht nur bezüglich der Verteilung fast aller Neurotransmitter, sondern auch bezüglich des Gehalts der entsprechenden Transmitter-korrelierten Enzyme sowie der Transmitter-Bindungs- und -Wiederaufnahme-Stellen.[83] So besitzen Striosomen mehr Dopamin-D1-Bindungsstellen[84] als die extrastriosomale Matrix, die ihrerseits über mehr Dopamin-D2-Bindungsstellen[85] und Dopamin-Wiederaufnahmestellen[86] sowie über einen höheren Gehalt an TH-ähnlicher Immunoreaktivität,[87] an AChE-Aktivität und ChAT-ähnlicher Immunoreaktivität verfügt.[88]

Die Unterschiede in der Zusammensetzung von Striosomen und Matrix sind gradueller Natur. Sie sind aber so groß, daß angenommen werden kann, daß dem gleichen Transmitter in verschiedenen Kompartimenten möglicherweise unterschiedliche Funktionen zukommen. Durch die beiden Neurotransmitter-spezifischen Kompartimente können folglich unterschiedliche Inputs in nahe benachbarte Striatumregionen unter unterschiedlicher neurochemischer Kontrolle stehen.[89]

Der Kompartimentierung in Striosomen und Matrix entsprechen so gut wie alle Input-Output-Verbindungen des Striatums. So innervieren die dopaminergen Kerngruppen des Mittelhirns auf unterschiedliche Weise die beiden Striatumkompartimente. Während die Substantia nigra pars compacta vor allem zu den Striosomen projiziert, gelangen Efferenzen der Zellgruppe A8 hauptsächlich zur extrastriosomalen Matrix.[90] Die beiden Striosomenkompartimente entsenden ihrerseits auch getrennte Efferenzen, so daß Striosomen und Matrix insgesamt in zwei getrennte, allerdings in Wechselwirkung miteinander stehende Schleifensysteme eingebettet sind. Die extrastriosomale Matrix projiziert vor allem zum Pallidum und zur Substantia nigra pars reticulata,[91] die Striosomen

---

[81] Pert et al., 1976; Herkenham & Pert, 1981.
[82] Graybiel, 1984.
[83] Graybiel, 1990.
[84] Besson et al., 1988.
[85] Joyce et al., 1986.
[86] Graybiel & Moratalla, 1989.
[87] Graybiel et al., 1987.
[88] Graybiel & Ragsdale, 1978; Graybiel et al., 1986; Hirsch et al., 1989.
[89] Graybiel, 1990.
[90] Feigenbaum-Langer & Graybiel, 1989; Graybiel, 1990.
[91] Gerfen, 1984; Gimenez-Amaya & Graybiel, 1990.

hingegen zur Substantia nigra pars compacta.[92] Diese Verschaltung legt nahe, daß die Striosomen über die dopaminerge nigrostriatale Rückkopplungs-Schleife eher einen modulierenden Einfluß auf den dopaminergen Input ins Striatum ausüben, möglicherweise in Zusammenhang mit stimulierenden Einflüssen aus dem limbischen System. Die Funktionen der extrastriosomalen Matrix stehen hingegen eher in direktem Zusammenhang mit der Informationsverarbeitung im Rahmen der striato-nigro-thalamocorticalen Schleifen.[93]

c) Funktionale Untergliederung des Striatums

Gemäß dem Konzept paralleler striato-nigro-thalamocorticaler Schleifen bilden die verschiedenen Regionen des Striatums Bestandteile unterschiedlicher Schleifen und besitzen daher unterschiedliche Funktion (vgl. Kap. B.II.1.). In Abhängigkeit von der Lokalisation einer Läsion im Striatum ist daher auf Verhaltensebene mit unterschiedlichen Auswirkungen zu rechnen.

So konnten bei Ratten durch Läsionen des Nucleus caudatus Amphetamin-induzierte orale Stereotypien gemildert werden, während durch die Läsionen kein Einfluß auf die ebenfalls Amphetamin-induzierte erhöhte lokomotorische Aktivität zu verzeichnen war.[94] Nach Haloperidol-Injektion in den rostromedialen Bereich des Nucleus caudatus zeigten Katzen ein vermindertes Spektrum an non-exteroceptiv gesteuerten Verhaltensmustern.[95] Nach Injektion von Dopamin-Agonisten ins dorsale Striatum von Ratten wurde erhöhtes Umschalten (Switching) zwischen verschiedenen Verhaltensweisen beobachtet (vgl. Kap. B.I.4.). Durch Injektion eines NMDA-Antagonisten in das dorsale Rattenstriatum konnte erhöhte lokomotorische Aktivität sowie Schnüffeln induziert werden[96] (vgl. Kap. B.I.5.). Nach selektiver Läsion im posterioren Bereich des Nucleus caudatus trat bei Ratten verminderte Reaktionsfähigkeit im Reaktionszeit-Test auf.[97] Hingegen führte eine Läsion des ventralen Striatums bei Ratten zur Verminderung der Amphetamin-induzierten lokomotorischen Aktivität, ohne Amphetamin-induzierte Stereotypien zu beeinflussen.[98] Durch Blockade der Dopaminrezeptoren im Nucleus accumbens und im ventromedialen Striatum wurde bei Ratten eine Verminderung des explorativen Verhaltens hervorgerufen.[99] Darüber hinaus wurden ventrale Regionen des Striatums als wichtig für

---

[92] Gerfen, 1984.
[93] Graybiel, 1990; Gerfen, 1992.
[94] Kelly et al., 1975.
[95] Jaspers et al., 1984.
[96] Schmidt, 1986.
[97] Amalric & Koob, 1987.
[98] Kelly et al., 1975.
[99] Ahlenius et al., 1987.

die Durchführung von Zungenbewegungen identifiziert.[100] Läsionen des lateralen Striatums mit Cholinat verhinderten bei Ratten das Auftreten von Katalepsie, während durch Läsionen des medialen Striatums kognitive Prozesse beeinflußt wurden.[101]

3. Dopamin und die striato-nigro-thalamocorticale Schleife

Sowohl corticostriatale glutamaterge Neurone als auch mesostriatale dopaminerge Neurone bilden synaptische Kontakte mit den dendritischen Spines von GABAergen striatalen Projektionsneuronen aus.[102] Hierbei bilden die dopaminergen Fasern symmetrische Synapsen, und zwar nur mit solchen distalen dendritischen Spines und distalen Dendritenstielen von mittelgroßen "spiny I" Projektionsneuronen, die gleichzeitig asymmetrische Synapsen mit corticostriatalen Fasern ausbilden.[103] Eine der Hauptfunktionen des dopaminergen Inputs besteht folglich wohl darin, mit der anderen, am gleichen Spine eintreffenden Information in Wechselwirkung zu treten,[104] wodurch der cortico-striato-nigrale Informationsfluß auf der Ebene einzelner Spines beeinflußt werden kann.[105] Aufgrund dieser Konvergenz können mesostriatale dopaminerge Neurone direkt den Informationsfluß von corticalen Regionen über das Striatum zum Thalamus und zu prämotorischen Regionen des Hirnstammes modulieren.[106] Das glutamaterge und das dopaminerge System besitzen also ein gemeinsames Zielneuron im Striatum. Sie beeinflussen, vermittelt über NMDA- und D2-Rezeptoren, in antagonistischer Weise viele Verhaltensparameter, darunter auch die lokomotorische Aktivität (vgl. Kap. B.I.5.).[107]

Eine weitere Einflußmöglichkeit von Dopamin liegt auf der Ebene der striatonigrostriatalen Rückkopplungsschleife. Neurone des ventralen Neostriatum projizieren zur Substantia nigra pars compacta und bilden Synapsen mit nigrostriatalen Neuronen, die zum dorsalen Neostriatum projizieren.[108] Diese Verschaltung stellt eine Möglichkeit dar, über welche das limbische System Einfluß ausüben könnte auf die dopaminerge Modulation des Informationsflusses im dorsalen Striatum. Die Verschaltung bildet eventuell ein Verbindungsglied zwischen Hirnregionen, die mit Motivationsaspekten beschäftigt sind, und solchen, die Aspekte motorischen Verhaltens verarbeiten. Anhand dieses Beispiels wurde

---

[100] Pisa & Schranz, 1988.
[101] Hauber, 1990.
[102] Somogyi et al., 1981a; Freund et al., 1984.
[103] Freund et al., 1984.
[104] Bouyer et al., 1984.
[105] Freund et al., 1984; Smith & Bolam, 1990.
[106] Smith & Bolam, 1990.
[107] Schmidt et al., 1992.
[108] Nauta et al., 1978; Somogyi et al., 1981b.

von Smith und Bolam ein allgemeines Konzept striato-nigrostriataler Verschaltung vorgeschlagen, bei dem einzelne corticale Regionen oder Rindenschichten den von anderen corticalen Regionen oder Rindenschichten herrührenden Informationsfluß durch die Basalganglien über eine striato-nigrostriatale Schleife beeinflussen können.[109] Hierbei hat die striatonigrale Projektion, die wohl vor allem zu dopaminergen Neuronen der SNc projiziert, ihren Ursprung in striosomalen Neuronen,[110] während die nigrostriatalen dopaminergen Neurone hauptsächlich in der extrastriosomalen Matrix auf striatalen Projektionsneuronen enden.

Darüber hinaus besitzt Dopamin eine wichtige Funktion bei der Steuerung der relativen Ansprechbarkeit der striatonigralen und der striatopallidalen Neurone auf corticale Erregungen, d.h.: Dopamin moduliert das Aktivitätsmuster der Output-Kerne der Basalganglien. Dopamin verändert auf unterschiedliche Weise die Genexpression in striatonigralen und striatopallidalen Neuronen, und zwar über deren Expression von D1- bzw. D2-Rezeptoren. Die striatofugalen Neurone der indirekten Schleife, die zum GPe projizieren, exprimieren meist D2-Rezeptoren und Enkephalin, während die striatonigralen Projektionsneurone der direkten Schleife vor allem D1-Rezeptoren tragen und die Neuropeptide Substanz P und Dynorphin exprimieren.[111] Während nach Dopamin-Depletion im Ratten-Striatum in striatonigralen Neuronen spezifisch die Expression der mRNA's für Substanz P, Dynorphin und den D1-Rezeptor sinkt, erfolgt in striatopallidalen Neuronen ein spezifischer Anstieg der Expression der für Enkephalin und den D2-Rezeptor codierenden mRNA's. Durch Behandlung mit einem D1-Agonisten bzw. einem D2-Agonisten lassen sich diese Veränderungen jeweils wieder rückgängig machen.[112] Parallel zur spezifisch veränderten Genexpression treten in den striatonigralen und striatopallidalen Neuronen auch entsprechende Veränderungen der physiologischen Aktivität dieser Zellen auf.[113] Insgesamt resultiert durch dopaminerge Depletion, bedingt durch erhöhte tonische Aktivität der Neurone von SNr und GPi, ein Überwiegen des inhibitorischen Einflusses auf den Thalamus.[114] Dopamin-Freisetzung innerhalb des Striatums führt also zu einer Aktivierung des Thalamus, und zwar sowohl über eine durch D2-Rezeptoren vermittelte Hemmung der striatofugalen Neurone der indirekten Schleife als auch über eine durch D1-Rezeptoren vermittelte Aktivierung der striatofugalen Neurone der direkten Schleife.[115]

---

[109] Smith & Bolam, 1990.
[110] Gerfen, 1984; Graybiel, 1990.
[111] Gerfen et al., 1990; LeMoine et al., 1990; LeMoine et al., 1991.
[112] Young et al., 1986; Jiang et al., 1990; Gerfen et al., 1991.
[113] Wooten & Collins, 1983; Mitchell et al., 1986; Carlson et al., 1990.
[114] Gerfen, 1992.
[115] Alexander & Crutcher, 1990; Schmidt et al., 1992.

III. Morbus Parkinson

Das idiopathische Parkinson-Syndrom[116], Morbus Parkinson, ist die häufigste Erkrankung der Basalganglien und nach Morbus Alzheimer die zweithäufigste Erkrankung des Zentralnervensystems. Die jährliche Neuerkrankungsrate (Inzidenz) wird auf ca. 20/100000 geschätzt, die Gesamtzahl der Erkrankten (Prävalenz) wird meist mit 140 - 200/100000 angegeben. Die Parkinson-Krankheit tritt typischerweise nach dem fünfzigsten Lebensjahr klinisch in Erscheinung. Sie besitzt eine lange, mehrere Jahrzehnte andauernde subklinische Phase. Ca. 1 % der über 60jährigen sind von dieser neurodegenerativen Erkrankung betroffen.[117] Die Parkinson-Krankheit tritt weltweit mit seit mindestens 30 Jahren unveränderter Prävalenz auf.[118] Zwillingsstudien zeigten jedoch eine niedrige Konkordanz für Morbus Parkinson, so daß eine Beteiligung von Umweltfaktoren für den Ausbruch der Erkrankung angenommen werden muß.[119]

1. Pathophysiologische Veränderungen

Der selektive Verlust dopaminerger Neurone des Mittelhirns stellt die für Parkinson-Patienten charakteristische pathophysiologische Veränderung dar. Am stärksten von der Degeneration betroffen ist die Neuromelanin-haltige Subpopulation der dopaminergen Neurone des Mittelhirns, vor allem der Substantia nigra pars compacta.[120] Als Folge dieser Degeneration der nigrostriatalen Projektion tritt im Striatum und in der Substantia nigra eine Verringerung des Dopamin-Gehaltes auf.[121] Der Dopaminverlust folgt einem heterogenen Muster. Er ist im Putamen, wo er bis zu 99 % betragen kann, wesentlich stärker ausgeprägt als im Nucleus caudatus. In dorsalen Bereichen ist der Dopaminmangel jeweils größer als in ventralen Bereichen. Darüber hinaus besteht ein rostrocaudaler Gradient: im Putamen treten die stärksten Konzentrationsverminderungen in caudalen Regionen auf, im Nucleus caudatus hingegen in rostralen.[122] Klinische Symptome treten jedoch erst bei einem striatalen Dopamin-Mangel von über 80 % auf.[123] Bei geringeren Verlusten kann der Transmittermangel durch Überaktivität der verbliebenen nigrostriatalen dopaminergen

---

[116] Der Name dieser Krankheit geht auf James Parkinson zurück, der im Jahre 1817 als erster eine ausführliche Beschreibung des Krankheitsbildes gab (Parkinson, 1817).
[117] Marsden, 1986; Marttila & Rinne, 1989; Kupsch et al., 1991.
[118] Marttila & Rinne, 1989.
[119] Marttila et al., 1988.
[120] Hirsch et al., 1988; Graybiel et al., 1990; Jellinger, 1990.
[121] Ehringer & Hornykiewicz, 1960.
[122] Kish et al., 1988; Graybiel et al., 1990.
[123] Bernheimer et al., 1973.

Neurone sowie durch Supersensitivität postsynaptischer Dopamin-Rezeptoren kompensiert werden.[124]

Während im Frühstadium der Parkinson-Krankheit primär die nigrostriatale Projektion beeinträchtigt ist, sind mit fortschreitendem Krankheitsverlauf in zunehmendem Maße auch die mesolimbische und die mesocorticale dopaminerge Projektion, sowie nichtdopaminerge Transmittersysteme wie die noradrenergen Neurone des Locus coeruleus, die cholinergen Neurone des Nucleus basalis Meynert und die serotonergen Neurone der Raphe-Kerne betroffen. Darüber hinaus liegt im nigrostriatalen System und in der Area tegmentalis ventralis eine verminderte Konzentration der Neuropeptide Substanz P, Enkephalin und Cholecystokinin vor.[125] Als für die Parkinson-Krankheit typische anatomischpathologische Veränderung gilt das Vorkommen von Lewy-Körpern, d.h. von eosinophilen, filamentösen, cytoplasmatischen Einschlüssen in den Neuronen subcorticaler Kerne der betroffenen Gehirne.[126]

Auf funktionaler Ebene treten wegen des im Striatum von Parkinson-Patienten herrschenden Dopamin-Mangels bei Subpopulationen striataler Projektionsneurone komplexe Veränderungen der neuronalen Aktivität auf. So wurde ein Aktivitätsanstieg der zum GPe projizierenden Striatumneurone gezeigt, während bei striatalen Neuronen, die zur SNr und zum GPi projizieren, verminderte Aktivität festgestellt wurde.[127] Dies führt sowohl über die direkte als auch über die indirekte Schleife zu einer Enthemmung der Output-Kerne der Basalganglien und damit zu verstärkter Hemmung thalamocorticaler Neurone (vgl. Kap. B.II.1. und B.II.3.). Diesem Konzept zufolge kommt dem Ungleichgewicht zwischen striatonigraler und striatopallidaler Projektion, vermittelt unter anderem durch eine verstärkte Aktivität des Nucleus subthalamicus, eine entscheidende Rolle für die bei Morbus Parkinson auftretende Symptomatik zu. Dies wird bestätigt durch Experimente von Bergman und Mitarbeitern, bei denen durch Läsionen des Nucleus subthalamicus die bei subhumanen Primaten durch MPTP erzeugte Parkinson-Symptomatik revertiert werden konnte.[128] Darüber hinaus wurde bei Patienten mit Morbus Parkinson eine verminderte Konzentration an Substanz P in SNr und GPi festgestellt, wohingegen ein Anstieg der Enkephalinmenge im GPe nicht nachgewiesen werden konnte.[129]

---

[124] Zhang et al., 1988; Snyder et al., 1990; Zigmond et al., 1990.
[125] Agid et al., 1990; Jellinger, 1990; Kupsch et al., 1991; Riederer & Gerlach, 1991.
[126] Jellinger, 1990; Doering, 1993; Masaki et al., 1994.
[127] Albin et al., 1989; Gerfen, 1992.
[128] Bergman et al., 1990.
[129] Waters et al., 1988.

2. Mögliche Krankheitsursachen

Die Ursache des idiopathischen Parkinson-Syndroms ist unbekannt. Es wird allgemein angenommen, daß komplexe, vor dem Hintergrund des normalen Alterns ablaufende Interaktionen von genetischen Faktoren und Umwelteinflüssen an der Genese beteiligt sind.[130]

In der Substantia nigra von Parkinson-Patienten wurde, verglichen mit Kontrollwerten, eine Reihe von Abnormalitäten festgestellt. So wurde über einen erhöhten Eisengehalt[131] sowie über erhöhte Lipidperoxidation[132] in der Substantia nigra berichtet. Darüber hinaus wurde erhöhte Superoxiddismutase-Aktivität,[133] verminderte Aktivität der Glutathion-Peroxidase[134] und ein verminderter Gehalt an reduziertem Glutathion[135] festgestellt. Bei Patienten mit Morbus Parkinson wurde eine Verminderung der Aktivität der NADH-Coenzym Q-Oxidoreduktase (Komplex I der Atmungskette) in der Substantia nigra sowie in Blutplättchen beobachtet.[136] Außerdem wurde bei diesen Patienten über ein gehäuftes Vorkommen von Punktmutationen in der mitochondrialen DNA berichtet.[137]

Aufgrund dieser Befunde wird vermutet, daß oxidativer Streß an der Genese von Morbus Parkinson beteiligt ist. Hierbei könnte Wasserstoffperoxid, das in dopaminergen Neuronen in relativ großer Menge sowohl bei der durch das Enzym Monoaminoxidase katalysierten Desaminierung als auch bei der Autoxidation von Dopamin und bei der Melaninbildung entsteht, eine entscheidende Rolle spielen. Der in der Substantia nigra von Parkinson-Patienten verminderte Gehalt detoxifizierender Enzyme sowie die aufgrund des erhöhten Eisengehalts unter Bildung reaktiver Sauerstoffspezies verstärkt ablaufende Fenton-Reaktion könnten zur Steigerung dieses toxischen Effektes beitragen.[138] Bisher bleibt ungeklärt, ob das Auftreten von oxidativem Streß durch endogene Faktoren verursacht wird oder ob exogene Toxine, wie z.B. MPTP (vgl. Kap. B.I.2.) oder ähnliche Verbindungen, als Auslöser wirken.[139]

---

[130] Riederer & Gerlach, 1991; Agid, 1991.
[131] Riederer et al., 1989b; Youdim et al., 1989.
[132] Dexter et al., 1989.
[133] Saggu et al., 1989.
[134] Kish et al., 1985.
[135] Perry et al., 1982; Riederer et al., 1989b.
[136] Schapira et al., 1990; Mann et al., 1992; Benecke et al., 1993.
[137] Ozawa et al., 1991.
[138] Halliwell, 1989; Youdim et al., 1989.
[139] Dexter et al., 1989; Saggu et al., 1989; Schapira et al., 1990; Przedborski et al., 1992; Coyle & Puttfarcken, 1993; Greenfield, 1993.

3. Symptomatik

a) Motorische Störungen

Das ausgeprägte Parkinson-Syndrom ist typischerweise durch das Auftreten von Hypokinesie, Rigidität, Tremor und Haltungsinstabilität gekennzeichnet. Die einzelnen motorischen Symptome können in stark unterschiedlichem Ausmaß ausgebildet sein. Sie dominieren das Krankheitsbild der neurodegenerativen Erkrankung. Meist ist zu Beginn der Krankheit nur eine Körperseite betroffen. Ruhetremor mit einer Frequenz von 4 - 6 Hz, der bevorzugt die oberen Extremitäten betrifft, stellt oft das erste Krankheitssymptom dar, er kann aber auch vollständig fehlen. Typisches Merkmal der Parkinson-Krankheit ist die Verminderung der allgemeinen Bewegungsfähigkeit (Hypokinesie). Neben einer Verlangsamung bei der Ausführung von Bewegungen (Bradykinesie) tritt eine verzögerte Initiation von Bewegungen (Akinesie) auf, die Reaktionszeit ist verlängert. Darüber hinaus wird die Motorik des Patienten aufgrund der durch erhöhten Muskeltonus hervorgerufenen Rigidität der Körpermuskulatur weiter eingeschränkt. Neben der Skelettmotorik sind auch die Sprechfähigkeit und die Gesichtsmotorik (Maskengesicht) betroffen. Im fortgeschrittenen Stadium der Krankheit tritt eine durch Störung der Haltungsreflexe bedingte Haltungsinstabilität zur Symptomatik hinzu. Darüber hinaus treten vegetative Störungen auf.[140]

Parkinson-Patienten sind nicht in der Lage, schnelle, auf Vorausberechnung beruhende, vorprogrammierte Bewegungen, wie beispielsweise ballistische Bewegungen, auszuführen. Statt dessen wird der Bewegungsablauf in mehrere kleine, unter visueller Kontrolle stehende Teilbewegungen untergliedert. Des weiteren treten Störungen der propriozeptiven Wahrnehmung auf. Insgesamt sind Parkinson-Patienten bei der Durchführung von Bewegungen abhängig von kontinuierlicher exterozeptiver Rückkopplung.[141] Insbesondere bei der Durchführung von komplexen Bewegungen, bei denen verschiedene Bewegungsabläufe hintereinander oder gleichzeitig durchgeführt werden sollen, besitzen Patienten mit Morbus Parkinson Schwierigkeiten. So ist die Fähigkeit vermindert, von einem Motorprogramm auf ein anderes umzuschalten (Switching).[142] Während die Bildung einfacher Motorprogramme bei Patienten mit Morbus Parkinson also intakt ist, treten Störungen bei der Bildung von übergreifenden Motorplänen, welche diese einzelnen Motorprogramme auswählen und koordinieren, auf.[143]

---

[140] Hoehn & Yahr, 1967; Marsden, 1982; 1984; Thümler, 1988.
[141] Flowers, 1976; Marsden, 1984.
[142] Cools et al., 1984; Benecke et al., 1986; 1987.
[143] Marsden, 1982; 1984; Benecke et al., 1987.

b) Psychopathologische Veränderungen

Über Art und Ausmaß der bei Patienten mit Morbus Parkinson auftretenden kognitiven Störungen herrschte lange Zeit Unklarheit, nicht zuletzt aufgrund der dominierenden motorischen Symptome, die nicht selten globale intellektuelle Störungen vortäuschen (vgl. Kap. C.I.3.). Während James Parkinson Sinne und Intellekt der Patienten für von der Krankheit nicht betroffen hielt,[144] wurde nach 1970 in einer Reihe von Studien bei einem Großteil der Parkinson-Patienten das Auftreten von Demenz diagnostiziert.[145] In neueren Studien hingegen wurden bei Parkinson-Patienten - vor dem Hintergrund des Erhalts normaler intellektueller Fähigkeiten - übereinstimmend spezifische, vergleichsweise subtile kognitive Störungen festgestellt.[146] Außerdem ist bei ca. 10 % der Patienten, bedingt durch die Degeneration cholinerger Neurone des Nucleus basalis Meynert, im Verlauf der Krankheit mit dem Auftreten von Demenz zu rechnen.[147] Im Rahmen dieser Arbeit kann nur auf die Problematik des weitaus am häufigsten vorkommenden nicht-dementen Morbus Parkinson eingegangen werden.

Mit Hilfe von retrospektiven Untersuchungen wurde bei Parkinson-Patienten schon vor Ausbruch der motorischen Krankheitssymptome das Vorhandensein charakteristischer Personalitätsmerkmale festgestellt, die als Ausdruck des latenten, immer größer werdenden Dopamin-Mangels im Gehirn angesehen werden. So werden Patienten in der prämorbiden Phase typischerweise als introvertiert, akkurat, pflichtbewußt, perfektionistisch, stoisch und emotional überkontrolliert beschrieben. Ihnen werden strenge moralische Haltungen, Gesetzesuntertänigkeit, Inflexibilität und mangelnde Spontaneität zugeschrieben. Auffallend ist der hohe Prozentsatz an Nichtrauchern und Antialkoholikern unter den Patienten mit Morbus Parkinson.[148]

Die Frage, inwieweit bei Parkinson-Patienten analog zur Verlangsamung motorischer Vorgänge eine Verlangsamung der kognitiven Prozesse (Bradyphrenie) auftritt, wird kontrovers diskutiert.[149] Bei einem großen Teil der Patienten treten depressive Symptome auf, die einerseits endogen durch die Verschiebung des Transmitter-Gleichgewichts im Gehirn bedingt sein können, aber andererseits auch eine Reaktion auf den Krankheitsverlauf darstellen können.[150] Bisher besteht kein Konsens darüber, inwieweit bei Parkinson-Patienten Defizite der

---

[144] Parkinson, 1817.
[145] Martin et al., 1973; Pirozzolo et al., 1982.
[146] Boller et al., 1984; Cools et al., 1984; Taylor et al., 1986.
[147] Dubois et al., 1983; Hornykiewicz & Kish, 1984.
[148] Ogawa et al., 1981; Poewe et al., 1983; Cloninger, 1987; Menza et al., 1990.
[149] Rafal et al., 1984; Brown & Marsden, 1990; Ulm, 1991.
[150] Ulm, 1991.

räumlichen Wahrnehmung vorkommen.[151] Auch Berichte über Gedächtnisstörungen sind uneinheitlich.[152]

Des weiteren wurden eine Reihe von für Parkinson-Patienten charakteristische, subtile kognitive Störungen festgestellt. So wurde beobachtet, daß die Patienten zur Lösung eines Problems in erhöhtem Ausmaß auf externe Vorgaben angewiesen sind, da sie eine verminderte Fähigkeit besitzen, aufgrund interner, subjektiv organisierter Strategieentwicklung zur Lösung eines Problems zu gelangen. Außerdem bestehen erhebliche Schwierigkeiten dabei, zur Lösung einer Aufgabe zwischen verschiedenen Konzepten zu wechseln (verminderte "shifting aptitude"). Diese Defizite im kognitiven Verhalten stehen in Analogie zur motorischen Symptomatik der Patienten.[153] Eine direkte Korrelation zwischen dem Ausmaß der kognitiven Störungen und der Stärke der motorischen Symptome konnte jedoch nicht nachgewiesen werden.[154] Da Personen mit Läsionen des präfrontalen Cortex ähnliche kognitive Störungen zeigen, wurde diese Symptomatik innerhalb des Konzeptes paralleler striato-nigro-thalamocorticaler Schleifen mit einer durch Dopamin-Mangel im Nucleus caudatus bedingten Störung der komplexen Schleife in Beziehung gebracht (vgl. Kap. B.II.1.b). Hierbei wird aufgrund des durch Dopamin-Mangel beeinträchtigten Informationsflusses im Nucleus caudatus mit Auswirkungen auf Funktionen präfrontaler corticaler Bereiche gerechnet.[155] Des weiteren könnte der durch die Degeneration der mesocorticalen Projektion hervorgerufene Dopaminmangel im frontalen Cortex auch direkt zur Ausbildung kognitiver Störungen beitragen.[156]

Darüber hinaus werden auch Störungen nicht-dopaminerger Transmitter-Systeme, wie sie vor allem in späteren Stadien der Krankheit auftreten, für die im fortgeschrittenen Verlauf von Morbus Parkinson verstärkt auftretenden Verschlechterungen der geistigen Fähigkeiten mitverantwortlich gemacht.[157]

Vergleicht man die sich bei Morbus Parkinson auf den verschiedenen Ebenen zeigenden Veränderungen, so scheint insgesamt bei Parkinson-Patienten ein Mangel an intern generierten Verhaltensweisen vorzuliegen, welcher sich auf motorischer, kognitiver und emotionaler Ebene zeigt.

---

[151] Mortimer et al., 1982; Boller et al., 1984; Brown & Marsden, 1990.
[152] Pirozzolo et al., 1982; Taylor et al., 1986; Brown & Marsden, 1990.
[153] Lees & Smith, 1983; Cools et al., 1984; Taylor et al., 1986; Saint-Cyr et al., 1988; Brown & Marsden, 1990.
[154] Mortimer et al., 1982; Taylor et al., 1986.
[155] Lees & Smith, 1983; Cools et al., 1984; Taylor et al., 1986; Brown & Marsden, 1990.
[156] Taylor et al., 1986; Brown & Marsden, 1990.
[157] Pillon et al., 1989; Agid et al., 1990.

4. Therapie

Bislang ist eine kausale Therapie der Parkinson-Krankheit nicht möglich. Durch die therapeutischen Maßnahmen kann lediglich eine Milderung der Symptome erreicht werden. Die klassische medikamentöse Therapie besteht in der Verabreichung von L-DOPA, der direkten Vorstufe von Dopamin. Die Aminosäure L-DOPA gelangt über die Blut-Hirn-Schranke ins Gehirn, wo sie vor allem in dopaminergen Nervenendigungen zu Dopamin umgewandelt wird. Dieses aus exogenem L-DOPA entstandene Dopamin akkumuliert im Cytoplasma und wird in unregulierter Weise freigesetzt. Durch die gleichzeitige Gabe eines peripheren Decarboxylase-Inhibitors wie Benserazid oder Carbidopa wird der Anteil des im Gehirn verfügbaren Dopamins erhöht sowie das Auftreten von Nebenwirkungen in extracerebralen Organen vermindert.[158]

Diese präsynaptische Substitution durch L-DOPA mildert zu Beginn der Behandlung auf hocheffektive Weise die Parkinson-Symptome. Jedoch treten nach ca. 5 Jahren kontinuierlicher L-DOPA-Therapie bei einem großen Teil der Patienten deutliche Wirkungsverluste sowie starke Nebenwirkungen ein. Aufgrund der Wirkungsverluste, die der Verminderung der Zahl der zur Umwandlung von L-DOPA in Dopamin fähigen Nervenendigungen im Striatum zugeschrieben werden, muß die Tagesdosis erhöht und gleichmäßig über den Tagesverlauf fraktioniert werden, um das Auftreten akinetischer "end-of-dose"-Zustände zu verhindern. Zusätzlich ist L-DOPA immer weniger in der Lage, die normalen motorischen Funktionen der Patienten wiederherzustellen. Dies zeigt sich in der Abnahme der manuellen Geschicklichkeit, in verminderter Haltungskontrolle und in der Beeinträchtigung der Gangart. In späteren Stadien der Parkinson-Krankheit treten unvorhersehbare Motorfluktuationen auf ("on-off-Phänomen"). Diese unkontrollierbaren Reaktionen auf L-DOPA sind gekennzeichnet durch den abrupten, scheinbar zufälligen Wechsel zwischen akinetischen "off"-Phasen und "on"-Phasen guter L-DOPA-Wirksamkeit, die jedoch oft von L-DOPA-induzierten Dyskinesien begleitet sind. Ca. 50 - 80 % aller Parkinson-Patienten sind nach einigen Jahren kontinuierlicher L-DOPA-Behandlung von diesem "on-off-Phänomen" betroffen. Zwischen "on"-Phase und erhöhter L-DOPA-Konzentration im Blutplasma sowie "off"-Phase und verminderter L-DOPA-Konzentration scheint eine Korrelation zu bestehen. Dies deutet auf einen Zusammenbruch der Dopamin-Speicherkapazität des Gehirns hin. Darüber hinaus kann es unter L-DOPA-Therapie zum Auftreten von Halluzinationen und Verwirrtheitszuständen kommen.

Es wird vermutet, daß L-DOPA möglicherweise aufgrund der übermäßigen Steigerung des Metabolismus der überlebenden dopaminergen Zellen über die Verstärkung cytotoxischer Mechanismen (vgl. Kap. B.III.2.) zur Beschleuni-

---

[158] Melamed, 1990; Pletscher, 1990.

gung des Zelltods dopaminerger Neurone führt.[159] Aufgrund dieser mit der Gabe von L-DOPA verknüpften Schwierigkeiten wird meist eine Kombinationstherapie durchgeführt, bei der neben L-DOPA zusätzlich direkte Dopaminagonisten, wie z.B. Bromocriptin oder Lisurid, sowie Selegilin (Deprenyl), ein selektiver Inhibitor der Monoaminoxidase B, verabreicht werden. Diese Behandlung führt jedoch meist nur zur Verringerung der benötigten L-DOPA-Dosis, zur Verzögerung des Ausbruchs der unter L-DOPA auftretenden Störungen bzw. zur Milderung der Motorfluktuationen.[160] Außerdem befinden sich eine Reihe verschiedener Therapieansätze in der Entwicklungsphase. Beispiele sind die Entwicklung von selektiven Dopamin-Agonisten sowie von Inhibitoren der MAO B oder der Catechol-O-methyltransferase.[161] Außerdem trägt die Verwendung von L-DOPA-Depotpräparaten sowie die parenterale Administration von L-DOPA, Lisurid oder Apomorphin zur Linderung von Motorfluktuationen bei.[162]

Im Gegensatz zu den bisher aufgeführten Therapieansätzen, die durch Substitution des fehlenden Transmitters eine Symptomlinderung anstreben, besteht die Strategie von Kompensationstherapien darin, an einem intakten Transmittersystem anzugreifen. So werden in frühen Stadien der Erkrankung zur Milderung der Symptomatik auch Amantadine und Anticholinergika eingesetzt. Es wurde vermutet, daß die Wirkung der Anticholinergika über eine Hemmung der striatalen cholinergen Interneurone, welche aufgrund des Verlustes der dopaminergen Innervation des Striatums enthemmt sind, vermittelt wird.[163] Darüber hinaus wurde jedoch festgestellt, daß zur Parkinson-Therapie eingesetzte Anticholinergika auch als NMDA-Antagonisten wirken, so daß die Antiparkinson-Wirkung dieser Substanzen wohl in erster Linie durch Hemmung der über NMDA-Rezeptoren vermittelten glutamatergen Transmission zustande kommt.[164] Der gezielte Einsatz von NMDA-Antagonisten zur Parkinson-Therapie befindet sich derzeit in der Entwicklungsphase.

Ein anderer vielversprechender Therapieansatz besteht darin, durch Neuroprotektion die Degeneration der dopaminergen Neurone zu verlangsamen bzw. zu verhindern. Da eine Vielzahl oxidativer Mechanismen mit der Degeneration der dopaminergen Neurone der Substantia nigra in Verbindung gebracht wurde (vgl. Kap. B.III.2.), werden hier große Hoffnungen auf den Einsatz von Radikalfängern oder von Selegilin gesetzt. Selegilin verzögert zwar im Frühstadium der Krankheit das Einsetzen motorischer Symptome. Jedoch scheint es ungewiß,

---

159 Sweet & McDowell, 1974; Rinne, 1983; Eriksson et al., 1988; Quinn, 1990a; Chase et al., 1991; Ransmayr et al., 1992.
160 Thümler, 1988; Rinne, 1989; Youdim, 1990; Clough, 1991; Ransmayr et al., 1992.
161 Youdim, 1990; Ransmayr et al., 1992.
162 Nutt, 1988; Frankel et al., 1990; Lees, 1990; Ransmayr et al., 1992.
163 Ransmayr et al., 1992.
164 Olney et al., 1987; Schmidt et al., 1992.

ob Selegilin in der Lage ist, das Fortschreiten von Morbus Parkinson zu hemmen.[165] Des weiteren bestehen Bestrebungen, durch die Verwendung von Wachstumsfaktoren, wie beispielsweise dem neurotrophen Faktor BDNF, die Degeneration dopaminerger Neurone verhindern zu können.[166] Eine protektive Wirkung konnte jedoch in all diesen Fällen bislang nicht nachgewiesen werden.

Eine weitere erfolgversprechende Therapiealternative stellt die Transplantation dopaminhaltiger Gewebe in die Basalganglien dar. Mit dieser Therapiealternative beschäftigt sich die vorliegende Arbeit.

---

[165] Tetrud & Langston, 1989; Parkinson Study Group, 1989; 1993; Quinn, 1990a.
[166] Hyman et al., 1991; Kupsch et al., 1991; Frim et al., 1994.

IV. Gewebetransplantationen

Das Gebiet der Hirngewebetransplantationen stellt kein neues Forschungsfeld dar - erste Hirngewebetransplantations-Experimente wurden schon gegen Ende des vorigen Jahrhunderts durchgeführt.[167] Das heutige Interesse an dieser Methodik geht auf Experimente um 1970 zurück, bei denen gezeigt wurde, daß Gewebsimplantate im Wirtsgehirn überleben und Fasern ausbilden können.[168] Vor allem im Zusammenhang mit der Suche nach einer geeigneten Therapiemöglichkeit für Morbus Parkinson gilt die Hirngewebetransplantations-Technik als erfolgversprechender Ansatz, da bei dieser neurodegenerativen Erkrankung primär die dopaminergen Neurone der Substantia nigra, also eine diskrete Population neurochemisch homogener Zellen mit vergleichsweise gut umgrenztem Projektionsgebiet, betroffen ist. Gerade das dopaminerge System, welches meist nicht an der spezifischen Weiterleitung bestimmter Signale beteiligt ist, sondern vor allem modulatorische Aufgaben erfüllt, bietet sich zur Entwicklung dieser Methodik an. Transplantationen in das Gehirn, das als immunologisch privilegiertes Organ gilt, scheinen mit relativ geringen Abstoßungsrisiken behaftet zu sein.

Für die tierexperimentelle Durchführung von Hirngewebetransplantationen stehen sowohl bei der Ratte als auch bei subhumanen Primaten geeignete Tiermodelle für Morbus Parkinson zur Verfügung (vgl. Kap. B.IV.1.a und B.IV.2.a). Perlow und Mitarbeiter sowie Björklund und Stenevi zeigten 1979, daß ins adulte Säugergehirn implantierte Neurone in der Lage sind, im Wirtsgehirn zur Milderung funktionaler Defizite beizutragen. Bei diesen Experimenten verminderten embryonale dopaminerge Neurone, die ins Gehirn von durch 6-Hydroxydopamin-Behandlung Dopamin-depletierten Ratten implantiert worden waren, die motorischen Symptome.[169] Um einen funktionalen Effekt zu erzielen, müssen die Transplantate in das Striatum, das Projektionsgebiet der degenerierenden dopaminergen Zellen der SNc, implantiert werden, und nicht ins Mittelhirn. Zwar würden sie im Mittelhirn, am eigentlichen Sitz der degenerierenden Zellen, Informationen von einigen der zur SNc verlaufenden Afferenzen erhalten, ihre Axone müßten allerdings die recht lange Strecke von einigen Zentimetern durch das adulte Gehirn zu ihrem Zielgebiet, dem Striatum, wachsen, was jedoch nicht ohne weiteres möglich ist.[170] Aufgrund ethischer und praktischer Probleme im Umgang mit embryonalem Gewebe wurde vielfach nach dopaminergem Gewebematerial anderen Ursprungs, das sich möglicherweise zur Transplantation eignen könnte, gesucht. Zum Einsatz kam dabei vor allem Gewebe des Nebennierenmarks. Einige Experimente wurden aber auch mit

---

[167] Thompson, 1890; Greene & Arnold, 1945.
[168] Olson, 1970.
[169] Perlow et al., 1979; Björklund & Stenevi, 1979.
[170] Dunnett et al., 1983; Lindvall, 1991.

Sympathikus-Ganglien[171] oder mit Zellen des Carotidkörpers[172] durchgeführt. Darüber hinaus existiert eine große Vielfalt teilweise vielversprechender Transplantationsansätze, die Zellinien oder synthetische Materialien als Implantate verwenden (vgl. Kap. B.V.). Die Gewebetransplantationen wurden unter Verwendung unterschiedlicher Operationstechniken durchgeführt. Während embryonales Mesencephalon-Gewebe meist einer Dissoziation unterzogen wurde, um die erhaltene Zellsuspension anschließend stereotaktisch in das Striatumparenchym des Empfängergehirns zu injizieren, wurde das Nebennierenmarkgewebe in kleinere Fragmente zergliedert, welche entweder stereotaktisch injiziert, oder aber in eine zuvor im Nucleus caudatus vorgefertigte Höhlung periventrikulär implantiert wurden.

An der Wechselwirkung zwischen Implantat und Empfängergehirn scheinen eine Reihe verschiedenartiger Mechanismen beteiligt zu sein.[173] Neben der diffusen Freisetzung von Katecholaminen ins Wirtsparenchym bzw. in die Cerebrospinalflüssigkeit kommen operationsbedingte unspezifische Effekte, wie Läsionen des Wirtsparenchyms oder Beschädigungen der Blut-Hirn-Schranke, aber auch durch die Sekretion von Wachstumsfaktoren bedingte trophische Auswirkungen des Implantats auf das Empfängergehirn in Betracht. Darüber hinaus erfolgt bei Implantaten aus embryonalem Mesencephalon-Gewebe eine gewisse Integration ins Wirtsparenchym: TH-immunopositive Zellen aus embryonalem Gewebe sind in der Lage, in der Umgebung des Transplantats liegende Bereiche des Empfängergehirns, vor allem wenn diese zuvor Dopamin-depletiert wurden, zu innervieren. Außerdem wurde in der Nähe des Implantats ein Auswachsen überlebender dopaminerger Fasern des zuvor durch MPTP-Behandlung denervierten Wirtsstriatums beobachtet. Bei adulten Empfängern werden jedoch nur in äußerst geringem Umfang reziproke Verbindungen zwischen Implantat und Wirtsgehirn geknüpft. Dies wird als Ursache dafür angesehen, daß ins Dopamin-depletierte Striatum von Ratten implantierte dopaminerge Neurone zwar im Rotationsmodell zur Verminderung des induzierten Drehverhaltens führten, jedoch nicht in der Lage waren, komplexere sensorimotorische Verhaltensdefizite zu beheben.

1. Experimente an der Ratte

a) Tiermodelle

Am Tier soll ein Modell geschaffen werden, das die Symptome der zu untersuchenden Krankheit inklusive der zugrundeliegenden Pathologie in verschiedenen Tierspezies imitiert, so daß aufgrund dieses experimentellen Zugangs ein genaueres Verständnis der jeweiligen Krankheitsmechanismen sowie die Ent-

---

[171] Itakura et al., 1988.
[172] Bing et al., 1988.
[173] Björklund et al., 1987; Lindvall, 1991.

wicklung von therapeutischen Maßnahmen ermöglicht werden. Im Fall von Morbus Parkinson entspräche dies einem Modellsystem, bei dem aufgrund einer Degeneration der nigrostriatalen Projektion die Hauptsymptome Akinesie, Muskelrigidität und Tremor auftreten. Diese Symptome sollten durch die üblicherweise zur therapeutischen Behandlung von Morbus Parkinson eingesetzten Pharmaka in ihrer Ausprägung vermindert werden können. So kann bei der Ratte durch Behandlung mit Reserpin oder mit Dopaminrezeptor-Antagonisten Katalepsie, ein durch starke Verminderung der dopaminergen Aktivität hervorgerufener akinetischer Zustand, induziert werden.[174] Experimenteller, durch das Neurotoxin MPTP induzierter Parkinsonismus tritt, anders als bei Primaten (vgl. Kap. B.IV.2.a) bei Ratten nicht auf, da das toxische Pyridiniumion MPP^+ im Stoffwechsel der Ratte nicht aus MPTP gebildet wird.[175] Nach direkter Injektion von MPP^+ kann allerdings auch bei Ratten Dopamin-Mangel im Striatum induziert werden.[176] Auch durch eine bilaterale Zerstörung der dopaminergen Neurone der SNc, die durch bilaterale Injektion des Neurotoxins 6-Hydroxydopamin (vgl. Kap. B.I.2.) in die SNc oder ihre Projektion herbeigeführt wird, kann eine Parkinson-ähnliche Symptomatik erzielt werden. Neben stark ausgeprägter Hypokinesie, Rigidität und Tremor treten bei diesem 6-OHDA-Syndrom auch Aphagie, Adipsie, bilaterale sensorische Vernachlässigung, gekrümmte Körperhaltung und Störungen im Vermeidungsverhalten auf.[177] Aufgrund der mit diesem Syndrom verbundenen starken gesundheitlichen Beeinträchtigung - die betroffenen Tiere müssen künstlich ernährt werden - kommt dieses Tiermodell jedoch nur selten zum Einsatz.

Als wesentlich günstiger hat sich daher erwiesen, lediglich unilateral eine Läsion der Substantia nigra durchzuführen. Das im Rahmen der Hirngewebetransplantations-Forschung bei weitem am häufigsten verwendete Ratten-Modellsystem stellt daher das von Ungerstedt entwickelte Rotationsmodell dar.[178] Bei diesem Modell kommt es nach unilateraler Injektion des Neurotoxins 6-OHDA in die Substantia nigra oder ihre Projektion auf der betroffenen Gehirnseite zur Degeneration der dopaminergen Neurone der SNc und damit verbunden zu einem Dopaminmangel im ipsilateralen Striatum. Die betroffenen Tiere zeigen weder Hypokinesie noch Rigidität, Tremor entsteht nur episodisch im Kopf- und Nackenbereich. Statt dessen tritt eine gekrümmte Körperhaltung zur läsionierten Körperseite hin auf, des weiteren Defizite bei koordinierten Gliedmaßenbewegungen sowie sensorische Vernachlässigung auf der kontralateralen Körperseite.[179] Direkt nach der Läsion zeigen die Tiere Rotationsverhalten, das zur läsionierten Körperseite hin ausgerichtet ist. Aufgrund von Kompensationsvor-

---

[174] Schmidt et al., 1992.
[175] Jolicoeur & Rivest, 1992.
[176] Sirinathsinghji et al., 1988.
[177] Jolicoeur & Rivest, 1992.
[178] Ungerstedt & Arbuthnott, 1970; Ungerstedt, 1971a; 1971b.
[179] Dunnett et al., 1987; Jolicoeur & Rivest, 1992.

gängen tritt dieses Verhalten nach einigen Tagen nur noch unter Einfluß von Streßfaktoren in Erscheinung. Bei diesem Rotationsverhalten machen die Ratten enge Kreisbewegungen, wobei sich die Hinterbeine in der Mitte befinden und die Vorderbeine den Kreisumfang abschreiten. Das Rotationsverhalten kann durch Pharmaka, welche die durch Läsion entstandene Asymmetrie des dopaminergen Systems erhöhen, verstärkt werden und im sogenannten Rotometer quantifiziert werden.[180] So wird durch Administration von Amphetamin die Freisetzung von Dopamin aus präsynaptischen Nervenendigungen induziert. Da auf der läsionierten Seite des Gehirns die Dopamin-Terminalen größtenteils fehlen, kann lediglich auf der nicht-läsionierten Seite in erhöhtem Umfang Dopamin freigesetzt werden. Dies führt in Abhängigkeit der zugeführten Amphetamin-Dosis zu verstärktem Rotationsverhalten der Tiere - sie drehen sich zur 6-OHDA-behandelten Seite.[181] Amphetamin-induziertes Drehverhalten wird durch ins Striatum implantierte dopaminhaltige Transplantate oft stark vermindert, ganz aufgehoben oder sogar in seiner Richtung umgekehrt (vgl. Kap. B.IV.1.b und Kap. B.IV.1.c). Da Amphetamin auch bei transplantiertem Gewebe lediglich die präsynaptischen Terminalen beeinflußt, ist es durchaus möglich, daß Amphetamin-induziertes Rotationsverhalten durch eine Transplantation ins Striatum der läsionierten Seite vermindert wird, obwohl das Implantat in Abwesenheit des Pharmakons keinerlei Einfluß auf das umgebende Wirtsgewebe ausübt. Dies wäre beispielsweise bei einem Implantat gegeben, das Dopamin enthält, dieses aber nicht effizient freisetzt. Amphetamin-induziertes Drehverhalten gilt daher zwar als geeigneter Indikator für Dopaminfreisetzung, die funktionale Effizienz der Implantate kann hierdurch jedoch nicht zuverlässig festgestellt werden.[182] Auch durch den Dopaminrezeptor-Agonisten Apomorphin kann Rotationsverhalten, allerdings zur kontralateralen Seite hin orientiert, ausgelöst werden. Da auf der läsionierten Seite die Dopaminrezeptoren, und zwar wohl vor allem die D2-Rezeptoren,[183] supersensitiviert vorliegen, erfolgt durch Apomorphin im Striatum der mit 6-OHDA behandelten Gehirnhälfte eine stärkere Stimulation als auf der nicht-läsionierten Seite. Dieses Ungleichgewicht führt zur Rotation in Richtung kontralateraler Seite.[184] Durch Transplantation funktionaler dopaminerger Implantate ins Striatum der läsionierten Seite (vgl. Kap. B.IV.1.b und B.IV.1.c) vermindert sich die Rezeptor-Supersensitivität. Die durch eine Transplantation hervorgerufene Verminderung des Apomorphin-induzierten Rotationsverhaltens stellt daher ein Maß für den funktionalen Einfluß des dopaminergen Transplantats auf das Wirtsgehirn dar.[185]

---

[180] Ungerstedt & Arbuthnott, 1970.
[181] Ungerstedt & Arbuthnott, 1970; Ungerstedt, 1971a.
[182] W.J. Freed, 1991.
[183] Graham et al., 1990a.
[184] Ungerstedt, 1971b.
[185] W.J. Freed, 1991.

b) Transplantate aus Nebennierenmark-Gewebe

Chromaffine Zellen des Nebennierenmarks sekretieren normalerweise vor allem Adrenalin und nur geringe Mengen Dopamin. Jedoch tritt eine Veränderung des Phänotyps dieser Zellen auf, wenn die Glucocorticoid-haltige Nebennierenrinde vom Nebennierenmark-Gewebe abgetrennt wird.[186] Dabei verschiebt sich die prozentuale Zusammensetzung der gebildeten Katecholamine, es wird in verstärktem Maße Dopamin produziert.[187] Als problematisch für eine Verwendung bei Hirngewebetransplantationen erweist sich jedoch die vergleichsweise geringe DOPA-Decarboxylase-Aktivität des Gewebes, so daß L-DOPA nur mit relativ geringer Effizienz in Dopamin umgewandelt werden kann. Darüber hinaus sind die chromaffinen Zellen unter geeigneten Bedingungen in der Lage, Zellfortsätze auszubilden und eine Neuronen-ähnliche Gestalt anzunehmen.[188]

Während Implantate aus Nebennierenmark im Striatumparenchym nach wenigen Stunden zugrunde gehen,[189] persistieren intraventrikulär plazierte chromaffine Zellen einige Wochen im Wirtsgehirn.[190] Nach Implantation chromaffiner Nebennierenmark-Zellen ins Striatum synthetisieren diese Zellen verstärkt Dopamin und Noradrenalin.[191] Aufgrund der von den implantierten Zellen freigesetzten Neurotransmitter wurde in der Umgebung des Implantats im Striatum eine erhöhte Dopamin-Konzentration gefunden.[192] Die chromaffinen Zellen bildeten jedoch weder nach intraparenchymaler noch nach intraventrikulärer Transplantation in nennenswertem Umfang Nervenfasern aus, so daß fast keine synaptischen Kontakte zwischen Implantat und Empfängerhirn geknüpft werden konnten.[193] Bei unilateral mit 6-OHDA läsionierten Ratten trat nach Transplantation von Nebennierenmark-Gewebe eine Verminderung des Amphetamin- und des Apomorphin-induzierten Rotationsverhaltens ein.[194] Die Implantate besaßen jedoch keinen Einfluß auf spontanes Rotationsverhalten oder auf die sensorimotorische Vernachlässigung der kontralateralen Seite.[195] Der Einfluß auf das induzierte Rotationsverhalten hielt bis zu 6 Monate nach der Transplantation an, um dann nach und nach zurückzugehen.[196] Langfristig gesehen war

---

[186] Unsicker et al., 1978.
[187] Strömberg et al., 1984.
[188] Olson, 1970; Strömberg et al., 1990.
[189] Herrera-Marschitz et al., 1984; Strömberg et al., 1984; 1985a; Freed et al., 1986; Bing et al., 1988.
[190] Freed et al., 1981; Herrera-Marschitz et al., 1984; Strömberg et al., 1985a.
[191] Freed et al., 1983a; Strömberg et al., 1984.
[192] Becker & Freed, 1988b; Strömberg et al., 1984; 1985a.
[193] Freed et al., 1981; Strömberg et al., 1985a; Becker & Freed, 1988a.
[194] Freed et al., 1981; Strömberg et al., 1985a; Becker & Freed, 1988a.
[195] Freed et al., 1986a.
[196] Strömberg et al., 1985a.

die Zahl der überlebenden chromaffinen Zellen äußerst gering.[197] Bei bilateral mit 6-OHDA läsionierten Tieren konnten durch Transplantate aus juvenilem Nebennierenmark-Gewebe alle Symptome des induzierten Dopaminmangel-Syndroms außer Adipsie und Aphagie behoben werden.[198]

Diese in Abwesenheit synaptischer Kontakte zu beobachtende Funktionalität der Transplantate hat zu der Hypothese geführt, daß von den implantierten Zellen freigesetztes Dopamin ins Striatum diffundiert und dort nicht-selektiv zur Wirkung gelangt.[199] Dies wird bestätigt durch Experimente, in denen gezeigt wird, daß der Einfluß der Transplantate auf das Rotationsverhalten sowohl von der Menge als auch der Lokalisation des implantierten Gewebes abhängig ist und daß dieser Einfluß durch Dopamin-Antagonisten gehemmt werden kann.[200] Ein modifizierter Mechanismus-Vorschlag geht auf Experimente zurück, bei denen intraventrikulär oder intraparenchymal ins Gehirn adulter Ratten implantierte Nebennierenmark-Transplantate zu langfristiger Dysfunktion der Blut-Hirn-Schranke führten.[201] Die Ursache dieser Dysfunktion lag in der Ausbildung von Anastomosen zwischen den permeablen Blutgefäßen des Nebennierenmarks und den Blutgefäßen des Empfängergehirns.[202] Dies hatte zur Folge, daß einerseits vom Implantat gebildete Proteine und andere Substanzen in die Flüssigkeitskompartimente des Wirtsgehirns gelangten, und andererseits, daß Komponenten des Blutes direkt das Implantat und über permeable Blutgefäße auch benachbarte Gebiete des Wirtsgehirns überfluteten, um anschließend in die Cerebrospinalflüssigkeit zu gelangen. Aufgrund dieser fehlenden Barriere wurde vermutet, daß möglicherweise Substanzen wie NGF oder Insulin, welche direkten Einfluß auf die Aktivität chromaffiner Zellen besitzen, Zugang zum Nebennierenmark-Implantat erhalten könnten.[203] In einer Studie wurde nach Transplantation von Nebennierenmark-Gewebe in den lateralen Ventrikel bei im Rotationsmodell wirksamen Implantaten erhöhte dopaminerge Aktivität im Striatum festgestellt, jedoch keine Freisetzung von Dopamin in die Cerebrospinalflüssigkeit. Da jedoch gleichzeitig eine erhöhte Dopamin-Konzentration im Blut vorlag,[204] wurde von den Autoren als Erklärung vorgeschlagen, daß das von den Implantaten gebildete Dopamin möglicherweise über die Blutversorgung Zugang zum Striatum erhalten haben könnte, um von dort über permeable Blutgefäße des Implantats ins Striatumparenchym einzudringen.

---

[197] Bohn et al., 1987; Pezzoli et al., 1988.
[198] Fine, 1990.
[199] Herrera-Marschitz et al., 1984; Strömberg et al., 1985a.
[200] Herrera-Marschitz et al., 1984.
[201] Rosenstein, 1987.
[202] Krum & Rosenstein, 1987.
[203] Rosenstein, 1987.
[204] Becker & Freed, 1988.

Die Funktionalität chromaffiner Implantate konnte sowohl durch Verwendung von juvenilem Nebennierenmark-Gewebe[205] als auch durch Zusatz des Nervenwachstumsfaktors (NGF) gesteigert werden. Durch sich an die Transplantation von Nebennierenmark-Gewebe adulter Ratten anschließende 4-wöchige Infusion von NGF konnte die funktionale Effizienz der intrastriatalen chromaffinen Implantate im Rotationsmodell für die Dauer von mindestens einem Jahr deutlich gesteigert werden.[206] Die Zahl der langfristig überlebenden Zellen wurde durch die NGF-Behandlung erhöht. Ein großer Teil der Zellen nahm unter Ausbildung von Nervenfasern einen Neuronen-ähnlichen Phänotyp an. Die Überlebensfähigkeit adulter Nebennierenmark-Zellen im Empfängergehirn konnte darüber hinaus durch neurotrophe Faktoren, die aus Cortexwunden neonataler Ratten gewonnen worden waren, gesteigert werden.[207] Wie groß der Einfluß trophischer Faktoren auf die Funktionalität intracerebral transplantierter Gewebe ist, zeigen Experimente von Pezzoli und Mitarbeitern, bei denen, bei gleichzeitig verabreichter intraventrikulärer NGF-Infusion, sowohl Nebennierenmark-Gewebe als auch nicht-chromaffines Gewebe nach Implantation ins Empfängerhirn in gleichem Ausmaß Apomorphin-induziertes Rotationsverhalten bei unilateral 6-OHDA-läsionierten Ratten reduzierten. Diese Behandlung war funktional wesentlich wirksamer als die alleinige Implantation von Nebennierenmark-Gewebe in Abwesenheit einer NGF-Infusion.[208] Ähnliche Beobachtungen wurden bei Mäusen gemacht, denen nach systemischer MPTP-Behandlung unilateral Nebennierenmark-Gewebe junger Mäuse ins Striatum implantiert worden war.[209] Einige Wochen nach der Transplantation wurde ein verstärktes Auswachsen TH-immunoreaktiver Fasern des Wirts beobachtet, wohingegen nur noch wenige der implantierten Zellen TH-Immunoreaktivität zeigten. Insgesamt wird daher angenommen, daß einige der Effekte transplantierter chromaffiner Zellen wohl indirekt durch eine verstärkte Bildung trophischer Faktoren, die eine Reinnervation des Striatums durch überlebende dopaminerge Neurone des Wirts fördern, vermittelt werden. Diese trophischen Faktoren, unter anderem auch NGF, könnten vom transplantierten Nebennierenmark-Gewebe, aber auch von Gliazellen oder Phagozyten, freigesetzt werden.[210]

c) Transplantate aus embryonalem Mesencephalon-Gewebe

Zur Transplantation wird das an dopaminergen Zellen reiche ventrale Mesencephalon-Gewebe von Rattenembryonen eingesetzt. Embryonale Zellen überleben eine Implantation ins adulte Empfängergehirn nur innerhalb eines be-

---

[205] Freed et al., 1981; 1985.
[206] Strömberg et al., 1985a.
[207] Korfali et al., 1988.
[208] Pezzoli et al., 1988.
[209] Bohn et al., 1987.
[210] Lindholm et al., 1987; Bohn et al., 1987; Pezzoli et al., 1988.

stimmten Zeitfensters: Der optimale Entwicklungsstatus des Donorgewebes umfaßt dabei den Zeitraum nach Abschluß der letzten Zellteilung der Zellen, aber vor Beginn des extensiven Neuritenwachstums.[211] Für die dopaminergen Neurone der Substantia nigra von Rattenembryonen liegt dieser Zeitpunkt bei einem Gestationsalter von 13 - 17 Tagen.[212] Bei Transplantation fester Gewebefragmente, die meist in den Lateralventrikel oder in vorgefertigte corticale Aushöhlungen, aber auch ins Striatumparenchym implantiert werden, eignen sich Embryonen mit einem Gestationsalter von bis zu 17 - 18 Tagen.[213] Hingegen können zur Implantation dissoziierter Zellen ins Striatumparenchym nur maximal 15 - 16 Tage alte Embryonen eingesetzt werden, da reiferes Gewebe der bei der Dissoziation der Zellen auftretenden mechanischen Belastung nicht standhält.[214]

Ins Striatum adulter Ratten implantierte dopaminerge Zellen persistierten im Empfängergehirn mindestens 11 Monate lang und behielten dabei viele der morphologischen und biochemischen Eigenschaften normaler dopaminerger Neurone bei.[215] So wurde durch von den Transplantaten freigesetztes Dopamin die Dopaminkonzentration im benachbarten Wirtsstriatum im Umkreis von bis zu einem Millimeter erhöht,[216] die Dopaminrezeptor-Supersensitivität vermindert[217] und die Acetylcholin-Freisetzung reduziert.[218] Die langfristige Funktionalität der Implantate konnte im Rotationsmodell durch Verminderung der spontanen Motorasymmetrie sowie des Amphetamin- und des Apomorphin-induzierten Rotationsverhaltens gezeigt werden.[219] Außerdem milderten die Implantate die nach unilateraler 6-OHDA-Läsion auftretende kontralaterale sensorimotorische Vernachlässigung. Hingegen konnte durch die Transplantate keine Verbesserung der Defizite bei koordinierten Gliedmaßenbewegungen erreicht werden,[220] ebensowenig wie die durch bilaterale Läsionen hervorgerufenen Symptome Aphagie und Adipsie behoben werden konnten.[221] Die nach der Transplantation auftretenden Verhaltenseffekte waren von der Lokalisation der embryonalen Mesencephalon-Zellen im Striatum abhängig.[222] Während ins dorsomediale Striatum implantierte Zellen zur Reduzierung der spontanen

---

[211] Das et al., 1980; Seiger, 1985.
[212] Brundin et al., 1988a; Seiger, 1985.
[213] Simonds & Freed, 1990.
[214] Björklund et al., 1980a; Brundin et al., 1988a; Freed, 1991.
[215] Freed et al., 1980; Freed & Cannon-Spoor, 1989.
[216] Freed et al., 1980; Rose et al., 1985.
[217] Freed et al., 1983b; Dawson et al., 1991.
[218] Herman et al., 1988.
[219] Björklund et al., 1980a; Dunnett et al., 1987; Freed & Cannon-Spoor, 1989.
[220] Dunnett et al., 1987.
[221] Björklund et al., 1980b.
[222] Rogers et al., 1990.

Motorasymmetrie und des induzierten Rotationsverhaltens beitrugen,[223] trat nach Implantation ins ventrolaterale Striatum eine Minderung der sensorimotorischen Vernachlässigung auf.[224]

Die transplantierten dopaminergen Zellen senden Nervenfasern aus, welche das Dopamin-depletierte Striatum reinnervieren.[225] Dabei bilden die TH-immunoreaktiven Nervenendigungen morphologisch normal erscheinende synaptische Verbindungen mit den "spiny I" Projektionsneuronen des Wirtsstriatums aus.[226] In den Nervenendigungen der transplantierten dopaminergen Neurone wurde ein erhöhtes DOPAC/DA-Verhältnis beobachtet, was auf einen im Vergleich zu normaler Substantia nigra erhöhten Dopamin-Turnover schließen läßt.[227] Des weiteren wurden im Bereich des Empfängergehirns TH-immunoreaktive Dendriten gefunden. Dies weist auf eine gewisse Feedback-Regulation der transplantierten Zellen durch das Wirtsgehirn hin.[228] Wie Arbuthnott und Mitarbeiter durch elektrophysiologische Untersuchungen zeigten, sind die implantierten dopaminergen Zellen in der Lage, physiologisch funktionale afferente und efferente Verbindungen mit dem Wirtshirn herzustellen. So konnte die neuronale Aktivität der transplantierten Zellen durch Stimulation des Cortex, des Hirnstamms oder des Striatums moduliert werden.[229]

Der im Rotationsmodell feststellbare funktionale Effekt der Transplantate war umso größer, je stärker die dopaminergen Fasern ins Wirtshirn ausgewachsen waren.[230] Diese Beobachtung führte zu der These, daß eine Korrelation zwischen der Kompensation Läsion-induzierter Defizite und dem Ausmaß der dopaminergen Reinnervation durch die Implantate angenommen werden kann.[231] Diese Annahme wurde unter anderem durch Experimente bestätigt, bei denen durch Implantation von embryonalem Mesencephalon-Gewebe in neonatale Ratten die Tiere nach einer am adulten Tier vorgenommenen bilateralen 6-OHDA-Läsion vor Aphagie und Adipsie bewahrt blieben. Außerdem wurde durch die Implantate die spontane lokomotorische Aktivität der Ratten erhöht.[232] Von den Autoren wird daher angenommen, daß embryonale Implantate im Gehirn neonataler Empfänger besser integriert werden als im Gehirn adulter

---

[223] Dunnett et al., 1981a.
[224] Dunnett et al., 1981b.
[225] Björklund & Stenevi, 1979; Perlow et al., 1979.
[226] Freund et al., 1985; Mahalik et al., 1985.
[227] Meloni & Gale, 1990.
[228] Mahalik et al., 1985; Bolam et al., 1987.
[229] Arbuthnott et al., 1985.
[230] Björklund et al., 1980b.
[231] Arbuthnott et al., 1985; Dunnett et al., 1987.
[232] Schwartz & Freed, 1987; Rogers et al., 1990.

Tiere.[233] Diese verstärkte Integration wird für die Fähigkeit der Implantate, diese komplexen Verhaltensweisen zu beeinflussen, verantwortlich gemacht.

Ob die beobachteten Verhaltenseffekte tatsächlich hauptsächlich auf die Ausbildung synaptischer Kontakte zwischen Zellen des Implantats und des Wirtsgehirns zurückzuführen sind, bleibt allerdings angesichts der zumindest im Rotationsmodell vorhandenen Funktionalität von Implantaten aus adultem Nebennierenmark-Gewebe (vgl. Kap. B.IV.1.b) oder von diversen alternativen Implantaten (vgl. Kap. B.V.) fraglich. Durch Unterbrechen einer das Implantat mit dem Wirtshirn verbindenden Nervenbrücke aus peripherem Nerv[234] sowie durch Herausoperieren des implantierten Mesencephalon-Gewebes[235] konnte das ursprüngliche Rotationsverhalten von unilateral 6-OHDA-läsionierten Ratten wiederhergestellt werden. Hierdurch wurde indirekt die Funktionalität des Mesencephalon-Gewebes bewiesen, da diese Experimente zeigen, daß die Verhaltenseffekte des Implantats nicht von dauerhaften Veränderungen im Gehirn oder von im Verlauf der Transplantationsprozedur entstandenen Schädigungen herrühren. Allerdings wurde auch über trophische Effekte von Gehirnverletzungen auf das Auswachsen dopaminerger Neurite des Wirts berichtet.[236] Durch vorausgehende corticale Läsionen konnte die durch anschließend implantiertes Mesencephalon-Gewebe erfolgende Reinnervation des unterhalb der Läsionsstelle gelegenen Striatumbereichs erhöht werden,[237] jedoch ohne zu einer gesteigerten Funktionalität im Rotationsmodell zu führen. Auch durch alleinige corticale Läsionen, d.h. ohne anschließende Transplantation, konnte Apomorphin-induziertes Rotationsverhalten vermindert werden.[238] Ebenso konnten durch Zusatz des Wachstumsfaktors bFGF Überleben und Faserwachstum embryonaler dopaminerger Zellen im Wirtshirn gesteigert werden.[239] Obwohl Behandlung mit L-DOPA und Carbidopa zu einer Hemmung des Neuritenwachstums der dopaminergen Implantate führte,[240] wurde kein negativer Effekt dieser bei Parkinson-Patienten am häufigsten eingesetzten Pharmaka auf die Funktionalität der Transplantate im Rotationsmodell, dafür aber verstärkt auftretende Amphetamin-induzierte Stereotypien festgestellt.[241]

Insgesamt besitzen Transplantate aus fötalem Mesencephalon-Gewebe drei Hauptvorteile gegenüber chromaffinen Zellen des adulten Nebennierenmarks: Nur Implantate aus fötalen Zellen überleben langfristig und bilden synaptische

---

[233] Sunde & Zimmer; 1983; Schwartz & Freed, 1987.
[234] Gage et al., 1985.
[235] Björklund et al., 1980b.
[236] Bohn et al., 1987.
[237] Freed & Cannon-Spoor, 1988.
[238] Freed & Cannon-Spoor, 1989.
[239] Steinbusch et al., 1990.
[240] Steece-Collier et al., 1990.
[241] Blunt et al., 1990.

Kontakte mit dem Empfängergehirn aus. Nur sie sind in der Lage, die aus klinischer Sicht entscheidenden Abnormalitäten des Spontanverhaltens zu verringern.

Durch Transplantationsexperimente, bei denen Mesencephalon-Gewebe von menschlichen Embryonen in das Rattenstriatum implantiert wird, können im Rattenmodell direkt, d.h. ohne Umweg über eine Extrapolation der bei Primaten erhaltenen Daten, Aussagen über das Verhalten und die Funktionalität der transplantierten menschlichen Zellen gewonnen werden. Trotz großer physiologischer, immunologischer und anatomischer Unterschiede überlebten dopaminerge Neurone von 6,5 - 10 Wochen alten menschlichen Embryonen sowohl intraparenchymal als auch intraventrikulär unter Ausbildung von Nervenfasern im Striatum von unter Immunsuppression stehenden Ratten und führten im Verhaltenstest zur Verminderung des Amphetamin- und Apomorphin-induzierten Rotationsverhaltens.[242] Als optimale Entwicklungsstufe des Donorgewebes ergab sich ein Gestationsalter von 8 - 9 Wochen.[243] Insgesamt zeigten die Implantate aus menschlichem Embryonalgewebe bei diesen Xenotransplantationen sehr ähnliches morphologisches und elektrophysiologisches Verhalten wie bei der Implantation von entsprechendem embryonalem Rattengewebe beschrieben.[244] Jedoch traten bei Verwendung von menschlichem Embryonalgewebe meist erst 3 - 5 Monate nach der Transplantation funktionale Effekte bezüglich des Verhaltens auf.[245] Implantate aus humanem Gewebe innervierten mit einer Auswachsdistanz von mindestens drei Millimetern im Rattengehirn wesentlich mehr Wirtsgewebe als entsprechende Ratten-Implantate,[246] so daß die Hoffnung geäußert wurde, daß humanes embryonales Mesencephalon-Gewebe möglicherweise stärkere funktionale Wirkung als entsprechendes Rattengewebe besitzen könnte.[247]

2. Experimente an subhumanen Primaten

Trotz guter Ergebnisse bei Rattenexperimenten, vor allem bei der Transplantation von menschlichem embryonalem Mesencephalon-Gewebe, erscheint die Durchführung von Transplantationsstudien bei nichthumanen Primaten unerläßlich. Da sich bei Ratten das dorsale Striatum nicht wie bei Primaten in Nucleus caudatus und Putamen untergliedert, ist bei einer Übertragung der hier gewonnenen Daten auf Primaten wegen neuroanatomischer Unterschiede mit Modifikationen bei der Auswahl der Transplantationskoordinaten, sowie wegen

---

[242] Strömberg et al., 1986; 1991; Clarke et al., 1988.
[243] Strömberg et al., 1986; 1991; Brundin et al., 1988b; Clarke et al., 1988.
[244] Clarke et al., 1988; Strömberg et al., 1991.
[245] Brundin et al., 1988b; Clarke et al., 1988.
[246] Brundin et al., 1988b.
[247] Freed, 1991.

allgemeiner Spezies-Unterschiede mit Variationen bei der Transplantationsprozedur zu rechnen. Darüber hinaus ist das Verhaltensrepertoire non-humaner Primaten deutlich größer als bei der Ratte und ähnelt stärker dem des Menschen, so daß eine Beeinträchtigung komplexer und kognitiver Funktionen sowie die Auswirkungen der Implantate auf die entsprechenden Funktionen einer genaueren Untersuchung zugänglich gemacht werden können. Des weiteren können durch den Eingriff bedingte unerwünschte Nebeneffekte auf adäquatere Weise als bei der Ratte erfaßt werden.[248]

Die Zahl der an subhumanen Primaten durchgeführten Transplantationsexperimente ist allerdings - nicht zuletzt aufgrund des aufwendigen Versuchsprotokolls - sehr gering. Stringente Kontrollexperimente fehlen meist.[249] Insgesamt stehen die erzielten Daten in guter Übereinstimmung mit den bei Nagern erhaltenen Ergebnissen.

a) Tiermodelle

Das für Transplantationsexperimente bei weitem am häufigsten bei subhumanen Primaten verwendete Tiermodell ist das MPTP-Primatenmodell. Dieses Modell geht auf bei Drogenabhängigen in Californien gemachte Beobachtungen zurück. Nach intravenöser Injektion eines als "synthetisches Heroin" bezeichneten Drogengemisches, das bei der Synthese des Meperidin-Analogons 1-Methyl-4-phenyl-4-propionoxy-piperidin (MPPP) entstand,[250] entwickelte sich bei den betroffenen Personen innerhalb weniger Tage ein persistierendes Parkinson-Syndrom.[251] Neben nahezu vollständiger Immobilität traten bei den Patienten Rigidität, gekrümmte Körperhaltung, Sprech- und Schluckstörungen sowie teilweise Ruhetremor auf. Die Symptome konnten durch Gabe von L-DOPA oder Bromocriptin revertiert werden. Als morphologisches Korrelat wurde eine Zerstörung Neuromelanin-haltiger Zellen der Substantia nigra, außerdem verminderte Homovanillinsäure-Konzentration in der Cerebrospinalflüssigkeit festgestellt.[252] Als für die Schädigung verantwortliche Substanz wurde 1-Methyl-4-phenyl-1,2,3,6-tetrahydropyridin (MPTP), ein Nebenprodukt der MPPP-Synthese, identifiziert.[253] Eine diesem MPTP-induzierten Parkinsonismus entsprechende neurologische Störung konnte durch intravenöse oder subcutane Gabe von MPTP zuerst beim Rhesusaffen *Macaca mulatta*,[254] später bei einer

---

[248] Ridley & Baker, 1991; Fine, 1990.
[249] Landau, 1990; Freed, 1991.
[250] Zierig et al., 1947.
[251] Davis et al., 1979; Langston et al., 1983.
[252] Davis et al., 1979.
[253] Langston et al., 1983; Burns et al., 1983.
[254] Burns et al., 1983.

Reihe weiterer subhumaner Primaten erzeugt werden.[255] Als Hauptsymptome treten bei den Affen nach MPTP-Injektion Akinesie, Bradykinesie, "freezing-Episoden", Aphagie, Adipsie und Ruhetremor auf,[256] wobei eine Korrelation zwischen dem Ausmaß des Dopaminverlusts und der Stärke des Syndroms besteht.[257]

Während nach MPTP-Behandlung in der akuten Phase eine Veränderung der Konzentrationen der Neurotransmitter Dopamin, Noradrenalin, Serotonin und ihrer jeweiligen Metabolite in Gehirn, Cerebrospinalflüssigkeit und Nebenniere auftritt,[258] wird langfristig eine selektive Zerstörung dopaminerger Neurone der Substantia nigra pars compacta (Zellgruppe A8 und A9) hervorgerufen. Die Area tegmentalis ventralis (Zellgruppe A10) bleibt dabei intakt.[259] Der durch MPTP-Behandlung im Striatum resultierende Dopaminmangel ist in dorsolateralen Bereichen von Nucleus caudatus und Putamen besonders stark ausgeprägt.[260] Vor allem die nigrostriatalen dopaminergen Fasern zur extrastriosomalen Matrix sind, aufgrund der erhöhten Konzentration an Dopamin-Wiederaufnahmestellen in der Matrix,[261] von der Degeneration betroffen.[262] Bei Affen der Art *Macaca fascicularis*, bei denen durch hochdosierte MPTP-Behandlung starker Parkinsonismus induziert worden war, trat allerdings zusätzlich ein Verlust dopaminerger Zellen der Area tegmentalis ventralis sowie noradrenerger Neurone des Locus coeruleus auf[263] - eine Parallele zur beim fortgeschrittenen idiopathischen Parkinson-Syndrom ausgebildeten Pathologie. Bei Primaten mit MPTP-induziertem Parkinsonismus wurde eine D2-Rezeptor-Supersensitivität im Striatum[264] sowie Veränderungen der lokalen cerebralen Glucoseutilisation festgestellt. Während die Glucoseutilisation in der SNc und im Nucleus subthalamicus deutlich vermindert war, traten erhöhte Werte im externen Segment des Globus pallidus auf.[265] Zum molekularen Wirkmechanismus von MPTP vgl. Kap. B.I.2.

Trotz dieser großen Ähnlichkeiten zwischen MPTP-induziertem Parkinsonismus und idiopathischem Parkinson-Syndrom bestehen aber, abgesehen von den unterschiedlichen Entstehungsmechanismen, auch einige bedeutsame Unterschiede in der Symptomatik. Morbus Parkinson zeigt einen progredienten Ver-

---

[255] Bedard et al., 1992.
[256] Burns et al., 1983; Taylor et al., 1991; Bedard et al., 1992.
[257] Elsworth et al., 1989.
[258] Burns et al., 1983; Fine et al., 1985.
[259] Burns et al., 1983; Bankiewicz et al., 1988.
[260] Elsworth et al., 1989.
[261] Graybiel & Moratalla, 1989.
[262] Turner et al., 1988.
[263] Mitchell et al., 1985.
[264] Graham et al., 1990b.
[265] Porrino et al., 1987.

lauf, wohingegen das durch MPTP induzierte Syndrom stabil bleibt.[266] Bei subhumanen Primaten trat sogar mitunter nach der MPTP-Behandlung Spontanerholung auf.[267] Beim MPTP-induzierten Parkinsonismus wird Dopaminmangel gleichermaßen im Nucleus caudatus und im Putamen erzeugt,[268] während beim idiopathischen Parkinson-Syndrom das Putamen deutlich stärker beeinträchtigt ist. Dennoch gilt das MPTP-Primatenmodell derzeit als das beste verfügbare Tiermodell für Morbus Parkinson. Es löst frühere Primatenmodelle ab, bei denen durch operative Eingriffe Läsionen mit Parkinson-ähnlicher Symptomatik induziert worden waren.[269]

Aufgrund der nach systemischer MPTP-Injektion auftretenden starken gesundheitlichen Beeinträchtigung - die Tiere sind z.T. fast vollständig immobil und müssen künstlich ernährt werden[270] - wurde von Bankiewicz und Mitarbeitern ein die betroffenen Tiere weniger stark in Mitleidenschaft ziehendes unilaterales MPTP-Modell entwickelt.[271] Nach unilateraler Infusion von MPTP in die interne Carotidarterie wird, bedingt durch die Zerstörung dopaminerger Neurone der ipsilateralen Substantia nigra, ein Hemiparkinson-Syndrom induziert. Neben einer Verminderung der Spontanaktivität der Tiere sind primär die Gliedmaßen der kontralateralen Seite betroffen. Unilateral tritt hier Bradykinesie, Rigidität, gekrümmte Körperhaltung und Tremor auf. Die Tiere können sich dennoch selbständig ernähren und sind nicht auf Pharmakazufuhr angewiesen.[272] Bei Spontanaktivität drehen sich die Tiere meist zur Toxin-behandelten Seite hin. Durch Apomorphin-Gabe ausgelöstes kontralaterales Rotationsverhalten kann zur Quantifizierung des Ungleichgewichts zwischen MPTP-behandelter und -unbehandelter Hemisphäre und damit zur Ermittlung des Einflusses intracerebraler Transplantationen eingesetzt werden.[273]

b) Transplantate aus Nebennierenmark-Gewebe

Die ersten Gewebetransplantationen an subhumanen Primaten wurden von Morihisa und Mitarbeitern durchgeführt.[274] Sie stellten einige Monate nach Implantation von autologem Nebennierenmark-Gewebe in mit 6-OHDA läsionierten Rhesusaffen eine geringe Zahl überlebender chromaffiner Zellen fest. Hingegen überlebten bei dieser Studie dopaminerge Zellen des fötalen Mesence-

---

[266] Langston et al., 1983.
[267] Eidelberg et al., 1986; Freed, 1991.
[268] Elsworth et al., 1989.
[269] Bedard et al., 1992.
[270] Bedard et al., 1992.
[271] Bankiewicz et al., 1986; 1990a.
[272] Bankiewicz et al., 1986; Imai et al., 1988.
[273] Bankiewicz et al., 1990a.
[274] Morihisa et al., 1984.

phalons nicht im Wirtsgehirn. Mit Hilfe des Hemiparkinson-Modells wurde 3 Monate nach der Transplantation von Nebennierenmark-Gewebe eine verstärkte Beweglichkeit der betroffenen Gliedmaßen sowie eine Verminderung des Apomorphin-induzierten Rotationsverhaltens festgestellt.[275] Diese funktionalen Effekte sanken allerdings im Laufe der folgenden 3 Monate auf den Kontrollwert ab. Obwohl 6 Monate nach der Implantation keine überlebenden chromaffinen Zellen gefunden wurden, war bei allen Tieren, auch bei den mit Kontrollen transplantierten Tieren, ein Auswachsen TH-immunoreaktiver Fasern des Wirtsgehirns zu beobachten. Die vorübergehenden Verhaltenseffekte wurden von den Autoren auf das kurzfristige Überleben chromaffiner Zellen zurückgeführt, während für längerfristige, auch bei den Kontrolltieren auftretende, funktionale Effekte das vermutlich durch Operations-bedingte Läsionen induzierte Auswachsen wirtseigener TH-immunoreaktiver Fasern verantwortlich gemacht wurde. Nur minimales Überleben chromaffiner Zellen wurde auch nach Transplantationen, die mit Hilfe eines Gewebe-Carriers an Cebus-Affen durchgeführt worden waren, festgestellt. Ebenso wurde hier, wie auch bei den mit Kontrollen transplantierten Tieren, ein Auswachsen wirtseigener TH-immunoreaktiver Fasern beobachtet.[276] Am Implantationsort sammelten sich phagozytierende Makrophagen, funktionale Effekte traten nicht auf. Auch hier wurden durch das Gewebstrauma des Wirtsgehirns induzierte trophische Effekte, sowie Wachstumsfaktoren, die möglicherweise von den die Implantationsstelle infiltrierenden Makrophagen freigesetzt worden waren, für die Regeneration dopaminerger Fasern verantwortlich gemacht.[277] Bei einigen Studien, bei denen die Implantation des Nebennierenmark-Gewebes unter besonders schonenden Bedingungen stattfand, wurde eine erhöhte Überlebensrate chromaffiner Zellen gefunden.[278]

Insgesamt war die Zahl der im Wirtsgehirn überlebenden chromaffinen Zellen bei subhumanen Primaten deutlich niedriger als bei der Ratte. Effekte der Implantate auf das Verhalten der Tiere waren, wenn überhaupt vorhanden, gering.

c) Transplantate aus embryonalem Mesencephalon-Gewebe

Im Gegensatz zu chromaffinen Zellen des adulten Nebennierenmarks sind Implantate aus fötalem Mesencephalon-Gewebe in der Lage, im Striatum subhumaner Primaten zu überleben.[279] Bei den meisten dieser Experimente persistierte allerdings nur ein kleiner Teil der implantierten TH-immunoreaktiven Zellen über mehrere Monate im Wirtsgehirn MPTP-behandelter Primaten.[280]

---

[275] Bankiewicz et al., 1988.
[276] Hansen et al., 1988; Fiandaca et al., 1988.
[277] Fiandaca et al., 1988.
[278] Dubach & German, 1989; Wyatt et al., 1988.
[279] Redmond et al., 1986; Sladek et al., 1988.
[280] Redmond et al., 1986; Bakay et al., 1987; Sladek et al., 1988; Annett et al., 1990.

Auch in Flüssigstickstoff eingefrorene und dort einige Wochen gelagerte embryonale Mesencephalonzellen[281] überlebten eine intracerebrale Transplantation.

Die transplantierten dopaminergen Neurone bildeten in extensiver Weise innerhalb des Implantats Nervenfortsätze aus.[282] Zusätzlich erstreckten sich, teilweise in beträchtlichem Ausmaß, Nervenausläufer ins Dopamin-depletierte Wirtsstriatum,[283] während intaktes Striatumgewebe nicht von den transplantierten TH-immunoreaktiven Neuronen innerviert wurde.[284] Darüber hinaus wurde nach Transplantationen ins Striatum MPTP-behandelter subhumaner Primaten auch ein Auswachsen überlebender wirtseigener dopaminerger Fasern beobachtet.[285] Dies wurde von den Autoren auf neurotrophe Effekte, die durch Läsionen des Wirtshirns induziert worden waren, bzw. auf möglicherweise vom Implantat ausgehende trophische Effekte zurückgeführt. Bei MPTP-behandelten Affen wurden nach Implantation von embryonalem Mesencephalon-Gewebe erhöhte Konzentrationen an Dopamin und Homovanillinsäure in der Cerebrospinalflüssigkeit,[286] sowie eine Verminderung der Dopaminrezeptor-Supersensitivität im Striatum[287] gefunden.

Die Implantate zeigten bei einigen Studien deutliche funktionale Effekte. So trat eine signifikante Milderung von Symptomen des durch MPTP induzierten Parkinson-ähnlichen Syndroms ein. Die betroffenen Tiere waren wieder in der Lage, willkürliche motorische Bewegungen auszuführen und sich selbständig zu ernähren.[288] In einer Publikation zeigten die Tiere 7,5 Monate nach der Transplantation bezüglich motorischer Parameter fast völlig normales Verhalten.[289] Im MPTP-induzierten Hemiparkinson-Modell trat nach Transplantation eine Verminderung des Apomorphin-induzierten Rotationsverhaltens sowie eine Steigerung der motorischen Geschicklichkeit der betroffenen Gliedmaßen auf, wobei in dieser Studie im Striatum ein Auswachsen wirtseigener dopaminerger Fasern zu beobachten war, die Implantate jedoch das Wirtsgehirn nicht reinnervierten.[290] Allerdings wurden gleichstarke funktionale Effekte auch von nichtdopaminergen Kontrollimplantaten erzielt,[291] so daß diese Verhaltenseffekte wohl auf regenerative Vorgänge im Wirtsgehirn zurückzuführen sind. Da in

---

[281] Collier et al., 1987; Redmond et al., 1988.
[282] Bankiewicz et al., 1990a.
[283] Redmond et al., 1986; Sladek et al., 1988; Taylor et al., 1991.
[284] Redmond et al., 1988.
[285] Bankiewicz et al., 1990a; Taylor et al., 1991.
[286] Redmond et al., 1986; Bakay et al., 1987; Sladek et al., 1988.
[287] Bankiewicz et al., 1990a.
[288] Redmond et al., 1986; Sladek et al., 1988; Bankiewicz et al., 1990a.
[289] Taylor et al., 1991.
[290] Bankiewicz et al., 1990a.
[291] Bankiewicz et al., 1990b; Bankiewicz et al., 1991.

einer anderen Publikation[292] mit Hilfe verschiedener Kontrollexperimente nachgewiesen wurde, daß nur ins Striatum implantiertes embryonales Mesencephalon-Gewebe zu spezifischen funktionalen Effekten führt, bleibt der Beitrag der einzelnen zur Diskussion stehenden Mechanismen zur Funktionalität der Transplantate weiterhin ungeklärt.[293]

3. Klinische Studien

a) Transplantate aus Nebennierenmark-Gewebe

Erste Transplantationen von Nebennierenmark-Gewebe wurden 1982 in Schweden bei zwei Patienten mit Parkinsonsyndrom durchgeführt.[294] Patienteneigenes Nebennierenmark-Gewebe wurde unilateral stereotaktisch in den Kopf des Nucleus caudatus implantiert. Nach der Simultanoperation wurden geringfügige Verbesserungen des motorischen Zustandes der Patienten festgestellt, die jedoch nur zwei Wochen bzw. 6 Monate andauerten. Auch bei zwei weiteren Patienten, bei denen eine stereotaktische Implantation von autologem Nebennierenmark-Gewebe unilateral ins Putamen erfolgte, stellte sich nur eine vorübergehende Steigerung der Beweglichkeit ein.[295] Bei keinem dieser Fälle wurden ernste Komplikationen festgestellt. Diese anfänglichen klinischen Studien zeigten die prinzipielle Durchführbarkeit und das begrenzte Risiko der Gewebetransplantations-Methodik beim Menschen. Aufgrund des geringen therapeutischen Erfolges wurde jedoch zugunsten detaillierterer Tierexperimente von weiteren Patientenstudien weitgehend abgesehen.

Diese Situation änderte sich drastisch, als 1987 eine mexikanische Forschergruppe nach Transplantation von autologem Nebennierenmark bei Parkinson-Patienten über langfristig anhaltende dramatische Steigerungen der Beweglichkeit berichtete.[296] Bei zwei relativ jungen Patienten waren über eine frontale Craniotomie Fragmente des patienteneigenen Nebennierenmarks periventrikulär in den rechten Nucleus caudatus in eine zuvor präparierte Aushöhlung implantiert worden, so daß die chromaffinen Zellen in direktem Kontakt sowohl mit der Cerebrospinalflüssigkeit als auch mit dem Parenchym des Nucleus caudatus standen. Anhand von subjektiven Beobachtungen wurden, beginnend mit dem sechsten Tag nach der Operation, Verbesserungen von Tremor, Rigidität und Akinesie festgestellt, welche im Lauf der folgenden 10 Monate kontinuierlich zunahmen. Die Symptom-Verbesserungen traten trotz unilateraler Implantation bilateral auf. Jegliche Antiparkinson-Medikation konnte nach der Operation abgesetzt werden. Obwohl die von Madrazo und Mitarbeitern präsentierten

---

[292] Taylor et al., 1991.
[293] Freed, 1991.
[294] Backlund et al., 1985.
[295] Lindvall et al., 1987.
[296] Madrazo et al., 1987.

Daten äußerst lückenhaft waren, löste diese Publikation weltweit eine Flut von klinischen Transplantationsstudien aus.[297] Die sensationellen Resultate von Madrazo und Mitarbeitern konnten jedoch, trotz teilweise völlig übereinstimmendem Versuchsprotokoll, von keiner anderen Forschergruppe reproduziert werden, so daß auch nachfolgende Berichte der mexikanischen Gruppe über an insgesamt 67 Patienten zumeist erfolgreich durchgeführten Nebennierenmark-Transplantationen zunehmend international ins Abseits gerieten.[298]

Weltweit wurden seit 1987 unter Verwendung von autologem Nebennierenmark zwischen 200 und 400 Transplantationen mit unterschiedlichen Operationstechniken, meist unilateral in den Nucleus caudatus, durchgeführt. Genaue Angaben sind aufgrund der hohen Dunkelziffer nicht möglich. Die meisten Studien berichten übereinstimmend über bescheidene, jedoch signifikante, langfristige Symptomverbesserungen bei 30 - 50 % der Parkinson-Patienten, die meist einige Wochen nach der Transplantation einsetzten.[299] So verbrachten die Patienten nach der Operation einen geringeren Anteil des Tages in der sog. off-Phase. Deutliche, tendenziell bilaterale Steigerungen der Beweglichkeit in der off-Phase,[300] geringfügigere Verbesserungen in der on-Phase[301] sowie ein Anstieg des Anteils der ohne Dyskinesien in der on-Phase verbrachten Zeit[302] wurden nach unilateral in den Nucleus caudatus durchgeführten Implantationen beobachtet. Der therapeutische Erfolg des Eingriffs schien bei jüngeren Patienten mit schwächer ausgeprägter Parkinson-Symptomatik am größten zu sein.[303] Diese gemäßigten Symptomverbesserungen hielten mindestens ein Jahr lang an.[304] In einer Studie[305] wurden sogar noch im dritten Jahr nach der Operation kontinuierlich zunehmende Verbesserungen des motorischen Verhaltens der Patienten festgestellt. Olanow und Mitarbeiter hingegen beobachteten bei ihren Patienten 6 Monate nach der Transplantation maximale Beweglichkeitssteigerungen, deren Stärke im Verlauf der folgenden 12 Monate kontinuierlich abnahm.[306] Die Medikamenten-Dosis konnte bei keiner dieser Studien nach der Transplantation vermindert werden. Alle Patienten litten auch nach der Operation noch unter starken Motorfluktuationen.

---

[297] Penn et al., 1988; Jiao et al., 1988; 1989; Allen et al., 1989; Jankovic, 1989; Goetz et al., 1989; 1990; Bakay et al., 1990; Olanow et al., 1990.

[298] Drucker-Colin et al., 1988; Ostrosky-Solis et al., 1988; Madrazo et al., 1990a; 1991.

[299] Penn et al., 1988; Goetz et al., 1989; 1990; Bakay et al., 1990; Olanow et al., 1990.

[300] Goetz et al., 1989; 1990; Olanow et al., 1990.

[301] Goetz et al., 1990.

[302] Goetz et al., 1989.

[303] Allen et al., 1989.

[304] Bakay et al., 1990; Goetz et al., 1990.

[305] Madrazo et al., 1991.

[306] Olanow et al., 1990.

Nur bei einer Publikation findet sich eine detaillierte Beschreibung neuropsychologischer Untersuchungen der Patienten:[307] 3 Monate nach unilateraler Implantation von Nebennierenmark in den Nucleus caudatus wurden neben einer Verminderung von Defiziten der räumlichen Wahrnehmung deutliche Verbesserungen bei spezifischen Aufgaben, welche die Funktionalität des Frontallappens überprüfen, gefunden.

Die mit den operativen Eingriffen verknüpfte Morbiditätsrate war sehr hoch. In der postoperativen Phase traten Komplikationen an den verschiedensten Körpersystemen auf.[308] Am häufigsten waren - neben Lungenentzündungen, Herz-Kreislauf-Störungen, gastrointestinalen und neurologischen Komplikationen - psychiatrische Dysfunktionen wie beispielsweise das Auftreten von Verwirrtheitszuständen, perseverativen Verhaltensweisen, Schlafstörungen, Depressionen, Wahnvorstellungen oder Halluzinationen.[309] Diese Verhaltensstörungen persistierten teilweise auch ein Jahr nach der Operation.[310] Überdurchschnittlich viele Patienten starben innerhalb weniger Monate nach der Transplantation. Von 17 Todesfällen wurde berichtet,[311] wobei einige der Todesursachen, wie z.B. perioperative cerebrale Hämorrhagien, Abszeßbildungen, Atemstillstand sowie Nebenniereninsuffizienz, eindeutig in direkter Beziehung zur Operation standen.[312] Ein Patient starb nach 8-monatigem Koma.[313] Darüber hinaus wurde eine auffallend hohe Inzidenz tödlicher postoperativer Myokardinfarkte verzeichnet.[314] Sowohl intracraniale als auch allgemein-medizinische Komplikationen traten verstärkt bei älteren Parkinson-Patienten sowie bei Personen mit weiter fortgeschrittenem Krankheitsbild auf. Obwohl die verschiedenen Studien aufgrund unterschiedlicher Operationstechniken nur schlecht miteinander zu vergleichen sind, zeichnet sich bei den Adrenalektomien, die über einen abdominalen Zugang durchgeführt wurden, eine höhere Komplikationshäufigkeit ab als bei retroperitonealen Adrenalektomien.[315] Bezüglich des intracranialen Zugangs zum Striatum stellt die stereotaktische Implantationstechnik im Vergleich zur offenen Craniotomie die wesentlich sicherere Methodik dar. So traten bei stereotaktischen Operationen sowohl in der direkten post-operativen Phase als auch langfristig signifikant weniger Komplikationen auf.[316]

---

[307] Ostrosky-Solis et al., 1988.
[308] Bakay et al., 1990; Goetz et al., 1990.
[309] Ostrosky-Solis et al., 1988; Bakay et al., 1990; Goetz et al., 1990.
[310] Goetz et al., 1990.
[311] Quinn, 1990b.
[312] Goetz et al., 1990; Quinn, 1990b.
[313] Olanow et al., 1990.
[314] Quinn, 1990b.
[315] Bakay et al., 1990.
[316] Bakay et al., 1990; Goetz et al., 1990.

Bei einigen der nach der Transplantation verstorbenen Parkinson-Patienten, die meist jedoch keine post-operativen Symptomverbesserungen gezeigt hatten, wurden postmortem-Untersuchungen durchgeführt. Bei den meisten dieser Studien konnten keine überlebenden chromaffinen Zellen im Striatum gefunden werden.[317] In einem Fall[318] konnten zwar mit Hilfe von Chromogranin A-Immunoreaktivität persistierende chromaffine Zellen nachgewiesen werden, sie zeigten jedoch keine TH-Immunoreaktivität. Auch bei einem Patienten, bei dem nach der Transplantation gewisse Symptomverbesserungen aufgetreten waren, konnten weder überlebende chromaffine Zellen noch ein Anstieg der TH-Immunoreaktivität im Striatum nachgewiesen werden.[319] Hiermit in Übereinstimmung steht die Beobachtung, daß bei Morbus Parkinson auch das Nebennierenmark der betroffenen Personen in Mitleidenschaft gezogen ist. Die chromaffinen Zellen des Nebennierenmarks dieser Patienten besitzen deutlich verminderten Katecholamingehalt.[320]

Sowohl die bei post-mortem-Untersuchungen beobachtete geringe Überlebensrate der chromaffinen Zellen sowie die bei im Striatum persistierenden Zellen fehlende TH-Immunoreaktivität, als auch das Auftreten bilateraler Symptomverbesserungen nach unilateraler Transplantation stellen die ursprüngliche Hypothese in Frage, gemäß welcher vom transplantierten Gewebe sekretiertes Dopamin für die funktionalen Effekte verantwortlich gemacht wurde.[321] Hingegen bestätigen die klinischen Studien einige an Nagern und Primaten durchgeführte Experimente,[322] bei denen in Abwesenheit überlebender dopaminerger Transplantate Symptomverbesserungen beobachtet wurden. Diese Symptomverbesserungen wurden von den Autoren auf ein Auswachsen wirtseigener TH-immunoreaktiver Fasern zurückgeführt. Diese Hypothese, welche die Wirkung eines im Implantat vorhandenen bzw. durch die Transplantationsprozedur induzierten neurotrophen Faktors voraussetzt, könnte möglicherweise - unter Annahme der Diffusion dieses postulierten neurotrophen Faktors im ventrikulären System - die bei den Parkinson-Patienten auftretenden bilateralen Symptomverbesserungen erklären.[323] Darüber hinaus wird vermutet, daß das in Tierexperimenten nach der Transplantation beobachtete verstärkte Auswachsen wirtseigener TH-positiver Fasern aufgrund der hierdurch bedingten erhöhten Dopamin-Speicherkapazität für eine Milderung der nach Levodopa-Gabe auftretenden Motorfluktuationen sowie für eine länger anhaltende therapeutische Wirkung bei Parkinson-Patienten verantwortlich sein könnte.[324] Aufgrund

---

[317] Peterson et al., 1989; Hirsch et al., 1990; Quinn, 1990b.
[318] Hurtig et al., 1989.
[319] Jankovic et al., 1989.
[320] Carmichael et al., 1988; Stoddard et al., 1989.
[321] Goetz et al., 1989; Freed et al., 1990a; Olanow et al., 1990; Quinn, 1990b.
[322] Bohn et al., 1987; Fiandaca et al., 1988; Bankiewicz et al., 1990.
[323] Goetz et al., 1989.
[324] Olanow et al., 1990.

fehlender Kontrollexperimente können nach wie vor auch allein auf Läsionen beruhende Effekte sowie in einem gewissen Umfang Placebo-Effekte als Ursache für die Symptomverbesserungen nicht ausgeschlossen werden.[325]

Wegen des trotz anfänglicher Sensationsberichte vergleichsweise geringen therapeutischen Erfolges und der mit der Simultanoperation verknüpften hohen Morbiditätsrate wurde in den letzten Jahren weitgehend auf weitere Nebennierenmark-Transplantationen verzichtet, nicht zuletzt wegen der besseren klinischen Ergebnisse bei Verwendung von embryonalem Mesencephalon-Gewebe.

b) Transplantate aus embryonalem Mesencephalon-Gewebe

Insgesamt wurde bisher bei ca. 100-200 Parkinson-Patienten menschliches embryonales Gewebe implantiert.[326] Bei fast all diesen Patienten wurden nach der Transplantation geringfügige bis gemäßigte Verbesserungen der motorischen Funktionen festgestellt, in keinem Fall konnte jedoch ein vollständiges Verschwinden der Symptomatik erreicht werden. Die Transplantationen wurden meist bei Patienten mit fortgeschrittenem idiopathischen Parkinson-Syndrom durchgeführt. Einige Eingriffe jedoch erfolgten - mit erwartungsgemäß größerem therapeutischen Erfolg - bei Patienten mit MPTP-induziertem Parkinsonismus.[327] Da die Versuchsprotokolle sowie die Methoden zur Patienten-Evaluation bei den verschiedenen Forschergruppen stark differieren, ist ein Vergleich der einzelnen Studien nur schwer möglich. Bislang wurde erst eine kontrollierte Studie durchgeführt.[328]

Zur stereotaktischen Implantation wurden Embryonen der 7.[329] bis 19. Schwangerschaftswoche[330] verwendet, die meist durch routinemäßig durchgeführte Abtreibung über Vakuumaspiration erhalten worden waren. In Anlehnung an Transplantationsexperimente, bei denen durch Implantation von menschlichem embryonalem Mesencephalon-Gewebe ins Rattenstriatum als optimale Entwicklungsstufe des menschlichen Donorgewebes die 8.-10. Schwangerschaftswoche bestimmt worden war,[331] wurden bevorzugt Embryonen mit einem Gestationsalter von 8 - 10 Wochen eingesetzt.[332] Nach Entnahme des ventralen Mesencephalons und Dissoziation der Zellen erfolgte

---

[325] Freed et al., 1990a; Olanow et al., 1990.
[326] Lindvall, 1991.
[327] Widner et al., 1992.
[328] Spencer et al., 1992.
[329] C.R. Freed et al., 1990; 1992.
[330] Hitchcock et al., 1990.
[331] Strömberg et al., 1986; 1991; Brundin et al., 1988b.
[332] Lindvall et al., 1989; 1990a; 1990b; 1992; C.R. Freed et al., 1992; Widner et al., 1992.

IV. Gewebetransplantationen

meist direkt die Implantation.[333] Hingegen wurde bei einigen Studien in Flüssigstickstoff gelagertes Gewebematerial verwendet,[334] während bei einer anderen Studie[335] die Zellen bis zu 7 Tage lang in Kultur gehalten wurden. Diese beiden letztgenannten Strategien ermöglichen eine eingehendere Untersuchung des zu transplantierenden Gewebematerials. Darüber hinaus dienen sie der Entkopplung von Abtreibungs- und Transplantationsprozedur.

Kein Konsens besteht über den Implantationsort sowie über die Menge des stereotaktisch zu implantierenden Materials. Von unilateral[336] und bilateral[337] durchgeführten Studien wurde berichtet. Die Transplantation erfolgte dabei sowohl in den Nucleus caudatus,[338] als auch in das Putamen,[339] oder in beide Strukturen.[340] Die Zahl der zur Implantation eingesetzten Embryonen schwankte zwischen einem Embryo pro Parkinson-Patient[341] und vier Embryonen pro Gehirnhemisphäre,[342] was bei bilateraler Implantation[343] einem Bedarf von 8 Abtreibungen pro Patient entspricht. Die Zellsuspensionen wurden im Empfängergehirn in einer variierenden Anzahl von Implantationsstellen placiert: zwischen 2[344] und 14 Injektionsstellen[345] wurden genannt. Hingegen verfolgte die mexikanische Forschergruppe eine vollständig andere Strategie.[346] Verwendet wurde, gemäß den mexikanischen Ethik-Richtlinien,[347] sowohl Mesencephalongewebe als auch Nebennierengewebe von Spontanabgängen der 12. - 14. Schwangerschaftswoche. Die Implantation intakter Gewebefragmente erfolgte in Analogie zu der bei Transplantationen von autologem Nebennierenmark durchgeführten Methodik über offene Craniotomie in eine zuvor angefertigte Höhlung in den Nucleus caudatus. Auch über die Notwendigkeit einer immunsuppressiven Behandlung besteht kein Konsens. Während einige Forscher routinemäßig nach der Transplantation Immunsuppressiva, unter ande-

---

[333] Hitchcock et al., 1990; Madrazo et al., 1990b; Lindvall et al., 1990a; 1992; Widner et al., 1992.

[334] Redmond et al., 1988; 1990; Spencer et al., 1992.

[335] C.R. Freed et al., 1992.

[336] Lindvall et al., 1989; 1990a; 1992; Hitchcock et al., 1990; Redmond et al., 1990; C.R. Freed et al., 1990; 1992; Spencer et al., 1992.

[337] C.R. Freed et al., 1992; Widner et al., 1992.

[338] Hitchcock et al., 1990; Redmond et al., 1990; Spencer et al., 1992.

[339] Lindvall et al., 1990a; 1992; C.R. Freed et al., 1992.

[340] Lindvall et al., 1989; C.R. Freed et al., 1990; 1992; Widner et al., 1992.

[341] Redmond et al., 1990; C.R. Freed et al., 1990; 1992; Spencer et al., 1992.

[342] Lindvall et al., 1989; 1990a; 1992.

[343] Widner et al., 1992.

[344] Redmond et al., 1990; Spencer et al., 1992.

[345] Freed et al., 1992.

[346] Madrazo et al., 1988; 1990b; 1991.

[347] Madrazo et al., 1990b.

rem Corticosteroide, verabreichten,[348] erhielten andere Patienten keine Immunsuppression.[349] Einige Transplantationen wurden unter Berücksichtigung der Blutgruppenkompatibilität zwischen Empfänger und embryonalem Spender durchgeführt.[350]

Die von den verschiedenen Forschergruppen erzielten Ergebnisse ähneln einander. Trotz der verschiedenartigsten Variationen konnten keine dramatischen Steigerungen des therapeutischen Effektes erreicht werden. Bei den meisten Patienten wurden vergleichsweise geringe Verbesserungen der motorischen Funktionen festgestellt, die auch nach unilateralen Implantationen tendenziell bilateral waren. Am stärksten waren die positiven Effekte in der off-Phase, in der nach der Transplantation eine deutliche Verminderung vor allem von Rigidität, Hypokinesie und Gleichgewichtsstörungen verzeichnet wurde. Auch in der mobilen on-Phase traten Symptomverbesserungen auf, die Häufigkeit der Dyskinesien ging zurück. Viele Patienten zeigten eine erhöhte Sensitivität gegenüber L-DOPA, so daß in einigen Fällen die Medikamentendosis verringert wurde.[351] Nach der Transplantation verminderte sich das Ausmaß der Motorfluktuationen, ein Anstieg der von den Patienten in der on-Phase verbrachten Zeit wurde verzeichnet. Die Implantationen hatten jedoch keinen mildernden Einfluß auf den Tremor der Patienten - in einer Studie verstärkte sich gar der Tremor im Anschluß an die Transplantation.[352] Der Zeitverlauf der nach der Transplantation erfolgenden Symptomveränderungen war bei den verschiedenen Studien sehr unterschiedlich. Während teilweise sofort nach der Implantation Verbesserungen eintraten,[353] zeigten sich bei anderen Studien erste positive Anzeichen nach 4 - 8 Wochen,[354] oder aber erst nach ca. 3 Monaten.[355] Die beobachtete Steigerung der motorischen Aktivität der Patienten nahm im Laufe der folgenden Monate weiter zu und persistierte seither einige Jahre.[356] Auch von einige Wochen nach der Transplantation vorübergehend auftretenden Verschlechterungen der Parkinson-Symptomatik wurde berichtet.[357] Komplikationen im Anschluß an die Operation wurden nur selten festgestellt.[358] Insgesamt scheinen Patienten

---

[348] Lindvall et al., 1989; 1990a; 1992; Redmond et al., 1990; Madrazo et al., 1990b; Spencer et al., 1992; Widner et al., 1992.
[349] Hitchcock et al., 1990; C.R. Freed, 1990; 1992.
[350] C.R. Freed et al., 1990; 1992.
[351] C.R. Freed et al., 1992; Widner et al., 1992.
[352] Hitchcock et al., 1990.
[353] Hitchcock et al., 1990; Spencer et al., 1992.
[354] Madrazo et al., 1990b; Lindvall et al., 1990; 1992.
[355] C.R. Freed et al., 1990; 1992.
[356] C.R. Freed et al., 1992.
[357] Lindvall et al., 1989; 1992; C.R. Freed et al., 1990; 1992.
[358] Lindvall et al., 1989; Hitchcock et al., 1990; Madrazo et al., 1990b; Spencer et al., 1992.

IV. Gewebetransplantationen

mit schwächer ausgeprägtem Krankheitsbild stärker von der Transplantation zu profitieren als Personen mit fortgeschrittener Parkinson-Symptomatik.[359]

Eine detaillierte Beschreibung neuropsychologischer Untersuchungen ist nur bei einer Studie zu finden.[360] Die 1 - 3 Wochen nach der Transplantation durchgeführten Tests auf Frontallappen-Integrität sowie auf allgemeinere mentale[361] Funktionen zielten jedoch lediglich auf eine Überprüfung kurzzeitiger, akut durch die Transplantationsprozedur bedingter Effekte auf kognitive Funktionen der Patienten. Akute Veränderungen wurden hier nicht festgestellt. Zwar finden sich in einigen Studien Hinweise auf neuropsychologische Untersuchungen, die der Überprüfung langfristiger Auswirkungen der Transplantate auf die mentalen Funktionen der Patienten dienten,[362] Angaben über die Art der durchgeführten Tests sowie über deren detaillierte Ergebnisse wurden jedoch in keiner dieser Studien gemacht. So wurde nach Transplantation von Mesencephalongewebe in einigen Fällen ohne Angabe genauerer Daten die Abwesenheit von signifikanten Veränderungen neuropsychologischer Parameter notiert,[363] während in einer Studie eine Milderung von Defiziten der räumlichen Wahrnehmung festgestellt wurde[364] und bei einer anderen Studie Verbesserungen des visuellen und verbalen Gedächtnisses sowie IQ-Erhöhungen auftraten. Hingegen wurden bei einem weiteren Patienten nach der Transplantation neben einer IQ-Verbesserung Panikanfälle sowie depressive Episoden festgestellt.[365]

Der histologische Beweis für die Überlebensfähigkeit fötaler Mesencephalonzellen im menschlichen Striatum stammt von Redmond und Mitarbeitern.[366] In dieser Studie wurden postmortem-Untersuchungen bei einem Parkinson-Patienten durchgeführt, der einige Monate nachdem ihm cryopreservierte embryonale Mesencephalon-Gewebefragmente stereotaktisch in den Nucleus caudatus implantiert worden waren, ohne Anzeichen eines Transplantations-bedingten therapeutischen Effektes verstorben war. Die Implantate enthielten mit Erythrozyten angefüllte Kapillaren und waren reich an überlebenden, mit einem ausgereiften Neuropil versehenen, synapsenbildenden Neuronen. Die implantierten Neurone zeigten jedoch, im Gegensatz zu früheren Experimenten, bei denen in Flüssigstickstoff gelagertes fötales menschliches Mesencephalongewebe subhumanen

---

[359] Hitchcock et al., 1990; Madrazo et al., 1990b.
[360] Lindvall et al., 1989.
[361] Der Begriff " mental " wird gemäß einem Vorschlag von Peter Bieri (Bieri, 1981, S.4) als terminus technicus für alle Phänomene verwendet, "die in einem ontologischen Dualismus als nicht-physisch gelten: von Körperempfindungen wie Schmerz über emotionale Zustände wie Zorn bis zu kognitiven Phänomenen wie Gedanken und Meinungen."
[362] Madrazo et al., 1990b; 1991; C.R. Freed et al., 1992; Spencer et al., 1992.
[363] Madrazo et al., 1991; C.R. Freed et al., 1992.
[364] Madrazo et al., 1990b.
[365] Spencer et al., 1992.
[366] Redmond et al., 1990.

Primaten implantiert worden war,[367] keinerlei TH-Immunoreaktivität. Mit Hilfe von PET-Untersuchungen konnte eine Korrelation zwischen im Anschluß an die Transplantation auftretenden klinischen Symptomverbesserungen und einer gesteigerten Dopamin-Synthese- und Speicherkapazität am Implantationsort gezeigt werden.[368] Ähnliche, sowohl Überleben als auch Funktionalität des Implantats suggerierende Daten stammen von einer Studie, bei der am Implantationsort eine sich über Monate erstreckende kontinuierliche Steigerung der (^{18}F)-DOPA-Aufnahme festgestellt wurde.[369] Die von den Autoren angeführte Interpretation steht in Analogie zu bei Ratten und subhumanen Primaten durchgeführten Experimenten, bei denen anhaltende symptomverbessernde Effekte von embryonalen Implantaten nur bei langfristigem Überleben und bei durch Neuritenwachstum bedingter Funktionalität der dopaminergen Zellen erreicht werden konnten (vgl. Kap. B.IV.1.c und Kap. B.IV.2.c). Die Ursache sowohl für die Symptomverbesserungen der Parkinson-Patienten als auch für den Verlauf der zugehörigen PET-Daten könnte jedoch ebensogut in einem durch trophische Stimulation induzierten Auswachsen dopaminerger Fasern des Implantat-Empfängers liegen.[370] Da bisher in keiner Studie nach stereotaktischer Implantation eine anhaltende Beschädigung der Blut-Hirn-Schranke beobachtet wurde,[371] kommt ein Durchsickern des Tracers als Erklärungsmöglichkeit für die beobachteten Effekte nicht in Betracht. Hinweise auf eine gegen das Implantat gerichtete Immunreaktion wurden bislang bei keinem der Patienten gefunden. Dies steht in Übereinstimmung mit bei subhumanen Primaten durchgeführten Transplantations- und Xenotransplantations-Experimenten.[372] Vor diesem Hintergrund wurde die Notwendigkeit einer mit hohem Infektionsrisiko verbundenen Immunsuppression in Frage gestellt, zumal der Verdacht einer Interferenz zwischen therapeutischem Effekt der Transplantation und einer mit Corticosteroiden durchgeführten immunsuppressiven Behandlung besteht.[373] Obwohl bislang im Tiermodell auch bei Xenotransplantations-Experimenten keine Immunreaktionen beobachtet wurden, wird aufgrund des erhöhten immunologischen Risikos derzeit eine klinische Durchführung von Xenotransplantationsstudien nicht in Erwägung gezogen. Mögliche Erklärungen für die nach unilateraler Implantation auftretenden bilateralen Symptomverbesserungen wurden von Lindvall und Mitarbeitern in der gegenseitigen Abhängigkeit der nigrostriatalen dopaminergen Systeme der beiden Gehirnhemi-

---

[367] Redmond et al., 1988.
[368] Lindvall et al., 1990a; C.R. Freed et al., 1992; Spencer et al., 1992; Widner et al., 1992.
[369] Sawle et al., 1992.
[370] W.J. Freed, 1990; Miletich et al., 1990.
[371] C.R. Freed et al., 1990; 1992; Lindvall et al., 1992; Spencer et al., 1992.
[372] Brundin et al., 1988b; Strömberg et al., 1986; Redmond et al., 1988.
[373] Freed et al., 1990; 1992; Patino et al., 1992.

IV. Gewebetransplantationen

sphären[374] sowie im Rahmen der neuronalen Verschaltung der motorischen Schleife gesehen, da deren Zielstruktur, der supplementärmotorische Cortex, beide Körperhälften kontrolliert.[375]

Trotz der - durch Rattenexperimente bekräftigten - Hinweise auf ein Überleben der embryonalen dopaminergen Zellen im Empfängerstriatum sind die unter Einsatz von embryonalem Gewebe erreichten therapeutischen Effekte lediglich etwas deutlicher als bei der Transplantation von autologem Nebennierenmark. Sowohl der gegenüber Rattenexperimenten verfrühte Zeitpunkt des Auftretens von Symptomverbesserungen als auch Art und Umfang dieser Verbesserungen liegen in derselben Kategorie wie die nach Nebennierenmark-Transplantationen erzielten Resultate. Diese Übereinstimmung der Ergebnisse wurde als Hinweis auf einen beiden Implantat-Typen zugrunde liegenden gemeinsamen Wirkmechanismus betrachtet.[376] Eine andere Interpretation, die sich auf die im Ratten- und Primatenmodell beobachtete kategoriell unterschiedliche Wirkung von adultem Nebennierenmark-Gewebe und embryonalem Mesencephalon-Gewebe stützt, betont als möglichen Grund für die fehlende Funktionalität der embryonalen Mesencephalon-Implantate die im Gehirn der Parkinson-Patienten vorliegenden atypischen Bedingungen. So wird als mögliche Ursache der neurodegenerativen Erkrankung Morbus Parkinson das Fehlen eines für das Überleben dopaminerger Neurone notwendigen trophischen Faktors bzw. die Anwesenheit eines toxischen Faktors im Gehirn der betroffenen Patienten angesehen. Die Abwesenheit dieses postulierten trophischen Faktors bzw. ein postuliertes toxisches Umfeld im Gehirn des Empfängers wird daher als möglicher Grund für die geringe Wirksamkeit der Mesencephalon-Implantate bei Parkinson-Patienten betrachtet.[377] Weiterhin werden für den hinter den Erwartungen zurückbleibenden, vergleichsweise bescheidenen therapeutischen Erfolg suboptimale prozedurale Bedingungen verantwortlich gemacht, wie beispielsweise der Einsatz einer zu geringen Menge an embryonalem Gewebe, der mit ca. 5 - 10 % relativ kleine Anteil an die Implantationsprozedur überlebenden dopaminergen Zellen, die möglicherweise interferierende L-DOPA-Therapie sowie die zu geringe Anzahl an Implantationsstellen.[378] Ein möglicher Grund für den vergleichsweise geringen Erfolg könnte jedoch auch in der prinzipiell nur in beschränktem Umfang möglichen Integration des Implantats ins Empfängergehirn liegen.[379]

---

[374] Nieoullon et al., 1977; Zetterström et al., 1986.
[375] Lindvall et al., 1992.
[376] W.J. Freed, 1990; 1991.
[377] Redmond et al., 1990; Spencer et al., 1992.
[378] C.R. Freed et al., 1990; Lindvall et al., 1992; Sawle et al., 1992; Spencer et al., 1992; Widner et al., 1992.
[379] W.J. Freed, 1991; Lindvall et al., 1992.

V. Alternative Implantate

Derzeit werden in der klinischen Hirngewebetransplantations-Forschung vor allem Implantate aus embryonalem Gewebematerial eingesetzt. Im Falle einer ausgedehnten klinischen Verwendung von menschlichem Embryonalgewebe für Hirngewebetransplantationen zur Behandlung neurodegenerativer Erkrankungen treten aber eine Reihe von Schwierigkeiten auf.[380] Neben gravierenden ethischen Problemen ist mit einer beschränkten Versorgung mit fötalem Gewebe zu rechnen, nicht zuletzt, da Gewebe von routinemäßig durchgeführten Abtreibungen der Gefahr einer Kontamination ausgesetzt ist. Darüber hinaus treten aufgrund der Heterogenität des Gewebematerials Standardisierungsprobleme auf. Für den Einsatz von embryonalem Gewebe speziell bei Hirngewebe-Transplantationen zur Behandlung von Morbus Parkinson ist die Gewinnung einer ausreichenden Menge lebensfähiger embryonaler dopaminerger Neurone nicht unproblematisch, da dopaminerge Neurone nur einen kleinen Prozentsatz der embryonalen Mittelhirn-Zellpopulation ausmachen und ihre Überlebensrate bei der Transplantation bisher nur ca. 5 - 10 % beträgt. So zeigte sich mit Hilfe von Positronenemissionstomographie-Untersuchungen,[381] daß die Zahl der überlebenden dopaminergen Zellen von drei bis vier Embryonen bei unilateraler Implantation nicht ausreicht um den Dopamin-Gehalt im Striatum in den normalen Konzentrationsbereich zurückzubringen. Sollten sich diese Befunde bestätigen, so wird bei bilateraler Implantation pro Patient zur erfolgreichen Behandlung möglicherweise Gewebe von 10-15 Embryonen benötigt,[382] was ernsthafte Versorgungsengpässe zur Folge hätte.

Die praktischen und ethischen Probleme beim Umgang mit menschlichem Embryonalgewebe führten vor allem in jüngster Zeit zur verstärkten Suche nach alternativen Implantaten, die in der Lage sind, im Gehirn Dopamin oder den Dopamin-Vorläufer L-DOPA freizusetzen. Diesen Entwicklungen liegt die Arbeitshypothese zugrunde, daß eine Behebung der Krankheitssymptome durch nichtsynaptische, humorale Freisetzung von Dopamin oder einem Dopamin-Vorläufer im Striatum möglich ist, d.h. daß eine direkte synaptische Kommunikation zwischen Empfängergehirn und Transplantat nicht nötig ist. Diese Annahme stützt sich einerseits auf Transplantations-Experimente mit Nebennierenmark-Gewebe, bei denen Verhaltenseffekte beobachtet werden konnten, obwohl die Zellen des Nebennierenmarks das Wirtsgehirn nicht innervierten. Andererseits beruht sie auf der vielfach therapeutisch ausgenutzten Tatsache, daß die Parkinson-Symptomatik durch systemische Administration von Dopamin-Agonisten oder von L-DOPA verbessert werden kann.

---

[380] Björklund, 1993.
[381] Sawle et al., 1992; Widner et al., 1992.
[382] Björklund, 1993.

V. Alternative Implantate

Als Dopamin-freisetzende Implantate werden derzeit verschiedene Tumorzellinien, gentechnisch veränderte Zellen, aber auch in Kunststoff-Kapseln eingeschlossene Zellen oder Dopamin-haltige Festphasenpolymersysteme zur Transplantation verwendet. All diese Transplantations-Ansätze befinden sich in der Anfangsphase ihrer Entwicklung und werden meist an Nagern getestet. Eine klinische Erprobung am Menschen ist bei keinem dieser Implantate in nächster Zeit absehbar.

1. Tumorzellinien

In der Frühphase der Hirngewebetransplantations-Experimente zur Behandlung von Morbus Parkinson wurden im Tiermodell meist Zellen verwendet, die Dopamin und andere Katecholamine synthetisieren und sekretieren. Hierzu gehören neben dopaminergen Neuronen des Mesencephalons und Zellen des Nebennierenmarks auch einige Tumorzellinien wie beispielsweise die PC12-Zellinie. Diese Zellinie stammt von einem spontan bei der Ratte aufgetretenen Phäochromozytom, einem von chromaffinen Zellen der Nebenniere gebildeten Tumor, ab.[383] PC12-Zellen besitzen, ebenso wie chromaffine Nebennierenmarkzellen, eine rundliche Zellgestalt ohne Fortsätze. Sie differenzieren in Anwesenheit von NGF unter Ausbildung von Neuriten-ähnlichen Fortsätzen[384] und synthetisieren Katecholamine. Allerdings enthalten PC12-Zellen kein Adrenalin, da ihnen das Enzym Phenylethanolamin-N-methyltransferase fehlt. Während nach Transplantation von PC12-Zellen ins Gehirn neonataler Ratten Tumoren im Gehirn gebildet wurden,[385] führten Implantationen ins adulte Rattengehirn meist zu Abstoßungsreaktionen. So überlebten PC12-Zellen nur zwei Wochen lang im Striatum adulter Ratten, während dieses Zeitraums reduzierten sie allerdings Apomorphin-induziertes Rotationsverhalten.[386] Eine andere Studie[387] hingegen berichtet von unterschiedlichem Verhalten der PC12-Zellen im Striatum adulter Ratten: Während bei einem relativ kleinen Teil der Tiere nach einer Anfangsphase mit unkontrolliertem tumorartigem Zellwachstum die implantierten Zellen unter Zurücklassen von Hämosiderin-Ablagerungen abgestoßen wurden, überlebte bei den restlichen Tieren jeweils ein geringer Anteil der implantierten PC12-Zellen über einen Zeitraum von bis zu 20 Wochen. Diese verbleibenden Zellen bildeten Neuriten-ähnliche Fortsätze aus und synthetisierten weiterhin Katecholamine. Allerdings nahm die Zahl der überlebenden Zellen mit fortschreitender Zeit ab. Das Verhalten dieser ausläuferbildenden Zellen wurde von den Autoren durch die Anwesenheit einer geringen Konzentration eines endogenen NGF-ähnlichen Wachstumsfaktors in den Basal-

---

[383] Greene & Tischler, 1976.
[384] Greene & Rein, 1977.
[385] Jaeger et al., 1985.
[386] Hefti et al., 1985.
[387] Freed et al., 1986b.

ganglien der Ratten erklärt. Bei keinem der Tiere wurde anhaltendes Tumorwachstum festgestellt.

Eine weitere zur intrazerebralen Transplantation eingesetzte Tumorzellinie ist die von einem Mäusemelanom abstammende B16/C3-Zellinie.[388] Diese Melanomzellen enthalten Tyrosinase, ein Enzym, das neben der o-Hydroxylierung von Tyrosin zu L-DOPA auch die Dehydrogenierung von L-DOPA zu Dopachinon katalysiert. Dopachinon, ein o-Chinon, ist instabil, es lagert sich in Lösung zu 5,6-Dihydroxyindol und anderen Melaninvorläufern um. L-DOPA kann in B16/C3-Zellen jedoch auch zu Dopamin und anderen Katecholaminen metabolisiert werden.[389] Nach Implantation ins Striatum adulter Ratten[390] überlebten die Mäusemelanomzellen mindestens 6 Wochen, unterlagen dabei aber einer starken morphologischen Veränderung. Nur zu Beginn exprimierten die Zellen Tyrosinase und Tyrosinhydroxylase. Sie akkumulierten bald Pigmentgranula und nahmen eine abgerundete Gestalt an, so daß schließlich eine dunkle, opake Masse am Implantationsort persistierte. Eine Ausbreitung des Tumors im Gehirn der Wirtstiere erfolgte nicht, statt dessen wurden die B16/C3-Melanomzellen von einer Hülle aus Gliazellen umschlossen. Die Implantate beeinträchtigten in keiner Weise das Verhalten der Wirtstiere, auch zeigten sie bei unilateral mit 6-OHDA läsionierten Tieren keinerlei Einfluß auf Apomorphin- bzw. Amphetamin-induziertes Rotationsverhalten. Offenbar spielen bei diesem Cross-Spezies-Experiment immunologische Mechanismen bei der Begrenzung des Tumorwachstums eine Rolle. Wurden die B16/C3-Zellen hingegen in das Striatum adulter syngenetischer bzw. allogenetischer Mäuse implantiert, erfolgte rasches Tumorwachstum, das zum Tod aller Tiere führte. Ähnliche Ergebnisse wurden bei vergleichbaren Experimenten mit Zellen der menschlichen Neuroblastoma-Zellinie IMR-32, die in den Hippocampus subhumaner Primaten implantiert worden waren, erzielt.[391]

Insgesamt besteht bei der Verwendung von Tumorzellinien zur Hirngewebetransplantation prinzipiell die Gefahr einer Tumorausbildung im Wirtsgehirn. Diese Gefahr kann auch durch Methoden, welche die Differenzierung der Zellen fördern, wie beispielsweise der Einsatz von NGF zur Ausdifferenzierung von PC12-Zellen[392] oder die Behandlung von IMR-32-Zellen mit Mitomycin C und 5-Bromdesoxyuridin,[393] nicht vollständig gebannt werden, da immer die Möglichkeit eines Rückfalls der Zellen in einen mitotischen, tumorbildenden Zustand besteht. Die für den Wirtsorganismus in diesem Fall eintretenden katastrophalen, meist letalen Folgen verbieten einen klinischen Einsatz dieser

---

[388] Hu et al., 1964.
[389] Laskin et al., 1986.
[390] W.J. Freed et al., 1989.
[391] Gash et al., 1986; Kershaw et al., 1990.
[392] W.J. Freed et al., 1990b.
[393] Gash et al., 1986.

Zellinien, solange Tumorwachstum am Implantationsort nicht ausgeschlossen werden kann.

2. Genetisch modifizierte Zellinien

Diese Strategie sieht eine Kombination von Gentransfer-Methodik und anschließender Implantation der genetisch veränderten Zellen ins Zentralnervensystem vor.[394] Der Einbau von fremdem genetischen Material *in vitro* kann hierbei über Lipofektion, Calciumphosphat-Präzipitation, Elektroporation, Mikroinjektion oder retrovirale Infektion erreicht werden,[395] wobei die Retrovirus-vermittelte Transduktion aufgrund ihrer hohen Effizienz und der Stabilität der DNA-Integration die am häufigsten eingesetzte Methode darstellt. Jedoch kann hierbei ein durch Rekombinationsprozesse bedingtes Auftreten von Virusinfektionen oder Krebs nicht ausgeschlossen werden.[396] Bei der Retrovirus-vermittelten Transduktion wird ein Retrovirus-Vektor, bestehend unter anderem aus LTR, Verpackungssignal ψ, Resistenzgen und der cDNA des zu transduzierenden Gens, eingesetzt. Zur Produktion infektiöser viraler Partikel wird das Retrovirus-Konstrukt zuerst in eine Helfer-Zellinie, welche die retroviralen Proteine *gag, pol* und *env* exprimiert, eingeführt. Dabei entstehen infektiöse Viren, wenn RNA-Transkripte des transfizierten Retrovirus-Vektors von den durch die Helferzelle gebildeten Hüllproteinen umschlossen werden. Die zu transfizierenden Zielzellen werden nun mit den von der Helfer-Zellinie gebildeten Viren infiziert. In der Zielzelle wird die RNA des Retrovirus-Konstruktes durch die reverse Transkriptase in Doppelstrang-DNA umgewandelt. Diese wird ins zelluläre Genom integriert. Zellen mit erfolgreicher DNA-Integration können anhand des eingesetzten Resistenzgens selektiert werden.[397] Eine Integration der fremden DNA ins Wirtsgenom ist allerdings nur möglich, wenn die Wirtszelle mindestens eine Mitoserunde mit S-Phase durchläuft. Neuronen sind daher nicht zur Transfektion geeignet. Mögliche Zielzellen des Zentralnervensystems wären hingegen mitotische neurale Vorläuferzellen oder Gliazellen. So bestehen Bemühungen, durch Inkorporation eines Onkogens in diese Zellen in den Besitz immortalisierter Zellinien zu gelangen.[398] Hierbei wird angestrebt, durch Transfektion temperatur-oder hormonsensitiver Onkogene eine strikte Wachstumskontrolle der immortalisierten Zellen zu erreichen.[399]

Ein für die intrazerebrale Transplantation sehr aussichtsreicher Ansatz besteht darin, Gene, die für Neurotransmitter-spezifische Enzyme codieren, in nicht-

---

[394] Gage et al., 1987.
[395] Gage et al., 1990.
[396] Anderson, 1985; Felgner & Rhodes, 1991.
[397] Lendahl et al., 1990.
[398] Cepko, 1989.
[399] W.J. Freed et al., 1990b.

neuronale Zellen zu integrieren. Im Falle der Dopaminmangel-Erkrankung Morbus Parkinson handelt es sich meist um den Einbau des Gens für Tyrosinhydroxylase. Die genetisch modifizierten Zellen werden anschließend ins Striatum implantiert, wo sie bei Expression des Enzyms Tyrosinhydroxylase L-DOPA freisetzen, das im Gehirn durch die endogene Aromatische-Aminosäure-Decarboxylase zu Dopamin umgewandelt werden kann.[400] Da Tyrosin und der Cofaktor Tetrahydrobiopterin für Zellen im Gehirn gut verfügbar sind, ist die enzymatische Aktivität der Tyrosinhydroxylase beispielsweise auch bei ins Gehirn transplantierten genetisch modifizierten Fibroblasten gesichert. Die Auswahl der zur Transfektion und Transplantation einzusetzenden Zellen richtet sich nach Überlebensfähigkeit und Wachstumsverhalten der Zellen im Gehirn des Empfängers sowie nach Dauer und Umfang der Transgenexpression. Jedoch spielen auch Sicherheitsaspekte und Kriterien der Zugänglichkeit der Zellen eine wichtige Rolle.[401]

So wurde die cDNA der menschlichen Tyrosinhydroxylase Typ I[402] in eine Reihe verschiedener Zellinien eingeführt. Neben Zellinien, die einen regulierten Sekretionsweg besitzen, wie beispielsweise die von pankreatischen β-Zellen abstammenden endokrinen RIN-Zellen[403] oder die neuroendokrine Hypophysen-Zellinie AtT-20,[404] wurden auch Zellinien eingesetzt, die nur über einen konstitutiven Sekretionsweg verfügen, wie beispielsweise die NIH 3T3-Fibroblasten-Zellinie oder die Neuroblastoma-Zellinie NS20Y.[405] Aufgrund der mit Tyrosinhydroxylase-Aktivität assoziierten Phenylalaninhydroxylase-Aktivität konnten durch Inkubation der transfizierten Zellen in tyrosinfreiem Medium Zellinien mit besonders hoher TH-Aktivität selektiert werden.[406] In den Extrakten all dieser mit dem Gen für Tyrosinhydroxylase transfizierter Zellinien wurde TH-Aktivität nachgewiesen.[407] Während NIH 3T3-Fibroblasten und NS20Y-Neuroblastomazellen aber L-DOPA freisetzten, synthetisierten und sekretierten RIN-Zellen und AtT-20-Zellen aufgrund endogener Aromatischer-Aminosäure-Decarboxylase-Aktivität neben L-DOPA auch Dopamin. Nach Transplantation der transfizierten Zellen ins Rattenstriatum verminderten alle TH-exprimierenden Zellinien im Rotationsmodell Amphetamin-induziertes Drehverhalten. Das von den Implantaten sekretierte L-DOPA wurde folglich von auch im durch 6-OHDA denervierten Striatum vorhandener Decarboxylase-Aktivität wohl effizient in Dopamin umgewandelt.[408] Auffallend hierbei ist,

---

[400] Melamed et al., 1984.
[401] Gage et al., 1991.
[402] Grima et al., 1987.
[403] Horellou et al., 1990a.
[404] Horellou et al., 1989; Horellou et al., 1990c.
[405] Horellou et al., 1989.
[406] Horellou et al., 1990c.
[407] Horellou et al., 1989; Horellou et al., 1990a.
[408] Hefti et al., 1980; Horellou et al, 1990a.

daß weder die Anwesenheit eines regulierten Sekretionsweges noch der Besitz endogener Aromatischer-Aminosäure-Decarboxylase-Aktivität zu einem signifikant stärkeren funktionalen Effekt führten.[409] L-DOPA-sekretierende Zellen schienen *in vivo* sogar funktional effizienter zu sein als Dopamin-sekretierende Zellen.[410] Erklärt wurde dies von den Autoren durch die größere Halbwertszeit von L-DOPA im Vergleich zu Dopamin, da L-DOPA von der Monoaminoxidase deutlich langsamer metabolisiert wird als Dopamin. Daher wurde vermutet, daß möglicherweise von L-DOPA durch Diffusion größere Bereiche des Wirtsstriatums erreicht wurden als vom kurzlebigeren Dopamin, was den stärkeren funktionalen Effekt der L-DOPA-sekretierenden transplantierten Zellen erklären könnte. Problematisch beim Einsatz all dieser Zellinien ist das tumorigene Potential dieser schnellwachsenden Transplantate. Nach maximal zwei Wochen mußten die Experimente aufgrund der starken Proliferation der Implantate abgebrochen werden. Ähnliche Probleme traten auch bei Verwendung der von einer Tumorzellinie abstammenden C6-Zellen auf.[411]

Auch die Fibroblasten-Zellinie 208F wurde zur Transfektion und anschließenden Transplantation ins Rattenstriatum eingesetzt.[412] Fibroblasten, die das Gen für Ratten-Tyrosinhydroxylase exprimieren, überlebten zwei Wochen lang ohne Anzeichen von Tumorbildung im Rattenstriatum. Die 208F-Zellen verminderten nach Implantation in den rostralen, nicht aber in den caudalen Bereich des Nucleus caudatus sowohl Amphetamin- als auch Apomorphin-induziertes Rotationsverhalten.

3. Genetisch modifizierte primäre Zellen

Gerade der Verwendung von Fibroblasten-Zellinien (vgl. Kap. B.V.2.) zur Transfektion und anschließenden Transplantation wird große Aufmerksamkeit geschenkt, da sie die prinzipielle Fähigkeit von genetisch veränderten Fibroblasten zeigen, im Gehirn zu überleben und das fremde Gen zu exprimieren. Die meisten Transplantations-Experimente wurden bisher aufgrund der einfacheren Handhabbarkeit von Zellinien mit Fibroblasten-Zellinien, und nicht mit primären Fibroblasten, durchgeführt. Ausgehend von diesen Studien wird jedoch der Einsatz genetisch modifizierter primärer Fibroblasten angestrebt. Fernziel hierbei ist eine gentherapeutische Behandlung von Erkrankungen des Zentralnervensystems, wobei dem Patienten über eine Hautbiopsie Fibroblasten entnommen werden und in Kultur mit einem das gewünschte Gen tragenden Retrovirus-Vektor transfiziert werden sollen. Nach einer Vermehrung der genetisch modifizierten Zellen *in vitro* soll dann eine Implantation der autologen Fibroblasten ins

---

[409] Horellou et al., 1990c.
[410] Horellou et al., 1990a.
[411] Uchida et al., 1989.
[412] Wolff et al., 1989.

Gehirn des Patienten erfolgen. Bei Einsatz autologer primärer Fibroblasten ist im Gegensatz zur Verwendung der verschiedenen Zellinien weder mit Tumorwachstum noch mit immunologischen Problemen zu rechnen. Unklar ist allerdings, ob sich die bei Fibroblasten fehlenden Mechanismen zur Speicherung und kontrollierten Freisetzung von Katecholaminen auf funktionaler Ebene negativ auswirken.

So konnten primäre Fibroblasten von Ratten mit der cDNA für Tyrosinhydroxylase transfiziert werden und ins Striatum desselben Inzuchtstammes transplantiert werden.[413] Dort überlebten sie mindestens 10 Wochen lang und synthetisierten in dieser Zeit auch Tyrosinhydroxylase. Allerdings wurden im Zentrum der Transplantate große, mit Hämosiderin-Ablagerungen und Zelltrümmern angefüllte Zellen beobachtet. Die Implantate hatten keinen Einfluß auf das Spontanverhalten der Ratten. Im Rotationsmodell verminderten sie jedoch auf signifikante Weise Apomorphin-induziertes Drehverhalten, so daß eine Downregulation der supersensitiven Dopaminrezeptoren aufgrund des von den Fibroblasten freigesetzten und im Gehirn zu Dopamin umgewandelten L-DOPA angenommen werden kann. Dabei nahm der funktionale Effekt der Implantate im Verhaltenstest allerdings im Lauf der Zeit ab, um 6-8 Wochen nach der Transplantation einen Plateauwert zu erreichen. Der Grund für die abnehmende Wirksamkeit der Implantate ist bisher unbekannt, neben Zellverlusten oder veränderten metabolischen Eigenschaften der Fibroblasten im Gehirn erscheint die Suppression des transfizierten Gens als wahrscheinlichste Ursache. So wurde gezeigt, daß Rattenfibroblasten, die retroviral transfiziert worden waren, nach der Transplantation allmählich das Transgen inaktivierten.[414] Trotz konstanter Persistenz der Vektor-DNA im transplantierten Gewebe sank die Expression des Vektors innerhalb eines Monats um 3 Größenordnungen. Ähnliche Ergebnisse wurden auch bei der Expression des Blutgerinnungsfaktors IX in Hautfibroblasten erzielt. Auch hier wurde das Protein nicht länger als 4 Wochen synthetisiert.[415] Wie Scharfmann und Mitarbeiter feststellten, spielt bei transplantierten Fibroblasten für die langfristige Genexpression die Wahl des Promoters, der die interne Transkriptionseinheit des retroviralen Vektors kontrolliert, eine entscheidende Rolle.[416] Eine fehlende Langzeitexpression der transfizierten Gene schränkt deutlich die möglichen Anwendungen einer Fibroblasten-vermittelten Gentherapie beim Menschen ein.

Ein anderer sehr erfolgversprechender Ansatz verwendet zur Transfektion und Transplantation Myoblasten, die ebenso wie Fibroblasten leicht durch Biopsie gewonnen und in Kultur vermehrt werden können. So konnte nach direkter Injektion von DNA-Expressionsvektoren in Skelettmuskel von Mäusen minde-

---

[413] Fisher et al., 1991.
[414] Palmer et al., 1991.
[415] Louis & Verma, 1988.
[416] Scharfmann et al., 1991.

stens zwei Monate lang die stabile Expression von Reportergenen erreicht werden.[417] Über diesen Zeitraum hinweg persistierte die injizierte DNA in extrachromosomaler, zirkulärer Form. Rattenskelettmuskel-Implantate überlebten nach autologer Transplantation mindestens 6 Monate lang im Gehirn von Ratten, und zwar mit unveränderter Implantatgröße und ohne ihre ausdifferenzierte quergestreifte Morphologie einzubüßen.[418] Auch zeigten durch Lipofektion transfizierte Muskelzellen über einen Zeitraum von zwei Monaten eine stabile intrazerebrale Expression von Reportergenen.[419] Durch Lipofektion von primären Ratten-Muskelzellen mit einem Tyrosinhydroxylase-exprimierenden Plasmid und anschließender Transplantation ins Striatum von mit 6-OHDA läsionierten Ratten konnte eine signifikante Verminderung des Apomorphin-induzierten kontralateralen Rotationsverhaltens erzielt werden.[420] Dieser auf stabiler Expression von Tyrosinhydroxylase beruhende funktionale Effekt blieb für die Versuchsdauer von 6 Monaten konstant, Tumorbildung erfolgte nicht. Diese Langzeitexpression der eingeführten Gene in Muskelzellen stellt gegenüber der in Fibroblasten nur unstabilen Genexpression einen deutlichen Fortschritt dar. Darüber hinaus besteht ein Vorteil der mit TH transfizierten Muskelzellen darin, daß neben L-DOPA auch Dopamin gebildet und sekretiert wird.

Eine weitere, für die Zukunft vielversprechende Strategie besteht in der Verwendung von Vorläuferzellen des Zentralnervensystems zur Transfektion und anschließenden Transplantation.[421]

4. Eingekapselte Zellen

Bei diesen Ansätzen werden embryonale Mittelhirnzellen oder Dopamin- bzw. L-DOPA-sekretierende immortalisierte Zellinien in Kunststoffkapseln aus einem Polyvinylchlorid-Acrylonitril-Copolymer eingeschlossen. Durch die Einkapselung sind die implantierten Zellen im Wirtsgehirn eindeutig lokalisierbar. Bei Bedarf kann das Implantat wieder herausgenommen werden bzw. durch ein anderes ersetzt werden. Diese Methodik besitzt also im Gegensatz zu den anderen Transplantations-Ansätzen reversiblen Charakter. Die Kunststoffkapseln verhalten sich bei Transplantation ins Gehirn biokompatibel. Bislang traten im Wirtsgehirn nur minimale Gewebereaktionen auf, das implantierte Material wurde nicht durch fibroblastische Reaktionen vom Wirtsgewebe separiert.[422]

Die ca. 0,8 x 4 mm großen Kapseln besitzen eine semipermeable innere Membran mit einer nominalen Molekulargewichts-Ausschlußgrenze von

---

[417] Wolff et al., 1990.
[418] Jiao & Wolff, 1992.
[419] Jiao et al., 1992.
[420] Jiao et al., 1993.
[421] Reynolds & Weiss, 1992; Groves et al., 1993.
[422] Winn et al., 1989a.

ca. 50 kDa. Die Membran ist also undurchlässig für Zellen, Viren und Proteine wie beispielsweise Komplementfaktoren oder Antikörper, während Nährstoffe und Wachstumsfaktoren durch die Membran zu den eingeschlossenen Zellen gelangen und der von den Zellen abgegebene Neurotransmitter frei in die Umgebung diffundieren kann. Folglich werden die eingekapselten Neurotransmitter-freisetzenden Zellen durch die semipermeable Membran immunologisch vom Wirtsorganismus isoliert, Abstoßungsreaktionen und das Eindringen von wirtseigenen Zellen in die Kapsel werden verhindert. Dies ermöglicht auch zwischen unterschiedlichen Spezies Transplantationen von Gewebe in Abwesenheit von Immunsuppression. So konnten in Polyvinylchlorid-Acrylonitril-Copolymer eingehüllte Zellen des embryonalen ventralen Mesencephalons der Maus 12 Wochen im Cortex der Ratte überleben, ohne zur Ausbildung nekrotischer Bereiche oder zu größeren Ansammlungen reaktiver Astrozyten in der Kapselumgebung zu führen.[423] Die implantierten eingekapselten Mesencephalon-Zellen führten im Rattenmodell zu einer Verminderung des Apomorphin-induzierten Rotationsverhaltens.[424] Durch die Einkapselung wird auch der Einsatz immortalisierter Zellinien zur Transplantation ermöglicht. Während bei Verwendung uneingekapselter Zellinien zur Implantation ins Zentralnervensystem junger Ratten, bedingt durch kontinuierliche unkontrollierte Zellteilung, die Gefahr einer Tumorbildung sehr groß ist,[425] wird durch die Polymerkapsel ein unkontrolliertes Auswachsen mitotisch aktiver Zellen eingeschränkt und die Tumorbildung verhindert. So erreichten in Polyvinylchlorid-Acrylonitril-Copolymer eingeschlossene PC12-Zellen *in vitro* eine stabile Populationsdichte und sekretierten mindestens 6 Monate lang Dopamin.[426] Eingekapselte PC12-Zellen, die ins Striatum adulter Meerschweinchen implantiert worden waren,[427] überlebten dort für mindestens 3 Monate unter Beibehaltung ihres differenzierten Phänotyps.

Weitere Experimente sind hier nötig, um festzustellen, ob die langfristig im Wirtsgehirn überlebenden Zellen genügend Katecholamine freisetzen, um im Tiermodell zu einem positiven Verhaltenseffekt zu führen.

5. Dopamin-freisetzende polymere Systeme

Diese synthetischen Systeme dienen nach Implantation ins Striatum der langsamen Freisetzung des Neurotransmitters Dopamin direkt am Wirkort mit definierter Geschwindigkeit. Sie bestehen aus einer polymeren Trägermatrix mit dispergierten kristallinen Dopamin-Partikeln. Die Entwicklung dieser Methodik

---

[423] Aebischer et al., 1988a.
[424] Aebischer et al., 1988b.
[425] Jaeger et al., 1985.
[426] Jaeger et al., 1990; Aebischer et al., 1991.
[427] Aebischer et al., 1991.

beruht auf Erfahrungen, die bei Experimenten mit osmotischen Minipumpen gewonnen worden sind, bei denen eine Dopamin-haltige bzw. DA-Rezeptoragonist-haltige Lösung kontinuierlich direkt ins Striatum infundiert worden war.[428] Zwar konnte auf diese Weise im Rattenmodell Apomorphin-induziertes Rotationsverhalten vermindert werden, jedoch begrenzen die relative Instabilität von Dopamin in wässriger Lösung (Autoxidation), die geringe Löslichkeit vieler potenter dopaminerger Agonisten sowie Sicherheitsbedenken beim Umgang mit dem Reservoir-gestützten Pumpsystem eine klinische Anwendbarkeit. Durch die Verwendung eines direkt ins Striatum zu implantierenden Festphasenpolymersystems, das kristalline Dopamin-Partikel feinverteilt in einer hydrophoben Matrix enthält, werden diese Schwierigkeiten umgangen. Hierzu werden Ethylen-Vinylacetat-Copolymernetze, die 20-30 % (w/w) dispergierte Dopamin-Partikel enthalten, eingesetzt. Die Dopamin-Freisetzung erfolgt über langsames Herauslösen des Dopamins aus der Polymermatrix, indem Wasser in die durch kristallines Dopamin gebildeten hydrophilen Mikrokanäle eindringt. Die Freisetzungsgeschwindigkeit kann durch Umhüllen mit reinem Polymermaterial vermindert und dadurch über einen längeren Zeitraum relativ konstant gehalten werden. So konnte durch Implantation einer Dopamin-haltigen Polymermatrix in eine dem dorsalen Striatum benachbarte künstlich angefertigte Aushöhlung im Neocortex von Ratten die Dopamin-Konzentration im Striatum über einen Zeitraum von 2 Monaten konstant auf einem um den Faktor von ca. 250 gesteigerten Wert gehalten werden.[429] Da die im Striatum benötigte absolute Dopamin-Menge sehr gering ist, könnte theoretisch ein dopaminhaltiges Polymer-Implantat geeigneter Größe für einen Zeitraum von einem Jahr oder länger genügend Dopamin freisetzen. Für eine klinische Verwendung wirkt sich allerdings nachteilig aus, daß die nach Freisetzung des Dopamins zurückbleibende Polymermatrix operativ entfernt werden muß. Auch durch Einbringen eines Dopamin-freisetzenden Stäbchens in ein ins Striatum von Ratten implantiertes Carrier-Röhrchen aus einem Polyvinylchlorid-Acrylonitril-Copolymer konnte Apomorphin-induziertes Rotationsverhalten bei unilateral 6-OHDA-läsionierten Ratten signifikant vermindert werden.[430] Mit Hilfe dieser Anordnung kann ein an Dopamin erschöpftes Polymerstäbchen relativ leicht aus dem Carriersystem herausgenommen werden und gegebenenfalls durch ein neues ersetzt werden.

Weitere Experimente werden benötigt um die Wirksamkeit der polymeren Implantate im stringenteren Primatenmodell zu prüfen und um die langfristige Biokompatibilität der verwendeten Materialien zu garantieren. Darüber hinaus müssen Möglichkeiten entwickelt werden, mit Hilfe derer eine an Dopamin erschöpfte Polymermatrix schnell und sicher entfernt werden bzw. durch eine andere Matrix ausgetauscht werden kann. Die beiden letztgenannten Probleme

---

[428] Hargraves & Freed, 1987; Yebenes et al., 1988.
[429] Sabel et al., 1990.
[430] Winn et al., 1989b.

werden auf elegante Weise umgangen durch Verwendung injizierbarer Dopamin-freisetzender Mikrosphären. Diese enthalten Dopamin, eingeschlossen in Polymerpartikel aus einem poly-(DL-Lactid-co-glycolid), welches im Empfängergewebe abbaubar ist.[431] Durch Hydrolyse der Esterbindungen des Polyesters an der Oberfläche dieser biokompatiblen Polymerpartikel wird langsam Dopamin ins Gewebe freigesetzt. Die Geschwindigkeit der Dopamin-Freisetzung und damit die Wirkungsstärke und die Wirkungsdauer der Mikrosphären hängen von der Zusammensetzung des Copolymers ab und können hierüber gesteuert werden. Je höher der Lactid-Gehalt, desto langsamer erfolgt der Abbau der Lactid-Glycolid-Copolymers im Gewebe.[432] Durch Injektion von Mikrosphären mit einem molaren Verhältnis von Lactid : Glycolid von 65 : 35 in das mediozentrale Rattenstriatum konnte das Apomorphin-induzierte kontralaterale Rotationsverhalten von mit 6-OHDA unilateral läsionierten Tieren für bis zu 8 Wochen um einen konstanten Wert reduziert werden.[433] Überraschenderweise wurde im Striatum von Ratten, die Implantate aus Dopamin-Mikrosphären erhalten hatten, ein Auswachsen von Dopamin-immunoreaktiven Fasern beobachtet. Hierbei scheint eine Korrelation zwischen dem Ausmaß der Faserbildung überlebender dopaminerger Neurone des Wirtsgehirns und der funktionalen Wirkung des Implantats im Rotationsmodell zu bestehen.[434]

---

[431] Cowsar et al., 1985.
[432] Tice et al., 1984.
[433] McRae-Degueurce et al., 1988; McRae et al.; 1991.
[434] McRae et al., 1992.

C. Philosophisch-ethische Aspekte

I. Problematik klinischer Hirngewebetransplantationen

1. Über die Basis der klinischen Forschung

Insgesamt erscheint es aufgrund von bei Ratten und subhumanen Primaten durchgeführten Transplantationsexperimenten wahrscheinlich, daß Implantate aus embryonalem Mesencephalongewebe in der Lage sind, bei Patienten mit Morbus Parkinson zumindest einen Teil der auftretenden Krankheitssymptome zu beheben (vgl. Kap. B.IV.). Jedoch herrscht ein großes Maß an Unklarheit sowohl über den molekularen Mechanismus der Transplantatwirkung als auch über die Art und das Ausmaß der nach der Implantation auf Verhaltensebene einsetzenden funktionalen Effekte. Diese Unsicherheit nimmt von Rattenexperimenten über Experimente an subhumanen Primaten bis zu klinischen Studien hin deutlich zu.

Mitverantwortlich für den Mangel an fundierten Daten ist der viel zu schnelle Übergang von Tierexperimenten zu klinischen Studien. Insbesondere wurden, nicht zuletzt aufgrund der hohen Kosten und aufgrund des die Tiere stark in Mitleidenschaft ziehenden aufwendigen Versuchsprotokolls, viel zu wenige Experimente an subhumanen Primaten durchgeführt. Eine nicht zu vernachlässigende Rolle dürfte hier jedoch auch die große Neigung der beteiligten klinischen Forscher spielen, an der Entwicklung dieser neuen Behandlungsmethode für Morbus Parkinson beteiligt sein zu wollen. Zwar muß bei der Entwicklung einer neuartigen Therapiemethode prinzipiell mit einer von Rückschlägen geprägten Anfangsphase gerechnet werden. Unzweifelhaft scheint jedoch auch, daß Humanexperimente nur vor dem Hintergrund fundierter tierexperimenteller Daten durchgeführt werden sollten. Die Zahl der im Anschluß an den 1987 von Madrazo und Mitarbeitern publizierten Sensationsbericht[1] an Parkinson-Patienten durchgeführten Nebennierenmark- und Mesencephalon-Transplantationen übersteigt bei weitem die Zahl der an subhumanen Primaten durchgeführten Experimente. Und dies, obwohl mit dem MPTP-Primatenmodell ein Tiermodell zur Verfügung steht, das geeignet wäre, zumindest einen Teil der vielen ungeklärten Fragen zu beantworten. Darüber hinaus können bei Tierexperimenten, im Gegensatz zu klinischen Studien, in geeigneter Weise Kontrollverfahren und Kontrolltransplantationen durchgeführt werden. Durch

---

[1] Madrazo et al., 1987.

klinische Studien können daher prinzipiell die in Tierexperimenten nicht erzielten grundlegenden Daten über den Wirkmechanismus der Transplantate nicht erhalten werden. Solange bei klinischen Studien weder ein Konsens besteht über Alter und Menge des zu verwendenden embryonalen Mesencephalon-Gewebes sowie über Anzahl und genaue Lokalisation der Implantationsstellen noch über die Methoden der Patienten-Evaluation, können die Daten der einzelnen Forschergruppen nicht miteinander verglichen werden. Die Folge ist, daß trotz der insgesamt weltweit vergleichsweise hohen Zahl an transplantierten Parkinson-Patienten keine Aussagen über die Wirksamkeit der Implantate gemacht werden können. Angesichts dieser Datenlage und des geringen Erfolges der bisher durchgeführten Transplantationen erscheint es verwunderlich, daß immer wieder Patienten für eine Hirngewebetransplantation gewonnen werden konnten (vgl. Kap. C.II.4.). Die Vermutung drängt sich auf, daß zu starke Hoffnungen auf eine baldige Heilung der die betroffenen Patienten stark in Mitleidenschaft ziehenden Parkinson-Krankheit erweckt wurden. Auch die Fachpublikationen der Forschergruppen sind nicht frei von solchen, an die Emotionen des Lesers appellierenden, Sensations-heischenden Aspekten. So wird berichtet, eine Patientin könne nach der Transplantation wieder kochen, stricken und häkeln,[2] ein Patient habe seinen Führerschein zurückerhalten,[3] während ein anderer wieder in der Lage sei, mit seinem 5-jährigen Sohn Fußball zu spielen[4] und ein weiterer Patient gar wieder (fröhlich) pfeiffen könne.[5] Bei einigen Publikationen ist von einer Rückkehr des Patienten ins Berufsleben die Rede.[6] Diese Beschreibungen geben zwar einen Eindruck vom Einfluß der verbesserten motorischen Fähigkeiten auf die Lebensqualität der Patienten, wirken aber angesichts des Fehlens detaillierter neuropsychologischer Untersuchungsergebnisse recht oberflächlich.

Insgesamt erscheint unverständlich, warum begleitend zu den Hirngewebetransplantationen so wenige neuropsychologische Untersuchungen durchgeführt wurden. Denn im Anschluß an eine Implantation dopaminerger Zellen in das Striatum kann angesichts der umfassenden Auswirkungen der dopaminergen Modulation auf das Verhalten das Auftreten von Persönlichkeitsveränderungen keineswegs ausge-schlossen werden. Hinzu kommt, daß die genaue Lokalisation der Implantationsstelle im Striatum angesichts der Heterogenität des Striatums (vgl. Kap. B.II.2.) in keiner Weise eine zu vernachlässigende Komponente darstellt. Darüber hinaus kann an einer einzigen Implantationsstelle nicht beliebig viel Gewebematerial deponiert werden, da ansonsten eine ausreichende Nährstoffversorgung des implantierten Gewebes im Empfängergehirn nicht mehr gewährleistet werden kann. Sollte sich die bisherige Tendenz fortsetzen,

---

[2] Ostrosky-Solis et al., 1988.
[3] C.R. Freed et al., 1992.
[4] Madrazo et al., 1987.
[5] C.R. Freed et al., 1990.
[6] Madrazo et al., 1990b; 1991.

I. Problematik klinischer Hirngewebetransplantationen   85

derzufolge für eine unilaterale Implantation Mesencephalongewebe mehrerer Embryonen benötigt wird, so ist mit mehreren Implantationsstellen im Striatum zu rechnen, was unweigerlich stärkere operationsbedingte Veränderungen des Gehirngefüges mit sich führen würde. Die meisten Forschergruppen implantierten aufgrund der erschwerten Zugänglichkeit nicht in die "motorische Region" des Striatums, das Putamen, sondern in den Nucleus caudatus. Dieser stellt einen Bestandteil der komplexen Schleife dar (vgl. Kap. B.II.1.b), so daß ein Einfluß der Transplantation auf kognitive Funktionen, wie sie dem Frontallappen zugeschrieben werden, keineswegs a priori auszuschließen ist.

Neben der Fragwürdigkeit des bisherigen Verlaufs der Transplantationsforschung und der Problematik des Umgangs mit den einzelnen betroffenen Parkinson-Patienten liegt ein weiterer wichtiger Aspekt mit ethischer Relevanz in der Verwendung von menschlichem embryonalem Mesencephalon-Gewebe zur Transplantation. Zwar wird in vielen der Publikationen suggeriert, über den Einsatz des Gewebes abgetriebener menschlicher Embryonen bestünde, zumindest in Naturwissenschaftlerkreisen, ein weiter Konsens, jedoch zeigen sich nicht nur in der diesbezüglich sensitivierten deutschen Öffentlichkeit Widerstände. So dürfen gemäß den mexikanischen Ethik-Richtlinien nur menschliche Embryonen von Spontanabgängen zur Hirngewebetransplantation eingesetzt werden,[7] während die britische Forschergruppe um E.R. Hitchcock 5 Jahre lang auf die Zustimmung der zuständigen Ethik-Kommission zu ihren Experimenten warten mußte.[8] In den USA erließ die Reagan-Regierung 1988 ein Moratorium, das die Finanzierung von Forschung mit Geweben abgetriebener menschlicher Embryonen durch öffentliche Gelder verhinderte. Dieses Moratorium wurde von Präsident Bush 1992 verlängert, während es 1993 durch Präsident Clinton aufgehoben wurde. Der Zusammenhang der Embryonenforschung mit der Abtreibungsproblematik ließ dieses Thema rasch zu einem Politikum avancieren. Frappierend ist, daß mit ein Grund für die große Tendenz zu klinischen Hirngewebetransplantations-Studien in der leichten Verfügbarkeit menschlicher Embryonen liegt. Demgegenüber erscheint die Gewinnung geeigneter Affenembryonen als langwierig, schwierig und kostenintensiv. Zusammen mit der Problematik, eine große Zahl teurer und die Empörung vieler Tierschützer hervorrufender Transplantationsexperimente an subhumanen Primaten durchzuführen, trägt dies zur Forcierung klinischer Studien bei. Hierin liegt auch ein wichtiger Faktor für die Attraktivität von Xenotransplantations-Studien, bei denen menschliches embryonales Mesencephalongewebe ins Rattenstriatum implantiert wird (vgl. Kap. B.IV.1.c). Zu fragen wäre jedoch, ob hier nicht aufgrund kurzfristiger prozeduraler Vorteile ethisch bedenkliche Praktiken etabliert werden, deren Folgen im Falle einer breiten klinischen Verwendung von menschlichem Embryonalgewebe weite gesellschaftliche Bereiche erfassen. Darüber hinaus erscheint es absurd, daß weitgehend erfolglosen Humanexperimenten, sowohl an

---

[7] Madrazo et al., 1990b.
[8] Hitchcock et al., 1990.

Embryonen als auch an erwachsenen Parkinson-Patienten, ein Vorrang vor Tierexperimenten eingeräumt wird. Unverständlich bleibt in diesem Zusammenhang auch, warum durch die Ethik-Kommissionen der jeweiligen Institutionen angesichts des fragwürdigen Forschungsverlaufs eine große Zahl von klinischen Transplantationsstudien genehmigt wurden und auch weiterhin genehmigt werden.

Nicht zuletzt aufgrund ungelöster ethischer Probleme im Umgang mit menschlichem Embryonalgewebe wurde in den letzten Jahren verstärkt an der Entwicklung alternativer Transplantationsansätze gearbeitet (vgl. Kap. B.V.). Vor allem die Transplantation genetisch veränderter patienteneigener Fibroblasten oder Myoblasten scheint eine aussichtsreiche Therapiealternative darzustellen. Da all diese alternativen Transplantate jedoch bislang erst im Ratten-Rotationsmodell getestet wurden, muß hier abgewartet werden, ob ein Einfluß solcher Transplantate auch auf die für die klinische Situation relevanten, spontanen sensorimotorischen Verhaltensweisen gezeigt werden kann. Vor allem bei der Verwendung von als somatische Gentherapie zu bezeichnenden Transplantationsalternativen treten eine Reihe großer Schwierigkeiten wie insertionsbedingte Mutagenese oder Tumorwachstum auf, die sich aus der Verwendung des Retroviren-vermittelten Gentransfers ergeben (vgl. Kap. B.V.3.). Zur Therapie von Morbus Parkinson bestehen neben der Entwicklung der Hirngewebetransplantations-Methodik eine Reihe vielversprechender innovativer pharmakologischer Ansätze (vgl. Kap. B.III.4.). Die Ergebnisse der Hirngewebetransplantations-Forschung müssen sich an den Fortschritten dieser pharmakologischen Therapieformen messen lassen. Daher kann die Dringlichkeit der kostenintensiven, mit bislang ungeklärten ethischen Fragen belasteten Transplantationsmethode nicht isoliert betrachtet werden, sie ist vielmehr eine Funktion der auf anderen Forschungsgebieten entstehenden therapeutischen Entwicklungen zur Behandlung von Morbus Parkinson.

Da die Transplantationsforschung zur Parkinson-Krankheit als Modellfall für die Entwicklung der in Zukunft möglicherweise auch bei anderen neurodegenerativen Erkrankungen anzuwendenden Hirngewebetransplantations-Methodik gilt, besteht die Gefahr, daß klinische Studien bei Parkinson-Patienten primär aufgrund dieses Fernziels durchgeführt werden.

2. Unterschiede zu pharmakologischen Therapieformen

Zwischen pharmakologischen Therapiekonzepten und der Hirngewebetransplantations-Methodik bestehen eine Reihe prinzipieller Unterschiede, die sich auf Art und Häufigkeit der Anwendung, auf die Wirksamkeit, aber auch auf Probleme der Versorgung mit dem therapeutisch benötigten Material erstrecken.

Im Falle von Morbus Parkinson setzt eine auf pharmakologischer Grundlage beruhende Therapieform eine regelmäßige, meist mehrmals täglich erfolgende Medikamentenzufuhr voraus. Dies ermöglicht eine Feinabstimmung der Medi-

I. Problematik klinischer Hirngewebetransplantationen

kamentendosis und das Anpassen der Medikation an den fortschreitenden Krankheitsverlauf. Problematisch ist hier jedoch, sieht man einmal von Neuentwicklungen wie dem Einsatz von Pumpsystemen (vgl. Kap. B.III.4.) ab, daß durch Medikamentenverabreichung eine kontinuierliche Zufuhr dopaminerger Substanzen nicht möglich ist - ein Faktor, der für das Auftreten von Wirkungsschwankungen in entscheidendem Maße mitverantwortlich ist. Aufgrund längerfristiger individueller Erfahrungen mit der Verabreichung bestimmter Pharmaka kann die Medikamenteneinstellung des jeweiligen Patienten optimiert werden sowie auftretenden Nebenwirkungen durch eine Veränderung der Medikation in gewissem Umfang entgegengewirkt werden.

Eine Transplantationstherapie stellt - im Gegensatz zur pharmakologischen Behandlung - einen komplexen und daher recht kostenintensiven Eingriff dar, der medizinische Versorgung in einer Spezialklinik und die enge Zusammenarbeit verschiedener spezialisierter Ärzte-Teams erfordert. Anders als bei medikamentöser Behandlung erfolgt durch ein Implantat keine pharmakologische Belastung des gesamten Organismus, da die zusätzliche Neurotransmitterversorgung im Gegensatz zu den systemisch verabreichten Pharmaka nur die Umgebung des Transplantationsbereiches erreicht. Gegenüber pharmakologischen Therapieformen besteht hinsichtlich des Problems der Wirkungsschwankungen ein großer Vorteil der Transplantationsmethodik darin, daß das Implantat im Empfängergehirn auf kontinuierliche Weise Neurotransmitter abgibt. Da es sich bei einer Transplantation jedoch um einen einmaligen, irreversiblen, operativen Eingriff handelt, besteht so gut wie keine Möglichkeit, das Verhalten des Implantates im Empfängergehirn zu steuern. So kann weder die Menge des an das umliegende Gehirngewebe abgegebenen Neurotransmitters modifiziert werden, noch kann das langfristige Verhalten des Implantates in gezielter Weise beeinflußt werden. Weder eine Feinabstimmung der Transmitterfreisetzung noch eine Anpassung der abgegebenen Transmittermenge an den fortschreitenden Krankheitsverlauf ist daher möglich. Bislang ist die langfristige Wirkungsdauer der Implantate weitgehend unbekannt, da die am längsten laufenden Hirngewebetransplantations-Studien bisher lediglich einen Zeitraum von wenigen Jahren abdecken (vgl. Kap. B.IV.). Auch können mögliche Langzeitfolgen einer Hirngewebetransplantation, wie sie beispielsweise im Falle von Immunreaktionen, bei Absterben des Implantates oder aber bei starken Veränderungen der Dopamin-Abgaberate eintreten können, derzeit weder abgeschätzt noch eingegrenzt werden. In all diesen Fällen kann die Ursache der Veränderungen nicht bzw. nur schwerlich behoben werden, da wenn überhaupt, dann nur in minimalem Umfang Einfluß auf das ins Empfängergehirn implantierte Hirngewebe ausgeübt werden kann und das Implantat - nicht zuletzt aufgrund der partiellen Integration ins umliegende Empfängergewebe - nicht bzw. nur unter äußerst erschwerten Bedingungen wieder entfernt werden kann. In gewissem Sinne eine Ausnahme stellen hier einige alternative Implantate, wie beispielsweise in Kunststoff-Kapseln eingeschlossene Zellen (vgl. Kap. B.V.4.) oder Dopamin-freisetzende polymere Systeme (vgl. Kap. B.V.5.) dar.

Hier scheint eine Entnahme des Implantats prinzipiell möglich zu sein. Sieht man einmal von den bisher ungelösten schwerwiegenden Problemen eines solchen, mit einem operativen Eingriff in das Gehirn verknüpften Implantat-Austausches ab, so kann jedoch auch durch derartige Implantate schwerlich eine optimierende Feinabstimmung sowie eine Anpassung an die mit fortschreitendem Krankheitsverlauf variierenden Bedingungen erfolgen.

Auch durch eine Transplantationstherapie kann die Degeneration der dopaminergen Neurone des Parkinson-Patienten nicht aufgehalten werden, so daß, ebenso wie bei den bislang üblichen pharmakologischen Therapieformen, ein Fortschreiten des Krankheitsverlaufs nicht verhindert werden kann. Langfristig erfolgreicher und auf lange Sicht anstrebenswert scheint daher eine Therapieform zu sein, die in der Lage ist, durch Neuroprotektion der Degeneration der dopaminergen Neurone entgegenzuwirken. In diesem Zusammenhang werden entsprechende Hoffnungen mit dem Einsatz von Selegilin oder von Radikalfängern verbunden, deren neuroprotektive Wirkung jedoch bislang nicht nachgewiesen werden konnte (vgl. Kap. B.III.4.). Im Hinblick auf den Wirkmodus stellt die Hirngewebetransplantations-Methodik daher, ebenso wie die derzeit eingesetzten pharmakologischen Therapien, eher eine Therapieform der zweiten Wahl dar.

Da Hirngewebetransplantationen mit einem operativen Eingriff in das als Sitz der Personalität geltende Gehirn verknüpft sind, kann prinzipiell das Auftreten von Persönlichkeitsveränderungen nicht ausgeschlossen werden. Sowohl Qualität als auch Umfang der jeweiligen Personalitätsveränderungen richten sich dabei nach der Art des durchgeführten Transplantationseingriffes. Die bei Hirngewebetransplantationen zur Behandlung von Morbus Parkinson vorrangig zu berücksichtigenden Aspekte betreffen hauptsächlich die Wirkung des Neurotransmitters Dopamin auf das Verhalten (vgl. Kap. B.I.4.) und die Rolle des Striatums innerhalb der striato-nigro-thalamocorticalen Schleife (vgl. Kap. B.II.). Das Auftreten von Persönlichkeitsveränderungen scheint als solches nicht unbedingt ein neues Problem zu sein, da auch bei der traditionellen pharmakologischen Parkinson-Therapie ab einem bestimmten Krankheitsstadium durchaus mit Medikamenten-induzierten psychischen Nebenwirkungen zu rechnen ist. Diese sind jedoch, zumindest in beschränktem Maße, durch die individuellen Wünsche oder Präferenzen des einzelnen Patienten steuerbar. So können psychische Nebenwirkungen häufig auf Kosten erhöhter motorischer Unbeweglichkeit vermindert werden. Durch Variation der Medikamentendosis kann oft auf verhältnismäßig einfache Weise ausprobiert werden, wie der jeweilige Patient mit der veränderten Medikation zurechtkommt. Dem Auftreten unliebsamer Persönlichkeitsveränderungen kann dabei durch Modifikation der Medikation häufig in gewissem Maße entgegengewirkt werden. Im Gegensatz hierzu stellt eine Transplantationstherapie einen irreversiblen Eingriff dar, dessen Folgen zumindest momentan nur sehr schlecht abschätzbar sind und die nur sehr schlecht beeinflußbar sind (vgl. Kap. C.II.4.). Im Umfeld von Hirngewebetransplanta-

I. Problematik klinischer Hirngewebetransplantationen

tionen stellen sich daher - nicht zuletzt angesichts der prinzipiellen Möglichkeit zu vergleichsweise gezielten persönlichkeitsverändernden Eingriffen - Fragen nach der Personalität und der personalen Identität des Transplantatempfängers mit erhöhter Dringlichkeit.

Anders als pharmakologische Therapiemaßnahmen, bei denen die benötigten Präparate meist recht einfach und auf unproblematische Weise chemisch synthetisiert werden können, sind Transplantationstherapien auf eine entsprechende Versorgung mit zur Transplantation geeignetem Gewebematerial angewiesen. Einen Aspekt von höchster ethischer Brisanz stellen Art und Ursprung des derzeit bei Hirngewebetransplantationen vorrangig verwendeten Gewebematerials, nämlich Mesencephalongewebe von im ersten Drittel der Schwangerschaft abgetriebenen menschlichen Embryonen (vgl. Kap. B.IV.3.b), dar. Da im Rahmen dieser Arbeit dieser Themenkomplex nur am Rande behandelt werden kann, sei auf die folgenden Publikationen verwiesen: Mahowald, 1987; 1988; Gillon, 1988; 1991; Jonsen, 1988; Walters, 1988; Botros, 1990; Deutsch, 1990; Jones, 1991; Strong, 1991; Linke, 1993. Ohne auf die detaillierte Argumentationsweise der Befürworter und der Gegner des Einsatzes von menschlichem Embryonalgewebe für Transplantationszwecke und ohne auf den engen Zusammenhang mit der Abtreibungsproblematik eingehen zu können, lassen sich hier einige speziell die Hirngewebetransplantations-Forschung betreffende Aspekte nennen. Zunächst mag man davon ausgehen, daß die Durchführung gesellschaftlich derart umstrittener Forschungsprojekte wie es die Verwendung von menschlichem Embryonalgewebe für Transplantationszwecke darstellt, nur vor dem Hintergrund gediegener Erfahrungen bei der Durchführung entsprechender, von gesichertem Erfolg begleiteter Grundlagenexperimente stattfinden sollte. Angesichts der vergleichsweise geringfügigen Erfolge nach Transplantation von embryonalem Mesencephalon-Gewebe sowohl bei Tierexperimenten als auch bei klinischen Studien, sowie angesichts der relativ unsicheren medizinisch-naturwissenschaftlichen Ausgangsbasis der klinischen Hirngewebetransplantations-Forschung (vgl. Kap. B.IV.) erscheint der mit einer Reihe ungelöster ethischer Fragen verknüpfte Einsatz von Gewebematerial abgetriebener menschlicher Embryonen hier jedoch in keiner Weise gerechtfertigt zu sein. Bedenkt man darüber hinaus, welch vielversprechende Entwicklungen in den letzten Jahren auf dem Bereich der alternativen Implantate, aber auch auf dem pharmakologischen Sektor erfolgten, so mag man über die Dringlichkeit entsprechender, unter Einsatz von menschlichem Embryonalgewebe durchgeführter Hirngewebetransplantationen geteilter Meinung sein. Allein die Tatsache, daß die Hirngewebetransplantations-Forschung unter Verwendung von Embryonalgewebe etablierter und daher weiter fortgeschritten ist als die Transplantationsforschung unter Verwendung alternativer Implantate darf daher nicht dazu verleiten, aufgrund kurzfristiger Vorteile voreilig ethisch problematische und gesellschaftlich umstrittene Praktiken mit zweifelhaften Erfolgsaussichten zu etablieren.

Solange in Tierexperimenten keine größeren Erfolge erzielt werden können, scheint daher nicht nur die ethisch problematische Forderung nach Verwendung von menschlichem Embryonalgewebe völlig unangemessen zu sein, auch die generelle Durchführung weiterer klinischer Studien bedarf zum momentanen Zeitpunkt der Rechtfertigung.

3. Über die Zuschreibung von Persönlichkeitsveränderungen

Im Rahmen der bisher bei Parkinson-Patienten durchgeführten klinischen Hirngewebetransplantations-Studien wurde der Frage, inwieweit im Umfeld dieser Studien Persönlichkeitsveränderungen auftreten, nur in untergeordnetem Maße Bedeutung zugemessen (vgl. Kap. B.IV.3.). In den Publikationen der medizinischen Fachliteratur finden sich, begleitend zur Transplantation, nur sehr wenige detaillierte Beschreibungen neuropsychologischer Untersuchungen bei Parkinson-Patienten. In der diesbezüglich einzigen Publikation nach Transplantation von Nebennierenmark-Gewebe wurden in Verhaltenstests Verbesserungen bei die Funktionalität des Frontallappens überprüfenden Aufgaben gefunden, sowie eine Verminderung von Defiziten der räumlichen Wahrnehmung (vgl. Kap. B.IV.3.a). Im Umfeld der Transplantationen von embryonalem Mesencephalon-Gewebe wurden bei einem Teil der Studien keinerlei neuropsychologische Untersuchungen durchgeführt und publiziert. In einigen Studien wurde, jedoch häufig ohne Angabe detaillierter Daten, das Fehlen signifikanter Veränderungen neuropsychologischer Parameter diagnostiziert, während in anderen Studien Milderungen von Defiziten der räumlichen Wahrnehmung, IQ-Erhöhungen, Verbesserungen des visuellen und des verbalen Gedächtnisses, aber auch das Auftreten von Panikanfällen und depressiven Episoden festgestellt wurden (vgl. Kap. B.IV.3.b). Es scheint, daß lediglich grobe psychiatrische Abnormalitäten diagnostiziert werden können, solange nicht mit klarer Fragestellung und Zielsetzung nach Veränderungen mentaler Charakteristika gesucht wird.

Soll wie im Falle der Hirngewebetransplantationen eine neue Therapiemethode eingeführt werden, so scheint es zunächst eine selbstverständliche Forderung zu sein, daß die möglichen Folgen dieser neuen Methode auf umfassende Weise erfaßt werden müssen. Bei der zur Behandlung von Morbus Parkinson einzusetzenden Hirngewebetransplantations-Methodik erfolgt jedoch im Umfeld der Transplantationen bislang lediglich eine detaillierte Untersuchung motorischer Parameter der betreffenden Patienten. Neuropsychologische Untersuchungen, die in adäquater Weise überprüfen, inwieweit Veränderungen mentaler Charakteristika auftreten, werden jedoch bislang in eklatanter Weise vernachlässigt. Zwar sind operative Eingriffe in das als Sitz der Personalität geltende Gehirn nicht gezwungenermaßen mit dem Auftreten von Persönlichkeitsveränderungen verknüpft, in Abhängigkeit von Art und Umfang des Eingriffs muß jedoch unter Umständen durchaus mit entsprechenden Veränderungen gerechnet werden. Im Falle der zur Behandlung von Morbus Parkinson einzusetzenden Hirngewebetransplantations-Methodik können Persönlichkeitsveränderungen, nicht zuletzt angesichts der modulatorischen Wirkung des Transmitters Dopamin auf das Verhalten (vgl. Kap. B.I.4.) und der komplexen Verschaltung der Basalganglien (vgl. Kap. B.II.), keineswegs a priori ausgeschlossen werden. Darüber hinaus ist auch im Rahmen von möglicherweise auftretenden Spätfolgen einer Transplantation, so z.B. im Fall einer toxischen Wirkung des Implantates auf das umliegende Empfängergewebe oder bei Degeneration des Implantats sowie im Falle von Immunreaktionen, mit einem Auftreten von Effekten zu rechnen, welche die Persönlichkeit des Implantatempfängers beeinflussen können.

Jedoch stellt es häufig keineswegs ein so einfaches Unterfangen dar, entsprechende Persönlichkeitsveränderungen zu erkennen, ganz zu schweigen von der Möglichkeit, gegebenenfalls nach Feststellen derartiger Veränderungen geeignete Gegenmaßnahmen zu ergreifen. Nicht immer eindeutig erscheint, wie im Idealfall derartige Veränderungen durch wen festgestellt werden können. Bei der klinischen Entwicklung von Therapiemaßnahmen, die, wie im Fall der Hirngewebetransplantations-Methodik, einen Eingriff in das Gehirn einschließen, ist jedoch - angesichts der zentralen Bedeutung von mit Persönlichkeitsveränderungen und Problemen der Personalität und der personalen Identität verknüpften Fragestellungen (vgl. Kap. C.II., C.III., C.IV. und C.VI.) - ein detailliertes Nachforschen nach möglicherweise auftretenden Persönlichkeitsveränderungen vonnöten. Wie gerade bei Parkinson-Patienten deutlich wird, kann sich die Auswahl der Methodik, mit Hilfe derer Persönlichkeitsveränderungen festgestellt werden sollen, in signifikanter Weise auf das erhaltene Ergebnis auswirken. So gelangt man mit behavioristisch ausgerichteter Zugangsweise bei der Evaluation der Parkinson-Patienten unter Umständen zu völlig anderen Ergebnissen, als wenn stärker internalistische Ansätze miteinbezogen werden.

Betrachtet man die zur neuropsychologischen Evaluation der Patienten häufig verwendeten Testprotokolle und Versuchsanordnungen, so scheint ein indirekter, jedoch nicht zu vernachlässigender Zusammenhang zu bestehen zwischen theoretischen Reflexionen der philosophischen Tradition des logischen Behaviorismus und der Art der Patienten-Evaluation. Der in entscheidender Weise von Gilbert Ryle[9] geprägte logische Behaviorismus geht davon aus, daß der mentale Zustand einer Person durch Beobachtung ihres Verhaltens von außen zugänglich ist. Mentale Zustände und mentale Vorgänge, wie beispielsweise denken, hoffen, sich erinnern und ähnliches, werden so als öffentlich beobachtbare Verhaltenszustände sowie als Neigung zu bestimmten Verhaltensweisen beschrieben. Diese von außen zugänglichen Verhaltensneigungen einer Person, durch deren Gesamtheit die entsprechende Person der Theorie zufolge treffend charakterisiert werden kann, werden als Dispositionen bezeichnet. Hinter dem Konzept der Dispositionen steht die Grundidee, daß jede Person gewisse, immer wieder auftretende Neigungen zu bestimmten Verhaltensweisen besitzt, mithin

---

[9] Ryle, 1949.

also die Tendenz, gewisse Dinge auf eine bestimmte Weise durchzuführen. Aus diesen, sich immer wieder zeigenden Verhaltenstendenzen kann so eine Beschreibung des Persönlichkeitsbildes der jeweiligen Person entstehen. Durch außenstehende Beobachter kann daher in gewissem Sinne die durch entsprechende typische Charaktermerkmale gekennzeichnete individuelle Persönlichkeit einer Person erfaßt und umrissen werden. Wenn gegenüber Parkinson-Patienten eine entsprechende, behavioristisch beeinflußte Haltung eingenommen wird, so entsteht im Umgang mit den betreffenden Personen sehr leicht die folgende gravierende Schwierigkeit: Da nach außen hin bei Parkinson-Patienten primär die durch Rigidität, Akinesie und Tremor charakterisierte motorische Symptomatik ins Gewicht fällt, besteht unter behavioristisch beeinflußter Betrachtungsweise die Gefahr, daß der äußere Beobachter recht schnell zu einem unzutreffenden Eindruck über den mentalen Zustand eines Parkinson-Patienten gelangt. Denn wenn von der äußeren Erscheinung eines Parkinson-Patienten im akinetischen Zustand, also in der Phase geringer dopaminerger Aktivität, auf dessen Persönlichkeitscharakteristika zurückgeschlossen wird, so entsteht sehr leicht der trügerische Eindruck, die entsprechende Person sei emotionslos, unbeteiligt, unflexibel und in ihren intellektuellen Fähigkeiten deutlich eingeschränkt. Wie problematisch dieser behavioristische Rückschluß vom äußeren Verhalten auf die Persönlichkeitscharakteristika eines Parkinson-Patienten ist, zeigt sich schon allein daran, daß in einer Phase, in der die pharmakologische Therapie greift, aufgrund der gemilderten bzw. fehlenden motorischen Symptomatik auf das Vorhandensein anderer Dispositionen geschlossen wird, und so der Eindruck einer gänzlich anderen Person entsteht. Geht man von dieser behavioristisch beeinflußten Zugangsweise aus, so müssen daher beim Wechsel zwischen on- und off-Phase zwei deutlich voneinander unterschiedene Persönlichkeiten angenommen werden - eine Annahme, die sich in dieser Ausprägung recht schnell als haltlos erweist. Denn die so gemachten Dispositionsaussagen hängen vor allem vom jeweiligen motorischen Status des Parkinson-Patienten ab und sagen zunächst nichts über dessen mentalen Zustand sowie dessen intellektuelle Fähigkeiten aus. Derartige Schwierigkeiten einer behavioristisch geprägten Zugangsweise treten nicht nur in Alltagssituationen zutage, sondern auch im Kontext der im klinischen Bereich zur Patientenevaluation eingesetzten Untersuchungen. So muß ein großer Teil der empirischen neuropsychologischen Untersuchungen zur Ermittlung des mentalen Status von Personen betrachtet werden vor dem Hintergrund der im Rahmen des Behaviorismus durchgeführten Überlegungen, denenzufolge mentale Phänomene öffentlichen Charakter besitzen. Auch die Versuchsprotokolle, anhand derer kognitive oder psychische Veränderungen ermittelt werden, sind in nicht zu vernachlässigendem Maße in gewissem Sinne behavioristisch beeinflußt. Denn der Patient wird bei entsprechenden Untersuchungen ja meist nicht direkt über seinen mentalen Zustand und über sein Befinden und Empfinden befragt. Statt dessen wird, um objektive Ergebnisse zu erhalten, das Verhalten des Patienten bei gewissen quantifizierbaren Versuchsanordnungen *beobachtet*. Anhand der so erhaltenen Daten werden

I. Problematik klinischer Hirngewebetransplantationen

schließlich Rückschlüsse auf den mentalen Zustand sowie die intellektuelle Leistungsfähigkeit der betreffenden Person gezogen. Ein großer Vorteil dieser Zugangsweise ist in der vergleichsweise leichten Objektivierbarkeit der Aussagen zu sehen, die sich bei einer so ausgerichteten empirischen Versuchsanordnung ergeben. Da auf subjektiven introspektiven Berichten beruhende Aussagen sowie metaphysische Begriffe fehlen, lassen sich die erhaltenen Daten leicht in den medizinisch-naturwissenschaftlichen Gesamtkontext eingliedern. Da auch bei Tieren bestimmte mentale Charakteristika, wie beispielsweise Lernfähigkeit oder die Neigung zu explorativem Verhalten, durch geeignete Verhaltensexperimente in gewissem Umfang zugänglich sind, läßt sich unter Umständen auf vergleichsweise direkte und einfache Weise eine Kontinuität zwischen den in Tierexperimenten erhaltenen Daten und Ergebnissen entsprechender neuropsychologischer Verhaltenstests der klinischen Forschung herstellen. Als problematisch erweist sich, daß kognitive Funktionen, die mit Fähigkeiten wie Erkennen, Wahrnehmen, Identifikation, Verstehen, Vorstellungskraft und ähnlichem verknüpft sind, Zugang zu bewußten Gedankenvorgängen und Wahrnehmungen erfordern. Diese Aspekte, welche gerade für das Personsein sowie die individuelle Persönlichkeit eines Menschen von entscheidender Relevanz sind, sind jedoch durch eine behavioristische Betrachtungsweise nur äußerst bedingt zugänglich. Subjektive Qualitäten werden daher meist völlig vernachlässigt. Tendenziell kommen unter dieser Betrachtungsweise mentale Charakteristika vorrangig dann zum Tragen, wenn sie sich deutlich nach außen hin manifestieren und nicht durch auffälligere, direkt beobachtbare körperliche Phänomene verdeckt werden.

Wie groß der behavioristische Einfluß nicht nur im Alltagsleben ist, zeigt sich daran, daß über das Ausmaß der mentalen Störungen bei nicht-dementem Morbus Parkinson auch in der medizinischen Fachliteratur lange Zeit kein Konsens bestand. Bezeichnend ist, daß, obwohl James Parkinson[10] bei dieser Krankheit keine Beeinträchtigung intellektueller Fähigkeiten feststellte, vor allem im Zeitraum nach 1970 unter dem Einfluß von Ergebnissen, die durch verschiedene neuropsychologische Verhaltenstests erzielt worden waren, bei Parkinson-Patienten häufig fälschlicherweise umfassende intellektuelle und kognitive Störungen angenommen wurden. Dieser Fehldiagnose liegen Schwierigkeiten bei der Auswahl geeigneter Verhaltenstests sowie bei der Interpretation der erhaltenen Daten zugrunde. In vielen der zur Evaluation der Parkinson-Patienten verwendeten neuropsychologischen Untersuchungen werden die relevanten Daten primär anhand der Beobachtung des in verschiedener Hinsicht quantifizierbaren Verhaltens des betreffenden Patienten in einer bestimmten Testsituation ermittelt. In die Fähigkeit der Versuchsperson zur korrekten Durchführung dieser Tests, und damit in die Bewertung der Ergebnisse, fließen häufig implizit eine Reihe von Aspekten mit ein, die wie im Fall von Parkinson-Patienten nicht direkt mit der kognitiven Leistungsfähigkeit oder dem men-

---

[10] Parkinson, 1817.

talen Zustand einer Person in Beziehung stehen. Hierzu gehören unter anderem die Geschwindigkeit, mit der eine Person in der Lage ist, die jeweiligen Aufgaben durchzuführen, ihre Reaktionsgeschwindigkeit, oder aber die manuelle Geschicklichkeit, mit der eine Person beispielsweise eine bestimmte Zeichenaufgabe zu lösen vermag. So führen bei Parkinson-Patienten eine Reihe von Faktoren, wie die verminderte Fähigkeit zur Durchführung schneller Bewegungen, verminderter Sprachfluß, verlängerte Reaktionszeit, Tremor und andere motorische Störungen zu einer negativen Beeinflussung der Testergebnisse. Die Folge solcher Effekte war gerade bei der Evaluation von Parkinson-Patienten nicht selten die voreilige Zuschreibung globaler kognitiver Störungen. So diagnostizierten Pirozzolo und Mitarbeiter[11] bei einem großen Teil der untersuchten Parkinson-Patienten beträchtliche kognitive Störungen. Da die Parkinson-Patienten, bedingt durch die von Rigidität, Akinesie und Tremor dominierte motorische Symptomatik (vgl. Kap. B.III.3.a) bei der praktischen Durchführung eines Teils der neuropsychologischen Untersuchungen und Testaufgaben allein aufgrund ihrer motorischen Beeinträchtigungen auf gravierende Weise benachteiligt waren, wurde aus den von ihnen erzielten verhältnismäßig schlechten Testergebnissen sogar in vielen Studien voreilig auf das Vorliegen von Demenz geschlossen. Diese behavioristisch beeinflußte Zugangsweise führte zu stark überhöhten Schätzungen über die Prävalenz von Demenz bei Parkinson-Patienten. So wurde in einer Studie fälschlicherweise die Demenz-Häufigkeit bei Parkinson-Patienten gar mit 81 % angegeben.[12] Erst durch die Entwicklung und konsequente Anwendung von Testprotokollen, bei denen die Parkinson-Patienten nicht von vornherein aufgrund der motorischen Komponenten der jeweiligen Aufgaben benachteiligt sind,[13] konnte diese Betrachtungsweise berichtigt werden. Bei neueren neuropsychologischen Untersuchungen, bei denen ein Einfluß motorischer Komponenten auf die Versuchsergebnisse auszuschließen ist, konnten bei nicht-dementen Parkinson-Patienten, das sind ca. 90 % der betroffenen Patienten, lediglich vergleichsweise subtile kognitive Störungen festgestellt werden (vgl. Kap. B.III.3.b).

Zwar wurde in einigen Publikationen eine gewisse Korrelation zwischen dem Ausmaß der motorischen Symptomatik und der Stärke kognitiver Störungen gefunden, eine Beteiligung der motorischen Komponente an den zur Patientenevaluation eingesetzten neuropsychologischen Versuchsanordnungen konnte aber bei den meisten dieser Publikationen nicht völlig ausgeschlossen werden.[14] Jedoch scheinen auch Experimente, bei denen jeglicher Einfluß der motorischen Komponente ausgeschaltet werden konnte, einen gewissen Zusammenhang zwischen motorischen und mentalen Krankheitsparametern zu suggerieren.[15]

---

[11] Pirozzolo et al., 1982.
[12] Martin et al., 1973.
[13] Boller et al., 1984; Rafal et al., 1984; Taylor et al., 1986.
[14] Matison et al., 1982; Mortimer et al., 1982.
[15] Taylor et al., 1986.

I. Problematik klinischer Hirngewebetransplantationen

Angesichts des vielfältigen und komplexen Zusammenspiels von kognitiven Funktionen, Eigenschaften des Patienten und Krankheitsparametern konnte jedoch bei Parkinson-Patienten keine enge Korrelation zwischen der motorischen Symptomatik und dem Auftreten der vergleichsweise geringfügigen kognitiven Störungen hergestellt werden. Darüber hinaus wurden im Rahmen der Evaluation von Parkinson-Patienten bei neuropsychologischen Tests zwischen on- und off-Phase gewisse Fluktuationen der kognitiven Funktionen gefunden, deren Stärke jedoch, verglichen mit dem Ausmaß der Motorfluktuationen, verhältnismäßig milder Natur ist.[16]

Ein streng behavioristischer Rückschluß vom äußeren Verhalten auf die Personalität eines Menschen wäre im Falle von Morbus Parkinson nur dann zulässig, wenn eine enge Korrelation bestünde zwischen motorischen und kognitiven Störungen, d.h. wenn genau dieselben Strukturen und jeweils nur diese für die Steuerung bzw. Entgleisung sowohl der motorischen als auch der psychischen Verhaltensweisen verantwortlich wären. Wenn eine solche eindeutige Beziehung zwischen motorischen und kognitiven Störungen vorhanden wäre, dann könnte, analog zu einer Vergrößerungsprojektion, bei der vom projizierten vergrößerten Abbild auf das ursprüngliche, diesem zugrundeliegende Negativ zurückgeschlossen werden kann, anhand der motorischen Symptomatik auf mentale Störungen geschlossen werden. Da dies nicht zuletzt angesichts der Komplexität der Neuronenverschaltung und des Vorhandenseins verschiedener, über den präfrontalen bzw. motorischen Cortex verlaufender, striato-nigro-thalamocorticaler Schleifen (vgl. Kap. B.II.1.) sicher nicht zutrifft, ist ein primär auf der motorischen Symptomatik beruhendes, behavioristisch ausgerichtetes Konzept hier nicht anwendbar.[17] Für die betroffenen Parkinson-Patienten ergibt sich jedoch aus der auch in Alltagssituationen weit verbreiteten Tendenz zu behavioristisch beeinflußten Betrachtungsweisen das große Problem, daß sie aufgrund der von Rigidität, Akinesie, "Maskengesicht" und Tremor dominierten körperlichen Beeinträchtigungen von ihren Mitmenschen in vielfältiger Hinsicht nicht in adäquater Weise eingeschätzt und behandelt werden (vgl. Kap. C.IV.1.b). Inwieweit sich der mentale Zustand bzw. die Persönlichkeitscharakteristika eines Parkinson-Patienten in Phasen guter pharmakologischer Wirksamkeit von den Persönlichkeitscharakteristika in Phasen schlechter Wirksamkeit unterscheiden, und ob tatsächlich in erhöhtem Ausmaß kognitive Störungen vorhanden sind, kann also nur durch eindeutige Verhaltenstests, im Idealfall ergänzt durch direktes Befragen der Patienten, ermittelt werden. Ein gleiches gilt für die Feststellung von Persönlichkeitsveränderungen, die möglicherweise im Anschluß an Hirngewebetransplantationen auftreten.

---

[16] Brown et al., 1984.

[17] Jedoch darf hier nicht der indirekte Einfluß, den die motorische Symptomatik auf den mentalen Zustand der betroffenen Patienten ausübt, übersehen werden (vgl. Kap. C.IV.1.).

In bezug auf Hirngewebetransplantationen ergibt sich insgesamt die Gefahr, hauptsächlich die motorische Symptomatik zu berücksichtigen und die motorischen Symptome unter Vernachlässigung, wenn nicht gar auf Kosten mentaler Charakteristika verbessern zu wollen. Einerseits ist mit einer erhöhten körperlichen Beweglichkeit des Parkinson-Patienten auch eine bessere Beherrschung des Alltagslebens und damit eine Verbesserung der psychischen Situation des betroffenen Patienten verbunden. Andererseits zeigt ein Blick in die Fachliteratur deutlich die Gefahr, bei der Transplantationsforschung mentale Aspekte völlig zu vernachlässigen. Sollen die Folgen einer Hirngewebetransplantation ermittelt werden. so müssen jedoch die Auswirkungen des Eingriffs auf *allen* für den Transplantat-Empfänger relevanten Bereichen berücksichtigt werden. Nach Transplantation in den Striatum-Bereich scheinen Veränderungen mentaler Charakteristika aufgrund der komplexen Basalganglien-Verschaltung jedoch keineswegs ausgeschlossen zu sein (vgl. Kap. B.II.). Wenn man bedenkt, wie schwierig sich gerade bei Parkinson-Patienten die Zuschreibung kognitiver Störungen erwies, so erscheint im Zusammenhang mit Hirngewebetransplantationen die Zuschreibung kognitiver Störungen bzw. mentaler Veränderungen erst recht problematisch zu sein. Sie darf sich nicht auf die Feststellung psychiatrischer Auffälligkeiten beschränken. Daher sind umfassende Untersuchungen, die sich auf detaillierte Weise mit im Umfeld von Hirngewebetransplantationen möglicherweise auftretenden Persönlichkeitsveränderungen befassen, dringend vonnöten.

Im Zusammenhang mit Überlegungen, die sich mit der Frage nach im Anschluß an Hirngewebetransplantationen auftretenden Persönlichkeitsveränderungen befassen, wird häufig die Sorge geäußert, es könne hierbei möglicherweise ein direkter Transfer personaler Charakteristika erfolgen (vgl. Kap. C.V.). Für eine umfassende Betrachtung scheint es jedoch angemessener zu sein, den Einfluß einer Hirngewebetransplantation auf das Gehirn und auf die gesamte Persönlichkeit des Transplantatempfängers zu thematisieren, anstelle aufgrund der Tatsache, daß die Implantate mit großer Wahrscheinlichkeit keine inhärenten mentalen Charakteristika besitzen, die Unbedenklichkeit einer Transplantation ins Gehirn zu suggerieren. Denn auch Implantate, die über keinerlei inhärente mentale Charakteristika verfügen, können durchaus einen großen Einfluß auf die Persönlichkeit des Implantatempfängers ausüben. Auf philosophischer Ebene bieten sich für derartige Überlegungen meiner Ansicht nach vor allem funktionalistische Theorieansätze an, gemäß denen mentale Zustände als funktionale Zustände zu verstehen sind. Dies erlaubt die Zuschreibung bestimmter Funktionen zu bestimmten Gehirnregionen, und damit die Beschreibung des Einflusses eines Hirngewebetransplantates über dessen Funktionalität im Empfängergehirn. Als Idealfall einer geglückten Transplantation gilt dabei das Auftreten von funktionaler Äquivalenz, d.h. das Transplantat übernimmt die Funktion des von der Degeneration betroffenen Gehirnbereiches. Dies kann betrachtet werden als eine Situation, die dem Putnam´schen "multiple realization argument" entspricht, demzufolge funktionale Zustände auf verschieden-

I. Problematik klinischer Hirngewebetransplantationen

artige Weise realisiert werden können.[18] Als hierzu parallele Beispiele können die Funktion eines Herzschrittmachers oder einer Nierendialyse genannt werden, wobei in beiden Fällen nur auffallend geringe Ähnlichkeit der funktionalen Äquivalenzlösung mit der ursprünglichen menschlichen Physiologie vorliegt. Analog hierzu läßt sich das Bestreben beschreiben, degenerierte Neurone über eine Hirngewebetransplantation durch ein Implantat gleicher Funktion zu ersetzen. So bestehen im Falle der Transplantationsforschung bei Morbus Parkinson auch Ansätze, nicht nur dopaminerge Neurone, sondern auch Dopamin-freisetzende polymere Systeme oder ähnliches ins Empfängergehirn zu implantieren, in der Hoffnung, diese Implantate könnten möglicherweise in der Lage sein, die Funktion der dopaminergen Neurone zu übernehmen (vgl. Kap. B.V.). Die funktionale Äquivalenz hat sich hierbei auf das Verhalten des gesamten Organismus zu beziehen, also im Falle von Morbus Parkinson nicht nur auf den Aspekt der dominierenden motorischen Symptomatik, sondern auch auf den Bereich mentaler Charakteristika. Dies nicht zuletzt, da die Krankheit Morbus Parkinson ja auch als funktionaler Zustand des gesamten Organismus betrachtet werden muß, der körperliche und mentale Phänomene umfaßt.

Hingegen kann bei abweichender Funktionalität des Implantats im Gehirn die Auswirkung des Implantats auf die Gesamtfunktion des Gehirns und damit auf die Personalität des Transplantatempfängers beschrieben werden. Einer gezielten Suche nach auftretenden Veränderungen geht, gerade im Falle des komplexen Gehirns, eine funktionale Analyse voraus, die nach der Funktion des Implantates im Empfängergehirn fragt. Auf diese Weise kann der Bereich, innerhalb dessen bedingt durch das Implantat im Empfängerorganismus mit funktionalen Veränderungen zu rechnen ist, umrissen werden. Über die Leitfrage, was für funktionale Effekte aufgrund der Art des Transplantates und des Implantationsortes durch die Transplantation zu erwarten sind, kann auf neurophysiologischer und neuropsychologischer Ebene ein gezieltes Nachforschen nach Störungen oder Veränderungen einsetzen sowie auf ethischer Ebene eine Wertung der aufgetretenen bzw. zu erwartenden Veränderungen vorgenommen werden. Ethische Überlegungen haben dort einzusetzen, wo durch das Implantat keine funktionale Äquivalenz erzielt werden kann, d.h. wo mit körperlichen oder mentalen Veränderungen gerechnet werden muß, also mit einer Beeinträchtigung des Persönlichkeitsbildes einer Person. Hierbei muß der angestrebte therapeutische Erfolg - die Milderung der stark morbidisierenden motorischen Symptome - gegen die möglicherweise auftretenden mentalen Veränderungen abgewogen werden.

Um die Voraussetzungen für eine funktionale Analyse zu schaffen, muß eines der entscheidenden Defizite der klinischen Hirngewebetransplantations-Forschung, und zwar das Fehlen detaillierter und umfassender neuropsychologischer Untersuchungen, überwunden werden. Denn nur durch eine verstärkte Berück-

---

[18] Putnam, 1975.

sichtigung personaler Aspekte bei der Patientenevaluation scheint im Umfeld von Hirngewebetransplantationen eine adäquate Charakterisierung der unter Umständen eintretenden Folgen möglich und sinnvoll zu sein. Um dieses Ziel zu erreichen, erscheint es, nicht zuletzt zur Vermeidung behavioristisch beeinflußter Fehlschlüsse, durchaus angebracht und empfehlenswert, in erhöhtem Umfang Introspektionsaussagen der beteiligten Patienten zu berücksichtigen. Entgegen Richard Rorty´s innerhalb des eliminativen Materialismus vertretenen Ansicht, daß das mentalistische Vokabular in Zukunft überflüssig werden und durch genauere Daten von Elektroencephalographen und ähnlichem ersetzt werden wird, und gegen J.J.C. Smart, der die Koextensionalität mentaler und physikalischer Termini postuliert hatte,[19] vertritt Kurt Baier die folgende These:[20] Trotz Fortschritten in der Neurophysiologie können introspektive Berichte prinzipiell nicht überflüssig werden, sie sind nicht durch neurophysiologische Daten über das Zentralnervensystem ersetzbar. Als Grund hierfür gibt er an, daß die durch Introspektion beobachteten Zustände niemals zum Thema öffentlicher Untersuchungen werden können, da die so erhaltenen Beobachtungsberichte immer von etwas Privatem handeln. Baier nimmt zur Verdeutlichung dieser These die Möglichkeit an, daß in Zukunft eventuell allein durch physiologische Untersuchungen, wie beispielsweise durch die Aufnahme von Hirnstrombildern, zuverlässige Aussagen über die Empfindungen oder Wahrnehmungen einer Person gemacht werden können. Sollten sich nun die vom Gerät und die von der untersuchten Person selbst gemachten Angaben deutlich voneinander unterscheiden, so könne man daraus nur schließen, daß die betreffende Person lügt, aber nicht, daß sie sich irrt, denn dies sei - analog zur entsprechenden im Zusammenhang mit Schmerzempfindung auftretenden Problematik - unmöglich. Eine Person besitzt daher bezüglich ihrer eigenen mentalen Zustände prinzipiell die höchste erkenntnistheoretische Autorität. Neurophysiologische Untersuchungen können demzufolge lediglich mehr oder weniger stichhaltige Hinweise dafür liefern, daß ein bestimmter mentaler Zustand vorliegt. Gemäß eines solchen Ansatzes sind es die Introspektionsaussagen, die den direktesten und sichersten Zugang zu der jeweiligen Person ermöglichen, und zwar unabhängig davon, ob eine Person gesund oder krank ist. Durch direktes Befragen von Parkinson-Patienten würde man demnach wesentlich bessere Aussagen über kognitive oder andere mentale Veränderungen, wie sie bei Morbus Parkinson auftreten, erhalten, als durch komplizierte abstrahierende Versuchsanordnungen. Über eine verstärkte Berücksichtigung von Introspektionsaussagen der Patienten bestünde demnach die große Chance, in stärkerem Maße als bisher personale Aspekte in entsprechende Nutzen-Risiko-Überlegungen einzubeziehen, um so in stärkerem Maße als bisher bei der Patientenevaluation der Personalität der Parkinson-Patienten gerecht zu werden.

---

[19] Smart, 1959.
[20] Baier, 1962.

I. Problematik klinischer Hirngewebetransplantationen

Jedoch ist auch eine solche Betrachtungsweise, die in erhöhtem Umfang die subjektiven Qualitäten der Patienten berücksichtigt, nicht vor einem grundlegenden Problem gefeit, auf das vor allem Thomas Nagel hinweist. In seinem Aufsatz "Wie ist es, eine Fledermaus zu sein?"[21] macht Nagel darauf aufmerksam, daß für Menschen keinerlei Möglichkeit besteht zu einem Wissen über "Fledermaus-Bewußtsein", also darüber, wie es ist, eine Fledermaus zu sein, zu gelangen, da der zur Erlangung derartiger Kenntnisse nötige Standpunkt einer Fledermaus von uns Menschen grundsätzlich nicht eingenommen werden kann. Bedenkt man, welch ein schwieriges, wenn nicht gar aussichtsloses Unterfangen es für eine gesunde Person darstellt, sich vorzustellen, wie es ist, eine andere gesunde Person zu sein, so erscheint es noch wesentlich schwieriger, sich vorzustellen, wie es ist, unter einer bestimmten Krankheit wie beispielsweise Morbus Parkinson zu leiden. Unter der in diesem Zusammenhang naheliegenden Annahme, daß es ganz anders ist, Parkinson-Patient zu sein als ein Mensch mit intakten dopaminergen Neuronen zu sein, ergibt sich die Schwierigkeit, daß gesunde Personen, seien es nun Ärzte, Angehörige oder aber außenstehende Personen, generell nur in äußerst begrenztem Umfang fähig sind, sich in die Lage des betroffenen Patienten zu versetzen. Auch Überlegungen, die sich mit den Folgen einer Hirngewebetransplantation auf die Persönlichkeit der hiervon betroffenen Person beschäftigen, können demzufolge auf die Frage, wie es ist, eine Hirngewebetransplantation durchzumachen und die auftretenden Folgen zu erfahren, nur in begrenztem Sinne eine Antwort finden. Um hier eine möglichst umfassende Antwort zu erzielen, scheint es, als müsse sich der jeweilige Beobachter in möglichst weiten Bereichen auf Introspektionsaussagen der betroffenen Person stützen. Eine derartige Zugangsweise tendiert verstärkt dazu, die Persönlichkeit der Patienten ernstzunehmen und nicht bei der vorrangigen Behandlung motorischer Störungen in den Hintergrund zu drängen. Dies erscheint vor allem bei der Entwicklung einer neuen irreversiblen Therapiemethode wie der Hirngewebetransplantations-Methodik, bei der ein direkter Eingriff in das Gehirn erfolgt, von Bedeutung. Jedoch können auch Aussagen, die durch direkte Patientenbefragung erhalten wurden, nicht grundsätzlich als richtig und völlig zutreffend betrachtet werden. So wurde in einer Reihe von Studien festgestellt, daß Versuchspersonen in verschiedenen experimentellen Situationen nur völlig inadäquate verbale Aussagen über den Verlauf ihrer kognitiven Prozesse machen konnten.[22] Während die jeweilige Person privilegierten Zugang zu ihren Gedächtnisinhalten[23] besitzt, scheint sie über keinerlei bewußte Informationen über ihre kognitiven Prozesse zu verfügen. Daher kann es unter Umständen recht irreführend sein, die betroffenen Patienten darüber zu befragen, was ihre Beurteilungen, ihre Entscheidungen oder ihr Verhalten beeinflußt hat.

---

[21] Nagel, 1981.
[22] Nisbett & Wilson, 1977.
[23] Dies mag einen Hinweis auf die große Bedeutung, die von philosophischer Seite dem Gedächtnis zugeschrieben wird, geben (vgl. Kap. C.IV.2.a).

Dennoch müssen all jene Bereiche, in denen den Introspektionsaussagen der betroffenen Person große Relevanz und höchste erkenntnistheoretische Autorität zukommt, bei der Evaluation der Patienten stärkere Berücksichtigung finden. Hierzu gehören Angaben über Art und Umfang der Gedächtnisinhalte einer Person sowie Aussagen über deren Empfindungen und Wahrnehmungen. In Verbindung mit einer verstärkten Durchführung geeigneter neuropsychologischer Untersuchungen mag dies dazu beitragen, bei der Patientenevaluation den Einfluß behavioristischer Tendenzen zu vermindern und Fragen der Personalität und personalen Identität der betroffenen Personen in den Vordergrund zu rücken.

Die folgenden Kapitel beschäftigen sich daher in intensiver Weise mit Fragen der Personalität und der personalen Identität. Obwohl sich die im Rahmen dieser Arbeit thematisierten Aspekte in erster Linie auf die im Umfeld der Hirngewebetransplantations-Methodik bestehende Problematik beziehen, können die hier erhaltenen Aussagen durchaus auch bei in anderen medizinisch-therapeutischen Kontexten entstehenden Problemfeldern Anwendung finden.

II. Personalität

1. Personalität als Zuschreibungsbegriff

Der Begriff "Person" findet in unserem Sprachgebrauch keine einheitliche Verwendung. Vielmehr liegen für diesen Begriff eine Reihe unterschiedlicher Definitionsversuche vor. Unter dem Begriff "Person" wird gemeinhin die psychophysische Einheit eines Menschen verstanden, dessen Personalität die Gesamtheit der das Wesen einer Person ausmachenden Eigenschaften umfaßt. Peter F. Strawson[24] definiert den Begriff der Person als

"den Begriff eines Typs von Entitäten derart, daß ein und demselben Individuum von diesem einen Typ *sowohl* Bewußtseinszustände *als auch* körperliche Eigenschaften, eine physikalische Situation etc. zugeschrieben werden können".

Dieser sehr umfassende Begriff der Person, dessen gravierender Nachteil darin be-steht, daß er auch eine große Zahl von Tieren einschließt, ist Strawson zufolge logisch primitiv.

Zunächst findet der Person-Begriff auf deskriptiver Ebene zur Charakterisierung von Menschen und der für sie typischen Eigenschaften Verwendung. Innerhalb der zeitgenössischen philosophisch-ethischen Diskussion wird der Begriff "Person" im Gefolge John Lockes (1632 - 1704) jedoch meist nicht mehr deckungsgleich mit dem Begriff "Mensch" gebraucht. Vielmehr gilt der Begriff "Person" als Zuschreibungsbegriff: der Personenstatus wird dem jeweiligen Menschen nicht qua Menschsein automatisch zugesprochen, sondern nur aufgrund des aktuellen Besitzes bestimmter, meist mentaler Charakteristika, die für die grundsätzliche Unterscheidung zwischen Personen und nichtpersonalen Wesen von Relevanz sind. Diesen personalen Eigenschaften kommt daher bei der Charakterisierung des Menschen eine besondere Bedeutung zu. Durch den Besitz dieser Eigenschaften zeichnet sich der Mensch als Person gegenüber allen anderen Lebewesen aus. Normalentwickelte, erwachsene Menschen sind dieser Auffassung zufolge derzeit die einzigen auf dieser Welt existierenden vollwertigen Personen, so daß durch den Begriff "Person" letztlich der Sonderstatus des Menschen hervorgehoben wird. Jedoch kann der Person-Begriff theoretisch auch auf nicht-menschliche Wesen angewendet werden, so beispielsweise auf bestimmte Tiere, hypothetisch angenommene Wesen anderer Planeten, Engel sowie möglicherweise auf in der Zukunft noch zu entwickelnde Computer, Roboter und andere Maschinen. John Locke[25] versteht unter "Person"

"ein denkendes, verständiges Wesen, das Vernunft und Überlegung besitzt und sich selbst als sich selbst betrachten kann. Das heißt, es erfaßt sich als dasselbe Ding, das zu verschiedenen Zeiten und an verschiedenen Orten denkt. Das geschieht

---

[24] Strawson, 1972, S. 131.
[25] Locke, 1981, S. 419.

lediglich durch das Bewußtsein, das vom Denken untrennbar ist und, wie mir scheint, zu dessen Wesen gehört".

Eine Person in diesem Sinne zu sein, stellt Locke zufolge die Voraussetzung dafür dar, ein verantwortliches Handlungssubjekt mit Rechten und Pflichten zu sein (vgl. Kap. C.II.4.).

Im Zusammenhang mit dem Gebrauch des Person-Begriffes ergeben sich große Anwendungsschwierigkeiten, da keine eindeutigen Bedingungen für die Zuschreibung des Personenstatus formuliert werden können. Jedoch wurde von verschiedenen Autoren der Besitz bestimmter, meist in unspezifischer Form umschriebener Personalitätskriterien als Voraussetzung für die Zuschreibung des Personenstatus genannt.[26] Demgemäß sind Personen vernünftige, freie, handlungsfähige Wesen. Sie besitzen Bewußtseinszustände, denen psychologische oder mentale oder intentionale Prädikate zugeschrieben werden. Außerdem besitzen Personen Selbstbewußtsein und die Fähigkeit zu reflektierender Selbstbewertung. Personen sind soziale Wesen, sie sind zu verbaler Kommunikation fähig. Darüber hinaus wurde als Kriterium genannt, daß das betreffende Wesen wie eine Person behandelt wird und daß es diese ihm gegenüber eingenommene Haltung erwidern kann. Diese verschiedenen Voraussetzungen stehen auf vielfältige Weise in Abhängigkeit voneinander. Außerdem sind sie auf unterschiedlich starke Weise im Personenkonzept, d.h., in unserer Vorstellung, was eine Person zu einem vollwertigen Mitglied der Gemeinschaft macht, verankert. Bei den für das Personsein relevanten Charakteristika handelt es sich vorrangig um Eigenschaften mit gradueller Ausprägung. So ist es ein Charakteristikum dieser Eigenschaften, daß sie bei verschiedenen Personen in unterschiedlichem Ausmaß verwirklicht sein können. Im individuellen Fall kann daher der Besitz dieser Eigenschaften einzelnen Personen häufig nicht völlig zu- oder aberkannt werden. So finden sich bei verschiedenen Personen, bedingt durch genetische Faktoren, Krankheit und Umwelteinflüsse, individuell stark unterschiedliche Ausprägungen von Charakteristika wie Rationalität, verbaler Kommunikationsfähigkeit oder der Fähigkeit zu reflektierender Selbstbewertung. Auch innerhalb des Lebensverlaufs eines Menschen - vom Säugling über das Kind zum Erwachsenen und schließlich zum Greis - zeigen sich hier starke Unterschiede. Fragen der Zuschreibung des Personenstatus auf der Basis dieser als Kriterien dienenden Personalitätsvoraussetzungen sind folglich keineswegs Alles-oder-Nichts-Entscheidungen. Mit der Verwendung des Personenbegriffs ist daher eine weitere gravierende Schwierigkeit verbunden. Denn mit der Formulierung der Personalitätsvoraussetzungen geht implizit eine Klassifizierung von Menschen einher, da die Tendenz besteht, bei Fehlen einzelner oder mehrerer der obengenannten für Personen charakteristischen Eigenschaften dem betreffenden Menschen den Personenstatus nur in begrenztem Maße zuzuerkennen oder aber völlig abzuerkennen. Beispiele hierfür sind Menschen während der Embryonalentwicklung und

---

[26] Dennett, 1981.

II. Personalität

im Säuglingsalter, bewußtlose und komatöse Menschen sowie geistig behinderte und von schweren psychischen Störungen betroffene Menschen. Der Kreis der Personen unter den Menschen wird durch diese Vorgehensweise deutlich eingeschränkt. Entgegen dieser Tendenz definiert David Wiggins den Begriff der Person unabhängig vom aktuellen Besitz bestimmter, für das Personsein konstitutiver Eigenschaften, ohne die zentrale Bedeutung dieser Eigenschaften zu vernachlässigen:[27]

" X is a person if X is an animal falling under the extension of some natural kind whose members perceive, feel, remember, imagine, desire, make projects, move themselves at will and carry out projects, acquire a character as they age, are susceptible to concern for members of their own or like species, ... conceive of themselves as perceiving, feeling, remembering, imagining, desiring, making projects, and so forth, ... have, and conceive of themselves as having, a past accessible in experience-memory and a future accessible in intention, ... and so on "

Hierdurch wird eine Einengung des Kreises der Personen unter den Menschen umgangen sowie eine mögliche Ausdehnung des Personenbegriffs auf bestimmte nichtmenschliche Tierarten angelegt.

Als äußerst problematisch erweist sich die innerhalb der zeitgenössischen philosophisch-ethischen Diskussion häufig zu beobachtende Tendenz, Menschen, denen einzelne oder mehrere der als Personalitätsvoraussetzungen bezeichneten Eigenschaften fehlen, nicht nur die Zuschreibung des Personenstatus, sondern auch die Menschenwürde sowie die hiermit eng einhergehenden Menschenrechte vorzuenthalten. So haben für Michael Tooley nur Personen, d.h. Wesen, welche die "Bedingung des Selbstbewußtseins" erfüllen, ein moralisches Recht auf Leben.[28] Auch im Zusammenhang mit Bestrebungen, Teilhirnkriterien für die Feststellung des Todeszeitpunktes festzulegen, wurde der Verlust der Personalität mit dem Tod gleichgesetzt.[29] Durch derartige Zusammenhänge wird die durch das Fehlen eindeutiger Zuschreibungsbedingungen für den Personenstatus hervorgerufene Problematik weiter verschärft.

Mit der Zuschreibung des Personenstatus geht in gewissem Sinne der symbolhafte Ausdruck der Wertschätzung eines Menschen einher, zusammen mit der Absichtserklärung, diesen Menschen auf entsprechende, für Personen angemessene Weise zu behandeln. Die Verwendung des Personen-Begriffes in medizinisch-therapeutischen Situationen birgt daher die Gefahr in sich, die Wertschätzung eines Menschen an den aktuellen Besitz bestimmter personaler Eigenschaften zu knüpfen. Daher wirkt - nicht zuletzt angesichts der weitreichenden Praxisprobleme - die Verwendung des Personenbegriffs mit all seinen Implikationen in therapeutischen Kontexten häufig wenig hilfreich. Vielmehr

---

[27] Wiggins, 1976, S. 161.
[28] Tooley, 1990.
[29] Veatch, 1988.

scheint hier ein gänzlich anderer Weg angebracht zu sein. So läßt sich, zunächst unabhängig vom Personenbegriff und der mit diesem verknüpften Problematik, aus dem Sonderstatus, der den oben beschriebenen, meist mentalen Eigenschaften bei der Charakterisierung des Menschen zukommt, die zentrale Bedeutung einer möglichst weitreichenden Verwirklichung dieser Eigenschaften ableiten. Daher muß es in medizinisch-therapeutischen Situationen als vorrangiges Ziel gelten, jeweils die physiologischen Voraussetzungen für eine möglichst umfassende Realisation der als für den Personenstatus relevant beschriebenen Charakteristika zu schaffen. Hierbei gilt es, Patienten, die lediglich die Potentialität zum Besitz personaler Eigenschaften besitzen, in möglichst umfassender Weise zum aktuellen Besitz dieser Eigenschaften zu verhelfen. Dies impliziert jedoch nicht, daß mit geringerer aktueller Verwirklichung entsprechender Charakteristika auch eine geringere Wertschätzung des betreffenden Menschen einhergeht. Vielmehr mag man gerade im Umgang mit Patienten mit gravierenden mentalen Störungen einen besonders großen Handlungsdruck und eine besonders starke Verpflichtung verspüren, im Rahmen des Möglichen in umfassendem Maße anzustreben, die Voraussetzungen für eine möglichst weitgehende aktuelle Realisation der für das Personsein relevanten Charakteristika zu schaffen. Will man dennoch an der Verwendung des Personen-Begriffes festhalten, so erscheint es angesichts der weitreichenden Implikationen dieses Begriffes angebracht, auch bei Menschen, bei denen die oben genannten Personalitätsvoraussetzungen nicht oder nur in partiellem Umfang realisiert werden können bzw. bei denen lediglich die Potentialität zur Realisation dieser Eigenschaften vorhanden ist, den Personenstatus qua Menschsein zuzuschreiben.

Aus dem oben Gesagten ergibt sich die Unantastbarkeit der für den Personenstatus konstitutiven Eigenschaften eines Menschen: die notwendigen Voraussetzungen für das Personsein eines Menschen dürfen nicht zerstört oder beschädigt werden. Im Rahmen therapeutischer Maßnahmen muß mit allen zur Verfügung stehenden Mitteln angestrebt werden, die physiologischen Voraussetzungen der personalen Eigenschaften eines Menschen wo immer möglich zu erhalten bzw. im Falle eines Verlustes wiederzuerlangen. Jegliche Art von Eingriffen, bei denen diese Personalitätsvoraussetzungen auf dem Spiel stehen oder bei denen diese Personalitätscharakteristika eine signifikante qualitative oder quantitative Minderung ihrer Ausprägung erfahren, sind daher zu unterlassen. Einzig in schwierigen Extremfällen, wie beispielsweise zur Lebensrettung oder zur signifikanten Steigerung der Lebensqualität eines Patienten, mag eine Minderung der Ausprägung einzelner dieser Personalitätsvoraussetzungen in Kauf genommen werden. Nur in solchen Konfliktsituationen erscheint es in gewissem Umfang angemessen, die Bedeutung, die einer umfassenden Verwirklichung bestimmter für das Personsein relevanter Eigenschaften zukommt, gegen die Bedeutung anderer Parameter abzuwägen.

Operative Eingriffe in das Gehirn (vgl. Kap. C.II.2.), die sich in direkter Weise auf das Personsein des betreffenden Menschen auswirken können, besitzen in diesem Zusammenhang eine besondere Brisanz. Denn gerade mit derartigen Eingriffen ist auf enge Weise sowohl die Chance zu entsprechenden, den Personenstatus erhaltenden Maßnahmen, als auch die Gefahr einer Veränderung oder Zerstörung personaler Charakteristika verknüpft. Während weder bei der Krankheit Morbus Parkinson selbst (vgl. Kap. B.III.3.) noch bei den im Regelfall zu erwartenden Folgen einer Hirngewebetransplantation (vgl. Kap. B.IV.3.) die für das Personsein des Patienten relevanten Eigenschaften auf dem Spiel stehen, sondern vielmehr Fragen der personalen Identität des Patienten zum zentralen Problem werden können (vgl. Kap. C.III. und Kap. C.IV.), trat bei einigen der zur Behandlung von Morbus Parkinson durchgeführten und fehlgeschlagenen Hirngewebetransplantationen ein Verlust des Personenstatus ein. So wurde von einem Patienten berichtet, der nach 8-monatigem, durch eine Hirngewebetransplantation hervorgerufenem Koma verstarb,[30] sowie von einem Fall, bei dem durch die Hirngewebetransplantation eine persistierende Demenz ausgelöst wurde.[31]

Nun mag bei der Entwicklung einer neuen Therapiemethode zu Beginn der Forschungsphase durchaus mit dem Auftreten größerer Fehlschläge zu rechnen sein. Ein Eingriff, der für den Patienten mit einem beträchtlichen Risiko eines Verlustes oder einer starken Verminderung der Ausprägung einzelner der für das Personsein relevanten Eigenschaften behaftet ist, kann meiner Meinung nach jedoch nur dann indiziert sein, wenn es sich hierbei um die derzeit einzige oder aussichtsreichste Möglichkeit handelt, dem Verlust oder der starken Beeinträchtigung des Personenstatus des betreffenden Patienten entgegenzuwirken. In Anbetracht der großen Bedeutung mentaler Charakteristika für die Personalität eines Menschen wirkt es nicht nur überraschend sondern auch unangebracht, daß ausgerechnet bei einer Krankheit wie Morbus Parkinson, bei der die motorische Symptomatik das Krankheitsbild dominiert und bei der meist nur geringfügige kognitive Störungen auftreten, die klinische Entwicklung der Hirngewebetransplantations-Methodik forciert wird. Ungeachtet der im Falle von Morbus Parkinson vorliegenden günstigen praktisch-medizinischen Gegebenheiten scheint aus philosophisch-ethischer Sicht hierfür eine Krankheit, bei der der Personenstatus des Patienten auf dem Spiel steht, wesentlich besser geeignet zu sein. Die große Tendenz, die Entwicklung der Hirngewebetransplantations-Methodik vor allem anhand der Parkinson-Krankheit voranzutreiben, erklärt sich freilich durch die hier scheinbar optimal vorliegenden anatomisch-physiologischen Voraussetzungen (vgl. Kap. B.IV.), sowie das Fehlen anderer Therapiemöglichkeiten zur Milderung der stark morbidisierenden motorischen Symptome (vgl. Kap. B.III.4.). Im Falle von Parkinson-Patienten, deren Symptomatik hauptsächlich im Bereich der motorischen Fähigkeiten liegt (vgl. Kap. B.III.3.), erscheint jedoch die Übernahme eines zumindest in der Forschungsphase recht großen Risikos, das auch den Verlust des Personenstatus oder der personalen

---

[30] Olanow et al., 1990.
[31] Macias et al., 1989.

Identität einschließt, nicht angebracht. Denn die im Falle eines Mißlingens des therapeutischen Eingriffs möglicherweise eintretenden Folgen (Kap. B.IV.3.) liegen hier in einem für die Personalität des Menschen viel zentraleren Bereich als die eigentlichen Krankheitssymptome (vgl. Kap. C.IV.). Umso stärker macht sich negativ bemerkbar, daß im Zuge der vor und nach einer Hirngewebetransplantation erfolgenden Patientenevaluation eine Überprüfung mentaler Charakteristika der Parkinson-Patienten bislang meist vernachlässigt wurde (vgl. Kap. B.IV.3. und Kap. C.I.3.). Zumindest in der Phase der klinischen Forschung ergibt sich daher für die betreffenden Transplantationspatienten aufgrund fehlender tierexperimenteller Vergleichsdaten und der Irreversibilität des Eingriffs eine ausgesprochen große Unsicherheit hinsichtlich des Ausmaßes der Folgen einer solchen Operation. Diese Unsicherheit steigt in dem Maße, in dem durch Transplantation in Gehirnbereiche eingegriffen wird, die direkt für die Ausprägung mentaler Charakteristika verantwortlich sind.

Bei der Entwicklung der Hirngewebetransplantations-Methodik werden neben der Suche nach einer effektiven Behandlungsmethode für Morbus Parkinson unter anderem Hoffnungen auf die Entwicklung von Therapiemöglichkeiten für neurodegenerative Erkrankungen wie Morbus Alzheimer und Morbus Huntington gesetzt. Diese Krankheiten gehen, anders als Morbus Parkinson, mit deutlichen Einbußen mentaler Fähigkeiten, wenn nicht gar dem Verlust des Personenstatus, einher. Im Falle von Morbus Alzheimer wird unter anderem durch eine Implantation in die Hippocampusregion die therapeutische Verhinderung des Gedächtnisverlustes - also ein therapeutischer Eingriff mit dem Ziel des Personalitätserhalts - angestrebt. Ein solcher, in der Forschungsphase mit vielen gravierenden Unsicherheiten behafteter Hirngewebetransplantations-Eingriff scheint aus philosophisch-ethischer Sicht bei Morbus Alzheimer jedoch wesentlich angebrachter zu sein als bei Morbus Parkinson, denn: Der Handlungsdruck ist bei Morbus Alzheimer aufgrund der Art der Krankheitssymptome wesentlich größer und rechtfertigt daher eher einen riskanten therapeutischen Eingriff als bei Morbus Parkinson, da im Falle von Morbus Alzheimer sowohl der Nutzen des operativen Eingriffes als auch das mit einem Mißlingen verknüpfte Risiko im selben Bereich der für das Personsein zentralen Charakteristika liegt, und da bei Nichteingreifen ein Verlust der Personalität des betreffenden Patienten droht.

2. Biologische Bedingtheit der Personalität

Gemäß der derzeit geltenden medizinischen Sichtweise stellt das Gehirn das für die Personalität des Menschen entscheidende Organ dar. Die zentrale Bedeutung und die Fragilität dieses hochkomplexen Organs zeigen sich deutlich bei Gehirnverletzungen, angeborenen Stoffwechseldefekten wie Phenylketonurie oder Galactosämie oder aber bei neurodegenerativen Erkrankungen wie Morbus Alzheimer oder Morbus Huntington. Auch im Zusammenhang mit moralischen Entscheidungen um Lebensende und Lebensanfang wird dem Gehirn eine zentrale Rolle zugeschrieben. So wird durch das Hirntodkonzept, durch das der irreversible Verlust der Hirnfunktionen mit dem Tod des Menschen gleichgesetzt wird, der entscheidenden Bedeutung der Funktionsfähigkeit des Gehirns Rechnung getragen. Im Zusammenhang mit der Suche nach geeigneten Kriterien, die zur Beurteilung des moralischen Status eines menschlichen Embryos bzw. Fötus dienen sollen, wurde der Entwicklungsstand des Gehirns, so beispielsweise die Ausbildung des Neuralrohres, die Anwesenheit stationärer postmitotischer corticaler Neurone oder aber das Vorhandensein meßbarer Gehirnaktivität, als entscheidendes Kriterium herangezogen.[32] Darüber hinaus wird für therapeutische Zwecke auf vielfältige Weise sowohl mit Hilfe von Psychopharmaka als auch durch invasive Techniken, wie beispielsweise durch Lobotomien, in den Funktionszusammenhang des Gehirns eingegriffen und somit die Korrelation zwischen Gehirn und Personalität eines Menschen ausgenützt. Auch zur Behandlung von Morbus Parkinson wurden, vor Einführung der L-DOPA-Therapie, stereotaktische Läsionen des Thalamus, die oft mit gravierenden Personalitätsveränderungen verbunden waren,[33] durchgeführt.

Die Ansicht, allein das Gehirn sei, da es den Sitz der Personalität darstellt, für das Personsein und daher für ein sinnerfülltes Weiterleben von Relevanz, stand Pate bei Transplantationsexperimenten, bei denen im Labor ganze Schädel, die bei Erhalt der Hirnnerven über die prinzipielle Möglichkeit zur Kontaktaufnahme mit der Umwelt verfügen, transplantiert wurden. So wurden von Robert J. White und Mitarbeitern, mit Blick auf eine mögliche Anwendbarkeit beim Menschen, Experimente an Rhesusaffen durchgeführt, bei denen der isolierte Kopf eines Affen über Blutgefäße mit dem kopflosen Rumpf eines zweiten Affen verbunden wurde. Die so erzeugten "Chimären" überlebten einige Stunden lang die Transplantation. Sie zeigten in dieser Zeit EEG-Aktivität, ihre Augen verfolgten Objekte, die sich in ihrem Gesichtsfeld bewegten, außerdem waren sie in der Lage zu kauen und (die Experimentatoren) zu beißen.[34] Derartige Experimente beruhen auf einer (abgesehen vom Gehirn) völlig von der Existenz des Körpers abstrahierenden Betrachtungsweise, welche die vollständige Reduzierbarkeit der Personalität eines Menschen auf dessen Gehirn annimmt. Handlungsfähigkeit und Handlungsverantwortung, also wichtige Aspekte des Personseins eines Menschen, werden jedoch bei dieser verkürzten Zugangsweise weitgehend ausgeblendet, stellt doch der Besitz eines Körpers die entscheidende Voraussetzung für die Handlungsfähigkeit einer Person dar.

Der Korrelation der Personalität eines Menschen mit dessen Gehirn trägt Mario Bunge bei seiner Definition des Personenbegriffs Rechnung:[35]

---

[32] Sass, 1989.
[33] Asso et al., 1969.
[34] White et al., 1971.
[35] Bunge, 1984, S. 235.

"Es sei b ein Lebewesen, das über ein plastisches denkfähiges neurales System verfügt (also eines, das keine `leere´ Psyche besitzt).
Dann gilt :
I. Die Persönlichkeit von b wird durch das Funktionssystem gebildet, das sich aus der Gesamtheit der motorischen und der mentalen Funktionen von b zusammensetzt;
II. Eine Person ist ein Lebewesen, dem Persönlichkeit zuerkannt werden muß."

Diese Definition, welche das Vorhandensein eines plastischen denkfähigen neuralen Systems, also letztlich eines Gehirns, zur Voraussetzung für die Zuschreibung des Personenstatus macht, stellt die biologische Verfaßtheit des Gehirns eines Lebewesens sowie dessen integrierende Funktion in den Mittelpunkt. Außerdem wirkt diese Definition der mit einer starken Betonung mentaler Personalitätscharakteristika (vgl. Kap. C.II.1.) sowie mit der Kennzeichnung des Gehirns als den Sitz der Personalität einhergehenden Gefahr entgegen, die Bedeutung des übrigen Körpers für die Personalität eines Menschen zu vernachlässigen. Denn Mario Bunge stellt Personalität als eine Eigenschaft des Körpers als Ganzem dar, die er über ein Zusammenwirken von Verhalten und Denken definiert. Bei der Beschreibung der Persönlichkeit eines Menschen finden dieser Sichtweise zufolge daher auch Merkmale wie dessen Gangart, Körperhaltung oder Reaktionsvermögen Berücksichtigung. Insgesamt erteilt Bunge der Existenz eines "Persönlichkeitsorgans" eine deutliche Absage.

Gegenüber der von medizinisch-naturwissenschaftlicher Seite her erfolgenden starken Hervorhebung der zentralen Rolle des Gehirns besteht von philosophischer Seite her die Tendenz, losgelöste mentale Charakteristika als Voraussetzung für den Besitz des Personenstatus zu formulieren (vgl. Kap. C.II.1.). Diese Zugangsweise birgt die Gefahr in sich, die organische Bedingtheit der Personalität eines Menschen zu vernachlässigen. Eine solche Vernachlässigung erfolgt vor allem durch von cartesianischen Einflüssen geprägte Theorien, denenzufolge Personen körperlose Wesen sind, so daß die Identität eines "Ich" unabhängig von der materiellen Verfaßtheit des diesem "Ich" zukommenden Körpers gegeben ist. So vertritt Jerome Shaffer die Ansicht "that a person must be something which *could* have a body although it is only a contingent fact that any particular person does have the body he has".[36] Daher kann nach einem im Gedankenexperiment zwischen zwei Personen durchgeführten Körpertausch die Identität des jeweiligen "Ich" der vom Körpertausch betroffenen Personen unabhängig von den veränderten gesamtkörperlichen Gegebenheiten als konstant weiterbestehend gedacht werden. Eine Bindung des jeweiligen "Ich" an die Verfaßtheit des diesem "Ich" korrelierten Körpers bzw. Gehirns wird dabei nicht vorausgesetzt.[37] Auch im Rahmen einiger Gedankenexperimente, die zeitgenössische Science-Fiction-Vorstellungen aufgreifen, werden mentale Charakteristika als unabhängig von der materiellen Realisation einer Person gedacht. So

---

[36] Shaffer, 1966, S.76.
[37] Locke, 1981; Quinton, 1962.

II. Personalität

ersinnt Bernard Williams einen Informationsspeicher, der in der Lage ist, etwa zum Zwecke einer Gehirnoperation die in einem Gehirn enthaltenen Gedächtnisinhalte zu registrieren und dann in dasselbe oder ein anderes Gehirn zurückzuübertragen.[38] Auch der von Derek Parfit für die Durchführung von im Gedankenexperiment möglichen Teletransportationen benötigte Teletransporter, dessen Aufgabe darin besteht, die mentalen und körperlichen Charakteristika einer Person zu erfassen und umzusetzen,[39] arbeitet nach demselben, von der körperlichen Verfaßtheit eines Menschen völlig losgelösten Konzept. Derartige abstrahierende Gedankenexperimente mögen von großer Bedeutung sein, um wichtige Einsichten in die Implikationen zentraler Begriffe wie Personalität oder personale Identität zu erzielen. Einer Einbindung in Realzusammenhänge, die auf die materielle Verfaßtheit einer Person angewiesen sind, halten diese Gedankenexperimente jedoch nicht stand. Vielmehr widerspiegeln sie die irrige Vorstellung, die mentalen Phänomene eines Menschen seien von dessen körperlicher Verfaßtheit abtrennbar. Hingegen besitzen für eine direkte Bezugnahme auf die Problematik von Hirn- und Hirngewebetransplantationen Überlegungen wie Sydney Shoemaker's Gedankenexperiment, bei dem die materiell realisierten Gehirne zweier Personen untereinander ausgetauscht werden,[40] aufgrund der stärkeren Realitätsnähe größere Relevanz (vgl. Kap. C.IV.1.a). Daher erscheint es angebracht, Gedankenexperimenten, die an eine wie auch immer geartete organische Bedingtheit anknüpfen, bei der praxisnahen Reflexion einen gewissen Vorrang einzuräumen, da sich ihre theoretischen Vorentscheidungen in erhöhtem Maße mit medizinisch-naturwissenschaftlichen Grundüberzeugungen decken. Hierdurch soll jedoch weder gesagt werden, eine Person sei als identisch mit ihrem Körper zu betrachten, noch, eine Person könne prinzipiell nicht unabhängig von ihrem Körper existierend gedacht werden, sondern nur: auf dieser Welt ist die Personalität des Menschen an dessen körperliche Realisation, vor allem an die auf biologischer Grundlage beruhende Funktionalität des Gehirns, gebunden.

Problematisch bei Positionen, welche die organische Bedingtheit der Personalität eines Menschen vernachlässigen, ist die hiermit tendenziell einhergehende Ansicht, eine Person könne frei über den ihr nur kontingenterweise zukommenden Körper verfügen. Die Vorstellung, ein "Ich" *besitze* einen Körper führt leicht zu der Meinung, dieses "Ich" könne, unbeschadet seiner eigenen Existenz, an diesem Körper beliebige Veränderungen vornehmen. Übersehen wird hierbei, daß durch derartige Veränderungen, gerade wenn sie am Gehirn erfolgen, exakt die Grundlage der Existenz des jeweiligen "Ich" verändert wird. Die Folge ist, daß dieses "Ich" den konstanten Bezugspunkt, seine eigene Grundlage, verliert. Die Vorstellung, eine Person könne frei über ihren Körper verfügen, kommt zum Ausdruck in Formulierungen wie "a person is distinct from his body and

---

[38] Williams, 1978a.
[39] Parfit, 1984.
[40] Shoemaker, 1963.

stands to it in the relationship of `ruler´ to thing `ruled´",[41] d.h. eine Person benütze, beherrsche ihren Körper. Dies mag in dem Maße gelten, in dem eine Person ihren Körper für bestimmte Handlungen willentlich und zielgerichtet einsetzt. Der vollständigen Herrschaft des Willens einer Person über den eigenen Körper sind jedoch enge Grenzen gesetzt, die sich besonders drastisch in Krankheitsfällen wie Schizophrenie oder Morbus Alzheimer zeigen, in denen die gesamte Personalität des Menschen von der Verfaßtheit des Gehirns beherrscht wird.

3. Volitionen zweiter Stufe

Die Fähigkeit zu reflektierender Selbstbewertung stellt eine der Eigenschaften dar, die als charakteristisch für Personen gelten (vgl. Kap. C.II.1.). Harry Frankfurt beschreibt sie folgendermaßen:[42]

"Neben wünschen und wählen und bewegt werden, dies oder das zu tun, können Menschen außerdem wünschen, bestimmte Wünsche oder Motive zu haben (oder nicht zu haben). Sie können, was ihre Vorlieben und Zwecke angeht, gern anders sein wollen als sie sind."

Frankfurt bezeichnet dies als die Fähigkeit zur Bildung von Volitionen zweiter Stufe. Diese kontrastiert er mit der auch bei Tieren vorhandenen Fähigkeit zur Bildung von Wünschen erster Stufe, d.h. von unreflektierten Wünschen. Frankfurt verdeutlicht diese Problematik anhand der Gegenüberstellung eines Drogenabhängigen wider Willens, der im Konflikt mit widerstreitenden Volitionen zweiter Stufe steht, mit einem nur Wünsche erster Stufe besitzenden "triebhaften" Drogenabhängigen. Personen sind demzufolge Wesen, "für die die Freiheit ihres Willens ein Problem sein kann".[43] Dieser, aus kritischer Selbstreflexion hervorgehende Wunsch von Personen, anders zu sein als sie sind, äußert sich in vielen Lebensbereichen, so beispielsweise im Streben nach Gesundheit, Schönheit, Intelligenz, Sittlichkeit, Leistungsfähigkeit, Ausgeglichenheit sowie in einer Reihe von Maßnahmen, deren Ziel darin liegt, diesen Wunsch in einen handlungswirksamen Willen umzusetzen, der schließlich zur Realisation dieser Volitionen zweiter Stufe führt. So reflektieren Personen ihre Wünsche und Bedürfnisse und entwickeln Verfahren, diese Wünsche und Bedürfnisse hierarchisch anzuordnen. Die dem Menschen inhärente Neigung, sich selbst seinen eigenen Ideal- und Zielvorstellungen zu unterwerfen, ist hinreichend bekannt: eine Person kann wünschen, ihren Wunsch, mit dem Rauchen aufzuhören, endlich effektiv in die Tat umzusetzen. Gleiches gilt für Wünsche wie weniger zu essen, konzentrierter zu arbeiten oder pflichtbewußter zu sein. Mit Hilfe von Doping, Psychopharmaka oder Drogen soll in vielen Fällen die

---

[41] Taylor, 1979, S.70.
[42] Frankfurt, 1981, S. 288.
[43] Frankfurt, 1981, S. 295.

II. Personalität

oft sehr mühsame und schwierige Umsetzung dieser Volitionen zweiter Stufe erleichtert werden. Obwohl ein gesellschaftlicher Konsens über die Ablehnung solcher, mit einem Abhängigkeitspotential belasteter, personalitätsverändernder Maßnahmen besteht, dominiert hier allzu oft die dem Menschen inhärente Tendenz, anders sein zu wollen als er ist.

Im Gegensatz zu den bisher beschriebenen Zielsetzungen sind andere, für die Personalität eines Menschen zentralere Charakteristika nur zu einem äußerst geringen Teil durch den willentlichen Einfluß einer Person zu modifizieren. Hierzu gehören Eigenschaften wie geistige Flexibilität, verzögertes Altern, Rationalität oder Gedächtnisleistungen. In diesem Zusammenhang mag man den Eindruck erhalten, das mit der Hirngewebetransplantations-Methodik verknüpfte Potential zu gezielten Persönlichkeits-verändernden Eingriffen stelle sich als große Chance dar. Mit Hilfe dieser neuartigen Methodik, so die Hoffnung, kann in Zukunft eventuell das (im Frankfurt'schen Sinne) dem Menschen innewohnende Streben nach Umsetzung seiner auf Veränderung seines "Ich" zielenden Wünsche in umfassenderem Ausmaß als bisher verwirklicht werden. So wurden, mit Blick auf eine Anwendbarkeit beim Menschen, im Tierexperiment Hirngewebetransplantationen mit dem Ziel einer Erhöhung von Gedächtnisleistungen,[44] Reduzierung der Schmerzempfindlichkeit[45] oder Minderung der Depressionsneigung[46] erfolgreich durchgeführt. Diese Palette möglicher Anwendungsbereiche scheint in viele Richtungen erweiterbar zu sein. Dies erweckt den Anschein, als hätten die Möglichkeiten zur Steigerung der eigenen Attraktivität und Leistungsfähigkeit hier eine neue Ebene erreicht. Die Hirngewebetransplantations-Methodik scheint dem Bestreben, ein Leben zu führen, das dem eigenen Gestaltungswillen in möglichst hohem Ausmaß gerecht wird, deutlich entgegenzukommen. Der theoretischen Möglichkeit, eine Veränderung der eigenen Persönlichkeit durch Veränderung einzelner Personalitätscharakteristika zu erreichen, scheint die naturwissenschaftlich-medizinische Forschung hierdurch ein großes Stück nähergerückt zu sein.

Um dieses Ziel zu erreichen muß jedoch mit Hilfe eines operativen Eingriffes in das entsprechende Gehirn auf irreversible Weise über die jeweilige Person selbst verfügt werden. Auf den ersten Blick erscheint ein solcher, mit dem Ziel einer Persönlichkeitsveränderung verbundener operativer Eingriff in das Gehirn angesichts der hiermit verknüpften Risiken und Ungewißheiten in weiter Ferne zu sein. In dem Maße, in dem die Entwicklung der Hirngewebetransplantations-Methodik jedoch fortschreiten und bei bestimmten Erkrankungen zum routinemäßigen Einsatz kommen sollte, drängen aufgrund einer möglichen Ausweitung des Anwendungsbereiches auch solche, mit dem Ziel einer Personalitätsveränderung verknüpfte Eingriffe in den Vordergrund. Entsprechende Überle-

---

[44] Jousselinhosaja et al., 1994.
[45] Sagen et al., 1993.
[46] Sortwell & Sagen, 1993.

gungen sind daher schon zu Beginn der Entwicklung und Anwendung dieser neuen, mit personalitätsveränderndem Potential verknüpften Methodik gefordert. In Abhängigkeit der durch eine Hirngewebetransplantation zu erreichenden Ziele erweist sich - analog zur Anwendung der Gentherapie beim Menschen - eine Unterscheidung in therapeutisch notwendige Maßnahmen und in abzulehnende, lediglich der Personalitätsveränderung dienende Maßnahmen als angebracht. Eine klare Trennung dieser beiden Bereiche scheint jedoch aufgrund der graduellen Ausprägung mentaler Charakteristika noch schwieriger als bei gentherapeutischen Eingriffen zu sein. Sollte sich die Analyse Frankfurts als richtig erweisen, so stellt die Tendenz zu Personalitäts-verändernden Hirngewebetransplantationen jedoch eine konsequente Ausweitung der Umsetzungsmöglichkeiten einer dem Menschen inhärenten Eigenschaft dar, nämlich dem aus reflektierender Selbstbewertung hervorgegangenen Wunsch, anders zu sein als er ist. Eine Ausdehnung des Anwendungsbereiches von Hirngewebetransplantationen am Menschen in Richtung auf eine Veränderung mentaler Charakteristika erscheint daher - vorausgesetzt, das mit einem solchen Eingriff verknüpfte Risiko läßt sich minimieren - vorprogrammiert. Solch eine Vorgehensweise ist jedoch angesichts der Irreversibilität des Eingriffes und der Schwierigkeit, die Reichweite der Veränderungen auf das jeweilige Persönlichkeitsbild abzusehen sowie die Langzeitfolgen einzuschätzen, nicht unproblematisch. Da die eintretenden Personalitätsveränderungen mit dem Lebensentwurf der betreffenden Person vereinbar sein müssen, werden Fragen der personalen Identität hier zum zentralen Kriterium.

Fraglich erscheint, ob die für eine Realisation von Volitionen zweiter Stufe zur Verfügung zu stellenden Mittel soweit ausgedehnt werden sollten, daß hierfür nicht mehr vorrangig der aus inneren Konflikten einer Person hervorgehende Wille verantwortlich ist, sondern daß vielmehr die Personalität eines Menschen durch operative Eingriffe in gewissem Sinne wunschgemäß zurechtgestutzt werden kann.

So beklagt David Wiggins[47] die Unfähigkeit des Menschen, sich von Wahnvorstellungen über seine technologische Omnipotenz zu lösen und seine eigene Naturgegebenheit zu akzeptieren.

"It is the apparent inability of homo sapiens to treat the essence he defines for himself as the essence of a natural kind, as the essence of one thing in nature amongst the other things in nature."

Auch wer sich nicht wie Wiggins auf eine derart strikte Orientierung an der Naturgegebenheit des Menschen einlassen will, bleibt von der Erkenntnis seiner eigenen Begrenztheit und Unvollkommenheit nicht verschont. Diese Spannung zwischen natürlicher Gegebenheit und gesellschaftlichem bzw. eigenem Anspruch zeigt sich auch in anderen Lebensbereichen, so beispielsweise auf dem

---

[47] Wiggins, 1976, S. 163.

Gebiet der pränatalen Diagnostik sowie im tendenziellen Verdrängen von Krankheit und Tod.

Darüber hinaus erscheint es keineswegs selbstverständlich, daß die im Gedankenexperiment hoffnungsvoll vorweggenommenen großen Erfolge personalitätsverändernder Maßnahmen tatsächlich unter realen Bedingungen erreichbar sind. Statt dessen besteht durchaus die Möglichkeit, daß derartige Eingriffe in das hochkomplexe, seit Urzeiten der Evolution unterworfene Gehirn mit dem "Problem des abnehmenden Grenznutzens" behaftet sind .

4. Fragen der Verantwortung

Im Zusammenhang mit von Personalitätsveränderungen begleiteten Hirngewebetransplantationen stellen sich eine Reihe von Fragen bezüglich der Zuschreibbarkeit von Verantwortung: Ist der Patient voll für seine nach der Transplantation begangenen Taten verantwortlich? Wer ist für die Folgen des Eingriffs verantwortlich? Kann der Patient nach der Transplantation, im Falle einer Veränderung der personalen Identität, noch für die vor der Transplantation begangenen Handlungen in vollem Maße zur Verantwortung gezogen werden (vgl. Kap. C.VI.3.)?

Mit dem Personenbegriff (vgl. Kap. C.II.1.) ist auf enge Weise die Charakterisierung einer Person als ein verantwortliches Handlungssubjekt mit Rechten und Pflichten verbunden: Personen werden als verantwortlich für die von ihnen begangenen Taten bezeichnet. Ausnahmen hiervon bilden Situationen, in denen die Handlungsfreiheit der Betreffenden aufgrund von Krankheit oder äußeren Zwängen deutlich eingeschränkt ist. Zu fragen wäre, inwieweit nach einer Hirngewebetransplantation die jeweilige Person für ihre Handlungen vollständig verantwortlich gemacht werden kann, wenn durch das Implantat eine gewisse Modifikation der Personalität erfolgte. Unabhängig davon, welche philosophische Position bezüglich des Problems der Determiniertheit menschlichen Verhaltens eingenommen wird, kann das Implantat als Faktor beschrieben werden, der auf die betreffende Person einen quasi von außen zusätzlich implantierten, in gewissem Sinne determinierenden Einfluß ausübt. Analog zu am Tiermodell durchgeführten Experimenten, bei denen mit steigender Konzentration an Dopamin-Agonisten in den Basalganglien das Ausmaß des Umschaltens von einer Verhaltensweise zu einer anderen zunimmt, wobei gleichzeitig eine verminderte Abhängigkeit von externen Stimuli zu beobachten ist (vgl. Kap. B.I.4. und B.I.5.), kann auch bei Hirngewebetransplantationen zur Behandlung von Morbus Parkinson damit gerechnet werden, daß durch das Implantat der Bereich der zu erwartenden Verhaltensweisen eine Modifizierung erfährt, daß jedoch nicht das in einer bestimmten Situation auftretende Verhalten festgelegt wird. Fragen der Zuschreibbarkeit von Verantwortung für bestimmte Handlungen treten nicht nur in Fällen auf, in denen die Zurechnungsfähigkeit des betreffenden Patienten zur Debatte steht. Vielmehr mag man sich auch bei auffallenden Personalitätsveränderungen, so beispielsweise bei nach der Transplantation beim Patienten einsetzender auffallender Heiterkeit, Antriebslosigkeit oder Arbeitswut fragen, ob die jeweilige Verhaltensweise tatsächlich der betreffenden Person zugeschrieben werden kann, oder ob es sich nicht vielmehr um eine im Zuge der Transplantation von außen aufgesetzte, charakterliche Modifikation handelt. So mag, nicht nur im Falle einer mißglückten Operation, weder der außenstehende Beobachter noch die einer Transplantation unterworfene Person selbst in der Lage sein, die veränderten Personalitätscharakteristika in das Gesamterscheinungsbild der jeweiligen Person zu integrieren und als genuin zu dieser Person gehörig zu betrachten. Derartige Schwierigkeiten können nicht nur, wie von Detlef Linke beschrieben, für das äußere Erscheinungsbild der jeweiligen Person, wie beispielsweise einem unnatürlichen, aufgesetzt wirkenden Lächeln oder Lachen, gelten,[48] sondern in viel weniger klar umschreibbarem und daher folgenträchtigerem Ausmaß für dessen mentale Charakteristika.

Jedoch bringt diese Sichtweise angesichts der umfangreichen Modifikationen, denen die Personalität eines Menschen im Laufe der Zeit unterworfen ist, große Schwierigkeiten mit sich. Denn die Beurteilung der Zuschreibbarkeit von Verantwortung für Handlungen müßte demnach in starkem Maße in Abhängigkeit davon variieren, ob der Beobachter über die in der Vergangenheit an der betreffenden Person durchgeführte Hirngewebetransplantation informiert ist oder nicht. Die Annahme, eine Person sei nach einer Hirngewebetransplantation nur noch für Verhaltensweisen, die nicht durch das Implantat modifiziert wurden, verantwortlich, erscheint mit unakzeptablen Folgen verknüpft, müßte man doch auch bei anderen, nicht durch operative Eingriffe in das Gehirn hervorgerufenen Personalitätsveränderungen die genuine Zuständigkeit der betreffenden Person für diese Veränderungen genauestens überprüfen - angesichts der Bedeutung und vielfältigen Vernetzung von genetischen Faktoren und Umwelteinflüssen ein aussichtsloses Unterfangen. Jedoch bleibt hiervon unbeeinflußt das Problem der betreffenden Patienten und ihrer Mitmenschen bestehen, in Alltagssituationen mit eingetretenen Personalitätsveränderungen sowie mit der Unsicherheit bezüglich der Zuschreibbarkeit von Verantwortung zurechtzukommen. Mit dieser Unsicherheit verknüpft ist die Neigung, im Umgang gegenüber jemandem, der für seine Handlungen nicht verantwortlich gemacht werden kann, die normalerweise Personen gegenüber eingenommene interpersonale Haltung zu modifizieren oder gar einzustellen und diesem Menschen gegenüber bis zu einem gewissen Grad eine sog. "objektive Haltung" an den Tag zu legen. Peter F. Strawson definiert diese Haltung folgendermaßen:[49]

"To adopt the objective attitude to another human being is to see him, perhaps, as an object of social policy; as a subject for what, in a wide range of sense, might be

---

[48] Linke, 1993.
[49] Strawson, 1974, S. 9.

called treatment; as something certainly to be taken account, perhaps precautionary account, of; to be managed, or handled, or cured or trained;"

In dem Maße, in dem diese objektive Haltung einer transplantierten Person gegenüber eingenommen wird, wird die betreffende Person aus dem Kreis der vollwertigen Mitglieder der Gemeinschaft, denen gegenüber eine interpersonale Haltung eingenommen wird, ausgegrenzt.

Im Unterschied zu Patienten mit schweren geistigen oder psychischen Störungen, denen keinerlei Verantwortung für ihren Zustand zugeschrieben werden kann, haben sich im Falle von Hirngewebetransplantationen die betreffenden Personen mehr oder weniger frei zu einem solchen Eingriff, der auch das Risiko eines Fehlschlags in sich trägt, entschieden. Juristisch wird dieses Problem durch die von einem zu transplantierenden Patienten vor dem Eingriff geforderte Zustimmung zur Operation ("informed consent") gelöst. Diese Zustimmung schließt das Wissen um die Möglichkeit einer Personalitätsveränderung ein. Das entsprechende Risiko, aber auch die Hoffnung auf durchschlagenden Erfolg und schnelle Heilung, liegt bei von Seiten des Patienten auf freiwilliger Basis beruhenden klinischen Pilotstudien in erhöhtem Maße beim jeweiligen Patienten. Dieser ist darauf angewiesen, daß durch den behandelnden Arzt eine umfassende Aufklärung über den bevorstehenden Eingriff erfolgt. Er muß auf die Angemessenheit des geplanten Eingriffes vertrauen. Da der unter aktuellem Leidensdruck stehende Patient in seine momentane krankheitsbedingte Situation eingebunden ist und nicht über entsprechendes Fachwissen verfügt, erscheint es in derartigen Situationen verhältnismäßig einfach, die nötige Zustimmung des Patienten zu erhalten. Da der den Patienten klinisch betreuende Mediziner jedoch meist an der Durchführung der klinischen Hirngewebetransplantations-Studie beteiligt ist, handelt er bei der Patientenaufklärung nicht völlig unparteiisch, sondern besitzt vielmehr ein großes Interesse daran, die Zustimmung des betreffenden Patienten für die Durchführung der Hirngewebetransplantation zu erhalten. Eine umfassende und faire Aufklärung des jeweiligen Patienten erscheint in dieser Situation folglich sehr schwierig. Soll ein verantwortungsvoller Umgang mit den Patienten gewährleistet werden, so muß daher für die Forschungsphase eine strikte Trennung zwischen dem den Patienten behandelnden und aufklärenden Arzt einerseits und der in die Hirngewebetransplantations-Forschung involvierten Forschergruppe andererseits gefordert werden.

Hier stellt sich die Frage, wer für die nach einer Hirngewebetransplantation eintretenden Folgen Verantwortung trägt. Zunächst erweckt es den Anschein, als ob der jeweilige Arzt oder klinische Forscher lediglich für ein Gelingen oder Mißlingen eines solchen Eingriffes zuständig und daher auch verantwortlich ist.[50] Er kann nur über die vorhersehbaren Folgen einer solchen Operation und über hiermit verknüpfte Risiken informieren. Die Entscheidung zu einer sol-

---

[50] Hiervon zu unterscheiden ist die Verantwortung der beteiligten Forscher für den Verlauf der Hirngewebetransplantations-Forschung (vgl. Kap. C.I.).

chen Behandlung wird jedoch von dem zu transplantierenden Patienten selbst bzw. von dessen Angehörigen getroffen. Allerdings stellt eine Transplantationstherapie, zumindest derzeit, einen Eingriff dar, dessen Folgen nur sehr schlecht abschätzbar sind und die vor allem nachträglich nur sehr wenig beeinflußbar sind. Die Entscheidung über die Wahl der Therapie liegt im Falle von Morbus Parkinson beim Parkinson-Patienten sowie dessen Angehörigen. Diese kennen nur die stark zermürbende Ausgangssituation, während sie die möglichen Folgen der Transplantation zumindest derzeit nicht richtig benennen können. Auch hat der Patient, im Gegensatz zur pharmakologischen Therapie, keine Möglichkeit zu erfahren, wie er mit diesen Veränderungen zurechtkommt bzw. zurechtkommen würde, da ein bloßes Ausprobieren, wie bei pharmakologischer Behandlung beispielsweise durch Variation der Medikamentendosis, bei einem operativen Eingriff nicht möglich ist. Im Falle von Folgen, die genau und ohne Risiko vorhersagbar sind, erscheint die Situation eindeutiger. So vertritt Charles Taylor die Auffassung, daß Personen in dem Maße verantwortlich für ihr Wesen sind, in dem sie in der Lage sind, ihren aus reflektiver Selbstbewertung hervorgegangenen Willen umzusetzen, d.h. sich ihren eigenen Ziel- und Idealvorstellungen anzupassen.[51] Demgemäß ist eine Person, die sich mit dem Ziel der Personalitätsveränderung einer Hirngewebetransplantation unterzieht, selbst für die vorhersehbaren Folgen dieses Eingriffs verantwortlich. Jedoch kann eine Person, auch wenn die Folgen einer Transplantation risikolos und genau vorhergesagt werden könnten, nur dann annähernd erahnen, auf was sie sich einläßt, wenn eine gesundheitliche Verfassung angestrebt wird, die weitgehend einem Zustand ähnelt, in dem sich die betreffende Person im Laufe ihres Lebens, so beispielsweise in vormals nicht von Krankheitsanzeichen beeinflußten Lebensabschnitten, schon einmal befunden hatte. In allen anderen Fällen können die zu erwartenden Folgen nur von außen auf abstrahierendem Wege abgeschätzt werden.[52] Wie es ist, nach einer solchen Hirngewebetransplantation weiterzuleben, kann aufgrund der fehlenden Möglichkeit, den hierfür nötigen Standpunkt einzunehmen, ebensowenig beantwortet werden wie die Frage: "Wie ist es, eine Fledermaus zu sein?".[53] Vor allem können die durch Operation herbeigeführten Veränderungen nicht bzw. nur unter erschwerten Bedingungen wieder rückgängig gemacht werden, so daß eine Person nicht mehr in der Lage ist, sich ihrem Willen, wieder in die Ausgangssituation zurückzukehren, anzupassen. Eine Zuschreibung von Verantwortung erscheint daher sehr schwierig.

---

[51] Taylor, 1976.

[52] Derartige Situationen, in denen eine Person nicht genau weiß, auf was sie sich einläßt, treten zwar auch in anderen Zusammenhängen auf. Bei von Persönlichkeitsveränderungen begleiteten Hirngewebetransplantationen stellt sich angesichts der Tatsache, daß hierbei auf irreversible Weise in die Persönlichkeit der betroffenen Person eingegriffen wird, dieses Problem jedoch mit erhöhter Brisanz.

[53] Nagel, 1981.

III. Personale Identität

Der Begriff "personale Identität" besitzt in verschiedenen Kontexten unterschiedliche Bedeutung. Dies führt nicht selten zu Unstimmigkeiten und Mißverständnissen bei der Interpretation der entsprechenden philosophischen Texte. Nicht zuletzt deshalb wurde von Amélie Rorty eine Klassifizierung vorgeschlagen, derzufolge zweckmäßigerweise zur Beantwortung der vielfältigen Fragen, die sich bezüglich der personalen Identität auf verschiedenen Ebenen stellen, Kriterien mit unterschiedlicher Funktion herangezogen werden.[54] So dient eine Gruppe von Kriterien der Klassenunterscheidung: Was unterscheidet die Klasse der Personen von anderen Klassen wie beispielsweise Robotern oder subhumanen Primaten? Andere Kriterien betreffen die individuelle Unterscheidung, sie dienen der Feststellung der numerischen Verschiedenheit von Personen. Die Aufgabe einer weiteren Gruppe von Kriterien besteht in der individuellen Wiedererkennbarkeit: Wie wird in verschiedenen Kontexten oder unter verschiedenen Beschreibungen ein Individuum als dieselbe Person wiedererkannt? Eine andere Gruppe dient der individuellen Identifikation. Diese Kriterien legen fest, was für Eigenschaften als charakteristisch für eine einzelne Person angesehen werden, mithin was es bewirkt, daß eine bestimmte Person als ein und dieselbe Person weiterbesteht. Hierbei handelt es sich um Fragen der zeitlichen Kohärenz der Eigenschaften einer Person, d.h., was macht den Erhalt der personalen Identität eines Menschen über einen längeren Zeitraum hinweg aus? Im Rahmen dieser Arbeit werden vorrangig Fragen des letzten Typs, also Probleme der personalen Identität, die sich in Bezug auf die zeitliche Kohärenz der für eine Person relevanten Eigenschaften stellen, behandelt.

Hinsichtlich der Beantwortung der Frage, was die personale Identität eines Menschen über einen bestimmten Zeitraum hinweg ausmacht und wie sie verläuft, stehen einander zwei rivalisierende Positionen gegenüber. Während die eine Position von einem vollständigen Fortbestehen der personalen Identität im zeitlichen Verlauf gemäß einem Alles-oder-Nichts-Prinzip ausgeht, nimmt die andere eine graduelle Relation an. Der erste Standpunkt wurde von Derek Parfit als nicht-reduktionistische, sog. einfache Sichtweise (Simple View) bezeichnet. Dieser stellt er die reduktionistische, sog. komplexe Sichtweise (Complex View) gegenüber.[55] Vertreter nicht-reduktionistischer Positionen sind unter anderem Joseph Butler, Thomas Reid, Roderick Chisholm, P.T. Geach und Richard Swinburne, während David Hume, John Locke, A.J. Ayer, H.P. Grice, David Lewis, J.L. Mackie; Derek Parfit, John Perry und Anthony Quinton zu den Vertretern reduktionistischer Positionen gehören.

---

[54] A.O. Rorty, 1973.
[55] Parfit, 1973; 1984.

C. Philosophisch-ethische Aspekte

1. Nicht-reduktionistische Sichtweise

Gemäß der nicht-reduktionistischen Sichtweise (Simple View) unterscheidet sich die Art und Weise, in der einer Person über einen bestimmten Zeitraum hinweg Identität zukommt, auf deutliche Weise von der Identität von Gegenständen. Gegenstände, wie beispielsweise Schiffe, aber auch Pflanzen und Tiere, besitzen demzufolge keine Identität im strengen Sinne, da ihre Bestandteile einem ständigen Wechsel unterliegen. So sind Lebewesen aufgrund physiologischer Prozesse einem permanenten Molekülturnover unterworfen - es liegt daher über keine auch noch so kurze Zeitspanne hinweg genuine Identität, d.h. Identität im strengen Sinne, vor. Auch die Zusammensetzung beispielsweise eines Schiffes variiert im Laufe der Zeit, bedingt durch Reparatur- und Austauschvorgänge von Planken und anderen abgenützten Teilen, beträchtlich. Obwohl in diesen Fällen keine Identität im strengen philosophischen Sinne vorliegt, wird hier aufgrund von Praktikabilitätsvorteilen vereinbarungsgemäß vom Identitätserhalt eines Lebewesens oder eines renovierten Schiffes gesprochen, wobei dann unter Identität eine Identität im lockeren populären Sinne verstanden wird.[56] So wird Gegenständen, aber auch Pflanzen und Tieren, Identität zugeschrieben, obwohl deren Bestandteile einem ständigen Wechsel unterliegen - obwohl also keine strikte Identität vorliegt, sondern graduelle Veränderungen auftreten. Demgegenüber wird dieser Auffassung zufolge die Identität einer Person als Identität im strengen philosophischen Sinne verstanden. Diese personale Identität ist nicht definierbar und nicht analysierbar. Sie ist prinzipiell unabhängig von der Zuschreibung durch andere. Entscheidungen über personale Identität können daher nicht durch Definition oder Übereinkunft getroffen werden.[57]

Die Tendenz, die personale Identität über das Fortbestehen eines "Ich" zu beschreiben, das unabhängig von den gemeinhin als Indiz für den Erhalt der personalen Identität betrachteten Kriterien (vgl. Kap. C.IV.) sozusagen als eigenständige Entität oder zusätzliche Tatsache persistiert, gab für Derek Parfit den Anlaß, derartige Positionen als "Further Fact View" zu bezeichnen.[58] So gelten beispielsweise für Richard Swinburne Kontinuität von Gehirn und Gedächtnis zwar als deutliche, jedoch fehlbare Hinweise für das Vorhandensein von personaler Identität. Demgegenüber wird die eigentliche personale Identität von diesen Kontinuitäten unterschieden. Sie wird von Richard Swinburne, aus dualistischer Tradition heraus, mit dem Fortbestehen einer unteilbaren Seele in Beziehung gebracht.[59] Dieser Position zufolge läßt sich weder allein durch logische Überlegungen noch allein durch äußere Beobachtung eine Entscheidung über das

---

[56] Diese Unterscheidung zwischen Identität im strengen philosophischen Sinne und Identität im lockeren populären Sinne geht auf Joseph Butler zurück (Butler, 1736, in: Perry, 1975).
[57] Chisholm, 1969.
[58] Parfit, 1984.
[59] Swinburne, 1984.

Fortbestehen eines Selbst, und mithin über die personale Identität eines Menschen, treffen.

Sydney Shoemaker hält es - in materialistischer Tradition stehend - als charakteristisch für die Nicht-Analysierbarkeit der personalen Identität, daß zur Feststellung der eigenen personalen Identität keinerlei Kriterien herangezogen werden.[60] In ähnlicher Absicht formuliert Geoffrey Madell:[61]

"... there can be nothing which unites a series of experiences such that they are all the experiences of the one person, except their being, unanalysably, mine (yours, his)."

Der Erhalt der Identität eines Menschen über einen bestimmten Zeitraum hinweg gilt daher, unabhängig von auftretenden Persönlichkeitsveränderungen, unter Normalbedingungen als vorausgesetzt. Diese Annahme findet ihre Bestätigung in der Überzeugung einer jeden Person, als kontinuierlich existierendes Wesen über die in der eigenen Erinnerung repräsentierte erlebte Vergangenheit, über Gegenwart und Zukunft hinweg als "Ich" fortzubestehen. Da eine Person als unteilbar angesehen wird, kann bei Personalitätsveränderungen in keiner Weise ein nur gradueller Erhalt der personalen Identität angenommen werden. So formuliert Thomas Reid:[62]

"My personal identity, therefore, implies the continued existence of that indivisible thing which I call *myself*. Whatever this self may be, it is something which thinks, and deliberates, and resolves, and acts, and suffers. I am not thought, I am not action, I am not feeling; I am something that thinks, and acts, and suffers. My thoughts, and actions, and feelings, change every moment; they have no continued, but a successive, existence; but that *self*, or *I*, to which they belong, is permanent, and has the same relation to all the succeeding thoughts, actions, and feelings which I call mine."

In den Vordergrund wird hier das sich stets gleichbleibende Subjekt der Erfahrung gestellt. Die wichtigste Instanz zur Feststellung der Identität stellt demgemäß - auch in von reduktionistischer Seite oft herangezogenen Science-fiction-Fällen wie der hypothetischen Spaltung einer Person oder der Fusion zweier Personen - das Subjekt der Erfahrung selbst dar. Es erfährt seine Erfahrungen als einer Einheit, und zwar seiner selbst, zugehörig.[63] So schreibt Richard Swinburne:[64]

"For the subject in claiming that not merely his present experience of the world but the experiences which stream into it are his, is claiming that one person

---

[60] Shoemaker, 1963.
[61] Madell, 1981, S.135.
[62] Reid, 1785, in: Perry,1975a, S. 109.
[63] Vgl. aber: Shoemaker, 1984, S. 122-125.
[64] Swinburne, 1984, S.43.

experiences them. As Foster puts it, `it is in the unity of a stream that we primarily discern the identity of a subject.´ So my experience of continuing change is the experience that my experiences of certain small changes are experienced in succession by a common subject."

Demzufolge bleibt aus nicht-reduktionistischer Sichtweise auch über Personalitätsveränderungen hinweg dieses Subjekt der Erfahrung bestehen.

2. Implikationen der nicht-reduktionistischen Sichtweise

Diese nicht-reduktionistische Sichtweise deckt sich in weiten Bereichen mit unseren moralischen Alltagsintuitionen. Da Handlungen und Erlebnisse von Vergangenheit, Gegenwart und Zukunft als in gleichem Maße einer einzigen, durchgängig existierenden Person zugehörig betrachtet werden, kann dieser Person Verantwortung für die von ihr begangenen Taten, und damit einhergehend Schuld, Lohn oder Strafe zugeschrieben werden. So empfindet eine Person beispielsweise Stolz, Gewissensbisse oder Scham für von ihr auch in ferner Vergangenheit begangene Taten. Aus dieser Verantwortlichkeit heraus erwächst ein Interesse an möglichst hoher Konsistenz der eigenen Handlungen. Hiermit korreliert ist ein Interesse an einer gewissen Konstanz der eigenen Persönlichkeitscharakteristika, oder aber an einer, den eigenen Wünschen und der eigenen Vorausplanung entsprechenden, langfristig vorhersehbaren Entwicklung der eigenen Persönlichkeitscharakteristika (vgl. Kap. C.II.3. und Kap. C.VI.3.). Langfristige, ein Interesse an der eigenen Zukunft einschließende Lebensentwürfe werden erst vor dem Hintergrund eines sich über den Zeitverlauf hinweg in wesentlichen Punkten gleichbleibenden Selbst sinnvoll. Da alle in der Zukunft liegenden Lebensabschnitte in gleichem Maße einem kontinuierlich existierenden "Ich" zugeschrieben werden, erscheint eine generelle Zeitdiskontierung unangebracht: in der Bewertung von künftigen Ereignissen wird daher, anders als bei reduktionistischen Positionen, meist kein Unterschied gemacht, ob sie in naher oder ferner Zukunft liegen. Hingegen rechtfertigt diese nicht-reduktionistische Sichtweise einen Verzicht auf kurzfristigen Erfolg oder vorübergehende Zufriedenheit zugunsten langfristig angestrebter Ziele der betreffenden Person - eine Intuition, die häufig in Alltagssituationen wie beispielsweise in Erziehung, Schule oder Berufsausbildung umgesetzt wird.

Wird vor dem Hintergrund dieser Sichtweise nach einer geeigneten Therapiemethode zur Behandlung von Morbus Parkinson gesucht, so sind im Zusammenhang mit Fragen nach der personalen Identität die folgenden Aspekte von Bedeutung. Bei Patienten mit Morbus Parkinson, einer kontinuierlich fortschreitenden Erkrankung, spielt bei der Wahl der Therapiemethode in diesem Kontext die Länge des Zeitraumes, innerhalb dessen diese Therapie Wirksamkeit zeigt, eine große Rolle. Da über den gesamten Verlauf der Erkrankung inklusive ihres Spätstadiums hinweg dieselbe Person betroffen ist, kommt von Beginn der Erkrankung an dem langfristigen Wohlergehen des Patienten eine

III. Personale Identität

große Bedeutung zu (vgl. Kap. B.III.3.). Nicht zuletzt diese Langzeitperspektive führt zu dem bei vielen Parkinson-Patienten nach der Diagnosestellung beobachteten Auftreten reaktiver Depressionen. Im Zusammenhang mit der Frage nach dem langfristigen Therapieverlauf zeigt sich die große Problematik der L-DOPA-Therapie: zwar werden über einige Jahre hinweg oft sehr gute Therapieeffekte erzielt, langfristig treten jedoch bei einem vergleichsweise großen Anteil der Patienten starke Nebenwirkungen auf (vgl. Kap. B.III.4.). Darüber hinaus wird vermutet, daß L-DOPA, da es den Metabolismus der überlebenden dopaminergen Neurone erhöht, über eine Verstärkung cytotoxischer Mechanismen zum beschleunigten Niedergang dopaminhaltiger Neurone führt (vgl. Kap. B.III.2.). Daher scheint durch eine L-DOPA-Therapie trotz kurz- und mittelfristiger Therapieerfolge das langfristige Wohlergehen der Patienten negativ beeinträchtigt zu werden. Es tritt hier also in gewissem Sinne eine Zeitdiskontierung auf. Im Zuge einer Betrachtungsweise, die das langfristige Wohlergehen des Parkinson-Patienten vor Augen hat und die letztlich eine Zeitdiskontierung ablehnt, muß diese Therapiemethode angesichts ihrer nach Daueranwendung auftretenden Negativeffekte wesentlich kritischer betrachtet werden als unter reduktionistischer, zu Zeitdiskontierung neigender Sichtweise. In diesem Kontext ist die steigende Tendenz zu sehen, beispielsweise zugunsten eines verzögerten Auftretens von Nebenwirkungen erst zu einem späteren Zeitpunkt mit der L-DOPA-Medikation zu beginnen oder aber eine Kombinationstherapie durchzuführen (vgl. Kap. B.III.4.).

Jedoch bringt die nicht-reduktionistische Position auch eine Reihe problematischer Implikationen, die unseren Alltagsintuitionen entgegenlaufen, mit sich. So kann sie den im Laufe eines Lebens im Zuge von zunehmendem Alter, steigender Lebenserfahrung, aber auch in der Folge von Krankheit auftretenden charakterlichen Modifikationen und den damit einhergehenden Veränderungen von Präferenzen, Interessen und Bedürfnissen nicht gerecht werden. Darüber hinaus folgt sie nicht gewissen moralischen Intuitionen, denen zufolge eine Person für vor Jahrzehnten begangene Straftaten, an die sie sich nur noch unzureichend erinnert, und mit denen ihre heutige Existenz in nur noch schwacher Verbindung steht, nicht vollständig zur Verantwortung gezogen werden kann.

Insgesamt geht, wie aus dem oben Gesagten ersichtlich, mit der nicht-reduktionistischen Sichtweise auf indirekte Weise ein großes Interesse der jeweiligen Person an einer gewissen Konstanz der als wichtig erachteten Persönlichkeitscharakteristika einher. Daher wird aus nicht-reduktionistischer Sicht im Zusammenhang mit Hirngewebetransplantationen wohl generell eine Vorgehensweise angestrebt werden, bei der nach der Transplantation in möglichst hohem Maße die Personalitätscharakteristika der betroffenen Person erhalten bleiben. Im Falle unausweichlicher Veränderungen personaler Charakteristika bzw. in Fällen, in denen im Zuge therapeutischer Maßnahmen eine Abwägung zwischen Veränderungen verschiedener Charakteristika vonnöten ist, bietet diese Sichtweise jedoch keine direkte Möglichkeit, die Bedeutung verschiedener Charakteristika für die personale Identität abzuschätzen und gegeneinander abzuwägen, da der Erhalt der Identität dieser Person ja quasi von vornherein vorausgesetzt wird. Eine begründete Bewertung der Auswirkungen einzelner Persönlichkeitsveränderungen auf die Identität der betreffenden Person kann, da an dem Erhalt eben dieser Identität unter Normalbedingungen in keiner Weise gezweifelt wird, nicht erfolgen. Ein Rückgriff auf bestimmte Kriterien, deren Funktion darin besteht, auf das hinzuweisen, was aus reduktionistischer Sichtweise als relevant für das Weiterbestehen eines Selbst angesehen wird, d.h. im Parfit'schen Sinne auf "what matters in survival" (vgl. Kap. C.III.3.), kann in solchen, nach praktischen Entscheidungen verlangenden Situationen nur unter großen argumentativen Schwierigkeiten erfolgen.[65]

Starke Charakterveränderungen, fehlende Erinnerungen an in ferner Vergangenheit liegende Lebensabschnitte, und andere, im Lauf der Zeit, aber auch im Zusammenhang mit Hirngewebetransplantationen auftretende Veränderungen werden dieser Position zufolge vor dem Hintergrund des zwar nicht bewiesenen, aber doch vorausgesetzten Weiterbestehens der personalen Identität betrachtet und somit in ihrer Bedeutung in gewissem Sinne relativiert. Daher besteht hier eine stärkere Bereitschaft als bei reduktionistischer Sichtweise, veränderte Persönlichkeitscharakteristika in das Bild seiner selbst zu integrieren bzw. derartige, bei anderen Personen auftretende Veränderungen als genuin zu der jeweiligen Person gehörend zu betrachten. Eine Sichtweise, die, soweit dies irgend möglich erscheint, das Fortbestehen der personalen Identität einer Person betont, hält am Status einer von Persönlichkeitsveränderungen betroffenen Person in Gesellschaft und Familie fest. Da die Identität eines von starken Personalitätsveränderungen betroffenen Patienten als im Grunde gleich weiterbestehend gedacht wird, wird von Seiten seiner Mitmenschen auch eine erhöhte Bereitschaft bestehen, ihn in ähnlicher Weise wie bisher weiterzubehandeln. Der Status der betreffenden Person, und damit einhergehend auch deren Würde, bleibt auch über große Veränderungen hinweg tendenziell erhalten. Da im Rahmen der nicht-reduktionistischen Sichtweise, innerhalb derer eine Alles-oder-Nichts-Beziehung bezüglich des Erhalts der personalen Identität vorausgesetzt wird, keinerlei Möglichkeit besteht, einen graduellen Erhalt der personalen Identität anzunehmen, scheint es nur sehr wenige denkbare Situationen zu geben, bei denen unter dieser Sichtweise tatsächlich von einem möglichen Verlust der personalen Identität die Rede sein könnte. Richard Swinburne erklärt die Tendenz, den Erhalt der personalen Identität gemäß dem Alles-oder-Nichts-Prinzip zu verstehen, folgendermaßen:[66]

"After all, survival for inanimate things is a matter of degree. ... Why cannot we say the same of people? Normally we are not inclined to talk thus, because brain operations are rare and brain hemisphere transplants never happen. Hence there is

---

[65] vgl. Swinburne, 1984.
[66] Swinburne, 1984, S.17.

III. Personale Identität   123

normally at most only one candidate for being the same person as an earlier person, and he is normally a very strong candidate indeed - having a more or less identical brain and very great similarities of apparent memory and character. So we tend to think of personal identity as all or nothing."

Obwohl normalerweise im Verlauf des Lebens einer Person auf vielfältige Art Persönlichkeitsveränderungen auftreten, gibt es aufgrund der - trotz aller Veränderungen - in vielerlei Hinsicht weiterbestehenden Verbindungen zwischen einer derzeit existierenden Person und der mit dieser korrelierten Person der Vergangenheit eine große Zahl von Indizien, die für einen Erhalt der personalen Identität sprechen. Da gemäß der Theorie keine genauen Aussagen über die personale Identität gemacht werden können, sondern lediglich mehr oder weniger starke Indizien für oder gegen den Erhalt der personalen Identität gefunden werden können, scheint eine Vorgehensweise, die auch in Zweifelsfällen den Erhalt der personalen Identität annimmt, den sichersten Weg darzustellen. Vor die Möglichkeit gestellt, bezüglich der Zuschreibung von personaler Identität eine Alles-oder-Nichts-Entscheidung zu treffen, bleibt daher meist nur eine Alternative: denn bevor der Untergang einer Entität und das gleichzeitige Entstehen einer anderen Entität angenommen werden müssen, scheint ein Fortbestehen der ursprünglichen personalen Identität der plausiblere Weg zu sein. Auch nach Hirngewebetransplantationen steht dieser Betrachtungsweise zufolge die personale Identität des Implantatempfängers meist, d.h. unter Normalbedingungen, nicht auf dem Spiel - denn der Implantatempfänger ist ja in der Tat die einzige Person, die als Kandidat dafür in Frage kommt, dieselbe Person wie vor der Transplantation zu sein. Auch wenn im Anschluß an eine Hirngewebetransplantation Persönlichkeitsveränderungen auftreten sollten, könnte deren Ausmaß nur schwerlich den Eindruck erwecken, das Fortbestehen der personalen Identität der transplantierten Person sei gefährdet. Die im Rahmen der bisher durchgeführten Hirngewebetransplantationen festgestellten und publizierten Veränderungen, wie beispielsweise das Auftreten von Verwirrtheitszuständen, Halluzinationen und Depressionen, oder aber Erhöhungen des IQ sowie Verbesserungen des Gedächtnisses (vgl. Kap. B.IV.3.), liefern dieser Position zufolge keine stichhaltigen Hinweise für einen Verlust der personalen Identität.

In Schwierigkeiten gerät die nicht-reduktionistische Art der Zuschreibung von personaler Identität angesichts von spekulativen Überlegungen zu - derzeit allerdings nur im Gedankenexperiment möglichen - Hirngewebetransplantationen, bei denen ein durch das Hirngewebe vermittelter direkter Transfer personaler Charakteristika vom Gewebedonor auf den Empfänger angenommen wird (vgl. Kap. C.V.2.c). So kann man sich bei einem fiktiven Transfer personaler Charakteristika von einem Hirngewebespender auf einen Empfänger die Frage stellen, wessen Identität die nach der Transplantation resultierende Person letztlich besitzt: denn in dem Maße, in dem der Anteil der vom Hirngewebespender auf den Empfänger transferierten Personalitätscharakteristika ansteigt, entschwinden die personalen Eigenschaften des ursprünglichen Transplantatempfängers, bis schließlich, bei theoretisch angenommenem Transfer des gesamten Gehirns des Gewebespenders, die nach der Transplantation resultierende Person weitgehend die personale Identität des Gewebespenders besitzen würde. Den hypothetischen Grenzfall dieser Problematik stellt ein Gedankenexperiment wie beispielsweise der Transfer einer ganzen Großhirnhemisphäre dar, bei dem theoretisch 50 % der mentalen Eigenschaften der nach der Transplantation resultierenden Person auf den Gewebespender, 50 % auf den Gewebe-Empfänger zurückzuführen wären. Als ausschlaggebend für den Erhalt der personalen Identität wurde in solchen, für einen außenstehenden Beobachter scheinbar unentscheidbaren Situationen das Weiterbestehen des Selbst genannt. Solange die jeweilige Person - im Falle einer Hirngewebetransplantation vor und nach der Transplantation - die jeweiligen Erlebnisse und Handlungen als ihr selbst zugehörig betrachtet, d.h. durchgängig in der ersten Person von sich selbst spricht, gilt demzufolge der Erhalt der personalen Identität als gesichert.[67] So gilt die Tatsache, daß jemand sich an Erlebnisse der Vergangenheit erinnert als Indiz dafür, daß diese selbe Person diese Erlebnisse auch tatsächlich hatte (vgl. Kap. C.V.2.a). In diesem Sinne formuliert Thomas Reid:[68]

"How do you know - what evidence have you - that there is such a permanent self which has a claim to all the thoughts, actions, and feelings which you call yours? To this I answer, that the proper evidence I have of all this is remembrance. ... my memory testifies, not only that this was done, but that it was done by me who now remember it. If it was done by me, I must have existed at that time, and continued to exist from that time to the present."

Zu fragen wäre jedoch, ob die von Vertretern der nicht-reduktionistischen Sichtweise geführte Diskussion über das Fortbestehen eines Selbst wirklich den Problembereich trifft, der sich bei Hirngewebetransplantationen stellt, bleibt doch das Selbstbewußtsein, das die Voraussetzung für die Zuschreibung von Handlungen und Erlebnissen als einem Selbst zugehörig darstellt, voraussichtlich bei den meisten dieser Eingriffe ungetastet. Fälle, in denen eine Unterbrechung oder Zerstörung des Selbstbewußtseins auftritt, so beispielsweise beim Eintreten von Koma oder von schwerer Demenz, gelten als schwere, durch den experimentellen Charakter des derzeitigen Stadiums der Hirngewebetransplantations-Methodik bedingte Fehlschläge. Eingriffe mit derartigen Folgen bzw. Eingriffe, die mit einem erhöhten Risiko zu derartigen Folgen behaftet sind, sind aufgrund der großen Bedeutung dieser mit dem Personenstatus verknüpften Eigenschaften und Fähigkeiten abzulehnen (vgl. Kap. C.II.1.). In diesen Folgenbereich, in dem die Selbstzuschreibung von Handlungen und Erlebnissen in Frage steht, würden auch Fälle mit nach der Operation auftretendem Gedächtnisverlust, der die Betroffenen um Abschnitte ihrer eigenen Vergangenheit beraubt, gehören (vgl. Kap. C.IV.2.a). Sieht man von diesen Fällen grob

---

[67] Madell, 1981.
[68] Reid, 1785, in: Perry, 1975a, S.110.

fehlgeschlagener Hirngewebetransplantationen ab, so scheint eindeutig, daß im Regelfall ein Patient nach einer Hirngewebetransplantation weiterhin Selbstbewußtsein besitzt und daher meist weiterhin in der Lage ist, von sich selbst in der ersten Person zu sprechen. Solange das Selbstbewußtsein nicht zerstört wurde ist mit einer völlig zwanglosen Identifikation des Patienten mit sich selbst zu rechnen, ein Bezug auf dieses Selbst in der ersten Person (im Sinne von: dies sind meine Erlebnisse, Gedanken, Erinnerungen usw.) erscheint daher unvermeidlich. Nach der Operation stellt sich für den Patienten jedoch höchstens die Frage, ob, und wenn ja, inwieweit er jetzt andere Persönlichkeitscharakteristika besitzt als vorher, d.h. inwieweit sich die Individualität seines persistierenden Selbst durch die Operation verändert hat.

Den im Zusammenhang mit der Hirngewebetransplantations-Methodik hier relevanten Problembereich stellt daher die Identifikation des betroffenen Patienten mit seinen möglicherweise veränderten Persönlichkeitscharakteristika dar, und nicht das aus nicht-reduktionistischer Sichtweise thematisierte, auch über Persönlichkeitsveränderungen hinweg gleichbleibende Subjekt der Erfahrung. So mag ein Patient nach der Operation zwar möglicherweise Schwierigkeiten haben, die eingetretenen Veränderungen als genuin seiner selbst zugehörig zu betrachten, jedoch steht für ihn das Weiterbestehen seines Selbst, worauf er sich selbst-referentiell in der ersten Person bezieht, nicht in Frage. Vor einer Hirngewebetransplantation mag sich ein Patient jedoch durchaus die Frage stellen, ob die Person, die den Operationssaal verläßt, tatsächlich noch er selbst, also dieselbe Persönlichkeit mit weitgehend denselben Persönlichkeitscharakteristika wie vor der Operation, ist. Denn angesichts des Risikos eines Fehlschlags und des möglichen Eintretens von Koma oder Demenz muß - zumindest für den Zeitraum der Etablierungsphase der Hirngewebetransplantations-Methodik - sowohl mit dem Auftreten unerwünschter Persönlichkeitsveränderungen als auch unter Umständen mit einer weitgehenden Zerstörung des Personenstatus gerechnet werden. Im Umfeld von Hirngewebetransplantationen liegt in diesem Kontext folglich die eigentliche Problematik darin, daß möglicherweise Veränderungen des Charakters der operativ behandelten Patienten, mithin irreversible Personalitätsveränderungen, auftreten könnten. Diesen Veränderungen schenkt die nicht-reduktionistische Sichtweise allerdings nur wenig Beachtung, gilt doch insgesamt der Erhalt der personalen Identität als so gut wie gesichert. Jedoch stellt gerade das Auftreten von Personalitätsveränderungen, verbunden mit der Schwierigkeit, diese Veränderungen in das Gesamtbild der eigenen Person zu integrieren, im Leben der betroffenen Person ein großes Problem dar. Einzig wenn - wie bei in der dualistischen Tradition stehenden Positionen - eine selbständig existierende, immaterielle Entität für den Erhalt der personalen Identität verantwortlich gemacht wird, können wie auch immer geartete Veränderungen am materiell realisierten Gehirn tendenziell ignoriert werden. Derartige Ansichten wurden jedoch in Kap. C.II.2. verworfen.

Eine Position, die den Erhalt der personalen Identität als unabhängig vom Fortbestehen bestimmter Personalitätscharakteristika sieht, betont zwar die Sonderrolle, die Personen im Unterschied zu allen anderen Lebewesen oder zu Gegenständen zukommt. Sie rückt die auch über Personalitätsveränderungen hinweg bestehende Verantwortlichkeit und Würde der betreffenden Person in den Vordergrund (vgl. Kap. C.VI.3.). Jedoch können ausgehend von einer solchen Position im Zusammenhang mit Hirngewebetransplantationen nur schwerlich wertende Aussagen gemacht werden über die Art und Reichweite von nach einer Hirngewebetransplantation möglicherweise auf körperlicher oder mentaler Ebene auftretenden Veränderungen.

3. Reduktionistische Sichtweise

Aus reduktionistischer Sicht (Complex View) besteht kein grundsätzlicher Unterschied zwischen der Identität einer Person und der Identität anderer, komplexer, über einen längeren Zeitraum hinweg persistierender Wesen oder Dinge. So kann die Identität einer Person beispielsweise mit der über den historischen Verlauf bestehenden Identität einer Nation verglichen werden. Derek Parfit zufolge wird die Identität einer Person wie die Identität einer Nation über einen bestimmten Zeitraum hinweg nur ihrer Logik zufolge gemäß dem Alles-oder-Nichts-Prinzip verstanden, ihrer Natur gemäß besitzt sie einen graduellen Verlauf.[69] Der Identität einer Person kommt daher kein Sonderstatus zu, der auf für den Beobachter unzugänglichen Gegebenheiten beruht. So formuliert Derek Parfit:[70]

"On the Reductionist View, each person's existence just involves the existence of a brain and body, the doing of certain deeds, the thinking of certain thoughts, the occurrence of certain experiences, and so on."

Reduktionistische Positionen lassen sich Derek Parfit zufolge durch zwei Hauptforderungen charakterisieren:[71] Erstens besteht die Identität einer Person über einen bestimmten Zeitraum hinweg lediglich darin, daß bestimmte spezielle Relationen fortdauern. Zweitens braucht bei der Beschreibung dieser Relationen weder die Identität der betreffenden Person vorausgesetzt zu werden, noch braucht explizit behauptet zu werden, daß die Vorkommnisse im Leben dieser Person exakt dieser Person zukommen, noch, daß diese Person tatsächlich existiert. All diese Aussagen können auf unpersönliche Weise gemacht werden. Hierzu wird auf das Konzept der Quasi-Beziehungen zurückgegriffen: Anstelle von Erinnerungen, Intentionen und ähnlichem zu sprechen, werden Begriffe für die entsprechenden Quasi-Beziehungen, wie beispielsweise Quasi-Erinnerungen oder Quasi-Intentionen, verwendet. Ein in diesem Zusammenhang wesentlicher

---

[69] Parfit, 1971.
[70] Parfit, 1984, S. 211.
[71] Parfit, 1984, S. 210.

III. Personale Identität

Vorteil dieser umfassenderen Quasi-Beziehungen ist es, daß sie nicht von vornherein die Identität der Person, die beispielsweise bestimmte Erlebnisse hatte, mit der Person, die sich daran erinnert, voraussetzen (vgl. Kap. C.V.2.b). Als entscheidend für den Erhalt der personalen Identität bzw. für das Weiterbestehen einer Person als ein und dieselbe Person gilt demzufolge das Fortbestehen bestimmter, für die Charakterisierung der betreffenden Person relevanter Relationen. So wurden verschiedene körperliche bzw. mentale Kriterien entwickelt, mit deren Hilfe über den Erhalt der personalen Identität einer Person Aussagen getroffen werden können. Solche, teilweise über den Zeitverlauf hinweg eine graduell variierende Ausprägung besitzende Kriterien sind beispielsweise das Gedächtnis oder allgemein die Konnektivität mentaler Charakteristika (vgl. Kap. C.IV.). Die reduktionistische Sichtweise schließt daher für den Fall, daß die erforderlichen Kriterien nicht erfüllt werden können, prinzipiell in bestimmten Situationen die Möglichkeit eines Verlustes der personalen Identität ein. Dieser Verlust der personalen Identität läßt sich aus dem veränderten Verhalten der betreffenden Person erschließen. Gemäß der reduktionistischen Sichtweise gibt es auch Fälle, in denen Fragen bezüglich der Identität einer Person nicht beantwortet werden können, d.h. Fälle, in denen die Identität einer Person nicht feststeht.

Eine der bekanntesten und subtilsten Versionen der reduktionistischen Sichtweise wurde von Derek Parfit[72] entwickelt. Sie soll den Schwerpunkt der folgenden Darstellung bilden. Anhand von Science-Fiction-Beispielen wie der Spaltung einer Person, der Verschmelzung von Personen oder der Personenvervielfältigung, zeigt Parfit den beschränkten Anwendungsbereich und die Unzulänglichkeit des nicht-reduktionistischen Konzeptes der personalen Identität auf: Da Identität nur gemäß dem Alles-oder-Nichts-Prinzip zugeschrieben werden kann, ergeben sich - aufgrund des Transitivitätscharakters der Identität - bei Verwendung des Identitätsbegriffs eine Reihe von mit dem bisherigen Vokabular nicht beschreibbaren Situationen. Statt dessen formuliert Parfit als entscheidend für das Weiterbestehen bzw. Überleben einer Person als ein und dieselbe Person das Fortbestehen einer sog. Relation R, die von Vorstellungen der körperlichen oder psychischen Identität losgelöst ist. Diese Relation R umfaßt die psychische Konnektivität und Kontinuität einer Person. Unter psychischer Konnektivität wird hierbei das Vorhandensein direkter psychischer Verbindungen, so beispielsweise die direkte Erinnerung an vergangene Erlebnisse, verstanden, unter psychischer Kontinuität das Vorhandensein von überlappenden Ketten starker Konnektivität (vgl. Kap. C.IV.2.). Die Konnektivität einer Person nimmt über den Zeitverlauf hinweg ab, ein gleiches gilt folglich auch für die Relation R. Daher stellt die Relation R, anders als die personale Identität, keine Alles-oder-Nichts-Beziehung dar, ihr Fortbestehen kann auch in graduellem Ausmaß beschrieben werden. Mit Hilfe dieser graduellen Relation können sowohl die von Derek Parfit aufgeführten kontrafaktischen Science-Fiction-Bei-

---

[72] Parfit 1971; 1973; 1976; 1982; 1984.

spiele beschrieben werden, als auch bei in der Realität existierenden Fällen angemessene Charakterisierungen der im Alltagsleben vorliegenden Situationen vorgenommen werden. Denn in den meisten der tatsächlich vorkommenden Fälle unterliegen die Persönlichkeitscharakteristika einer Person einem graduellen Wandel - von Alles-oder-Nichts-Beziehungen bezüglich der personalen Identität kann den Alltagserfahrungen zufolge nur selten die Rede sein. Ein großer Vorteil der Relation R ist es, daß die im Verlauf des Lebens einer Person immer wieder vorkommenden, vergleichsweise geringen Persönlichkeitsveränderungen, aber auch umfangreichere Veränderungen, wie sie beispielsweise nach Hirnverletzungen oder im Zuge schwerer Erkrankungen auftreten können, anhand dieser graduellen Relation auf angemessene Weise beschrieben werden können. Anstelle über diese Veränderungen hinweg an der Identität der Person festzuhalten, schlägt Parfit vor, das Leben einer über einen längeren Zeitraum hinweg lebenden und daher teilweise recht starken Persönlichkeitsveränderungen unterworfenen Person in verschiedene, von jeweils unterschiedlichen "Ichen" durchlebte Lebensabschnitte zu untergliedern. Daher steht es, Parfit zufolge, bei deutlichen Charakterveränderungen oder bei anderen Verminderungen der psychischen Konnektivität, der Wahl des Sprechers frei, eine derartige Einteilung des Lebens einer Person in aufeinanderfolgende "Iche" oder Personen-Abschnitte vorzunehmen. Dieser in gewissem Sinne metaphorische Sprachgebrauch spiegelt wider, daß bestimmten Ereignissen, wie beispielsweise gewissen Charakterveränderungen, für eine bestimmte Person eine große Bedeutung zugemessen wird. Jedoch beschränkt Parfit selbst den Anwendungsbereich der Redeweise von aufeinanderfolgenden "Ichen" oder Personenabschnitten auf Fälle, bei denen eine scharfe Diskontinuität auftritt, welche die Grenze zwischen zwei aufeinanderfolgenden Abschnitten markiert. In die Gruppe dieser, von deutlichen Diskontinuitäten begleiteten Fälle würden sich recht zwanglos Hirngewebetransplantationen, bei denen auf diskontinuierliche Weise starke Personalitätsveränderungen auftreten, einordnen lassen. Mit dieser Auflösung des Lebens einer Person in eine Serie aufeinanderfolgender "Iche" oder Personen-Abschnitte geht eine Position einher, derzufolge jemand sich mit in der Vergangenheit bzw. Zukunft liegenden Lebensabschnitten, in denen nur eine verminderte Konnektivität mit den Eigenschaften seines derzeit existierenden "Ichs" vorliegt, nur in vermindertem Maße identifiziert.

4. Implikationen der reduktionistischen Sichtweise

Mit der reduktionistischen Sichtweise ist auf enge Weise eine Haltung verbunden, derzufolge sich der Status einer Person aus den aktuellen Eigenschaften der jeweiligen Person ergibt. Weder der Personenstatus noch die personale Identität stellen daher ein für allemal feststehende, dem jeweiligen Menschen unveränderlich zukommende Eigenschaften oder Kennzeichen dar. In Abhängigkeit von im Laufe der Zeit feststellbaren Veränderungen des Wesens einer Person kann daher dieser Person zu verschiedenen Zeitpunkten ihres Lebens ein Wechsel oder Verlust der personalen Identität zugeschrieben werden. Um einen Erhalt oder Wechsel der personalen Identität umschreiben und diagnostizieren zu können, wurden von verschiedener Seite recht unterschiedliche Kriterien entwickelt, deren Aufgabe jeweils darin besteht, zu beschreiben, was als entscheidend für das Fortbestehen der personalen Identität betrachtet wird (vgl. Kap. C.IV.). Im Zusammenhang mit einer Hirngewebetransplantation wird daher, anders als bei nicht-reduktionistischer Sichtweise, der Erhalt der personalen Identität des Patienten nicht von vornherein quasi als gegeben angenommen. Vielmehr können Fragen bezüglich der personalen Identität erst nach eingehender Untersuchung des Patienten einer tentativen Antwort zugeführt werden. Im Mittelpunkt derartiger Überlegungen haben daher Untersuchungen zu stehen, die überprüfen, ob die für den Erhalt der personalen Identität als relevant erachteten Kriterien erfüllt werden oder nicht. Nachdem ein Wechsel oder Verlust der personalen Identität diagnostiziert wurde, liegt aus reduktionistischer Sicht kein Grund mehr vor, am bisher der jeweiligen Person gegenüber entgegengebrachten Verhalten festzuhalten. Es besteht daher nur eine sehr geringe Tendenz, auftretende Personalitätsveränderungen als genuin zu der jeweiligen Person gehörend zu betrachten. Vor allem in Fällen, in denen der Verlust der personalen Identität mit einer Minderung bestimmter für relevant erachteter Personalitätscharakteristika verknüpft ist, so beispielsweise bei Gedächtnisschwund oder Verlust der verbalen Kommunikationsfähigkeit, führt dies, da die derzeit existierende Person nicht in vollem Umfang mit der ehemals gesunden Person identifiziert wird, zu einer starken Minderung der dieser Person entgegengebrachten Sympathie.

Da nach der von Derek Parfit entwickelten Version der reduktionistischen Sichtweise das Leben einer Person in eine Reihe aufeinanderfolgender "Iche" oder Personen-Abschnitte aufgelöst werden kann, kann dem derzeit existierenden "Ich" nicht die volle Verantwortung für Taten zugeschrieben werden, die in ferner Vergangenheit von einem früheren "Ich" begangen wurden. Gleiches gilt für Schuld, Lohn und Strafe. Zwischenmenschliche Beziehungen, das Eingehen und Halten von Versprechen, und ähnliches, werden angesichts einer Betrachtungsweise, die sich zwar für ihr derzeitiges Selbst, aber nicht für Vergangenheit und Zukunft zuständig und verantwortlich fühlt, in weiten Teilen ihres Inhaltes beraubt (vgl. Kap. C.VI.3.). In dem Maße, in dem wie von Parfit vorgeschlagen eine Person selbst darüber entscheiden kann, welche Abschnitte der Vergangenheit sie noch bereit ist, als ihrer selbst zugehörig zu betrachten, wird jeglicher Form von langfristiger Integrationsfähigkeit der Boden entzogen. So formuliert Terence Penelhum:[73]

"The form of life distinctive of persons (...) cannot allow a person to *decide* what is to count as part of his past or his present or his future. Such choices are at best bounded by the limits of metaphor. The form of life distinctive of persons therefore

---

[73] Penelhum, 1971, S. 675.

requires that the bounds of a person be set in some way independent of the individual's choice, and in a way wide enough to allow for at least some such transitions."

Bei einer solchen Auflösung des Lebens einer Person in aufeinanderfolgende Personenabschnitte liegt die Tendenz nahe, Zuständigkeiten, Verantwortlichkeiten und ähnliches, die aus Sicht des derzeitigen "Ichs" lästig oder unerwünscht erscheinen, mit Hinweis auf ein früheres "Ich" von sich zu weisen. Auch eine in der Vergangenheit liegende Hirngewebetransplantation könnte durchaus ein Vorwand für derartiges Verhalten sein (vgl. Kap. C.II.4.)

Dieser reduktionistischen Sichtweise zufolge werden langfristige, in die fernere Zukunft gerichtete Lebensentwürfe angesichts der Möglichkeit tiefgreifender Persönlichkeitsveränderungen nichtig, muß doch damit gerechnet werden, daß bei Eintreten des angestrebten Zieles oder Ereignisses das zu diesem Zeitpunkt existierende "Ich" nur noch geringe Konnektivität zu dem derzeit existierenden "Ich" besitzt. Angesichts dieser Perspektive scheint eine Zeitdiskontierung, welche die Bewertung von Handlungen und deren Folgen vom Ausmaß der zwischen dem derzeit existierenden "Ich" und dem künftigen "Ich" bestehenden Konnektivität abhängig macht, die rationalste Einstellung zu sein.[74] Langfristige Ziele können daher nicht oder nur in unzureichender Weise entwickelt und verfolgt werden, Entscheidungen werden tendenziell zugunsten des derzeit existierenden "Ich" getroffen. Überträgt man diese Betrachtungsweise auf die im Umfeld der Krankheit Morbus Parkinson bestehende Problematik, so kommt unter solch einem Blickwinkel der Langzeitentwicklung der mit dieser Erkrankung verknüpften Symptomatik nur eine relativ geringe Bedeutung zu. Prinzipiell werden die im Laufe des kontinuierlichen Fortschreitens der Krankheit auftretenden Veränderungen in stärkerem Maße gewichtet als dies aus nicht-reduktionistischer Sichtweise erfolgen würde. Aufgrund des stetig wachsenden Dopamin-Mangels im Gehirn treten im Zuge der Krankheit eine Reihe von körperlichen Veränderungen, aber auch Veränderungen mentaler Charakteristika, auf (vgl. Kap. B.III.3.). Diese Veränderungen können aus reduktionistischer Sicht durchaus als Indiz für einen sich graduell abzeichnenden Identitätswechsel gewertet werden. Daher braucht sich, der reduktionistischen Sichtweise zufolge, ein Parkinson-Patient bei der Diagnose-Stellung, d.h. zu Beginn der Erkrankung, nicht in vollem Umfang mit dem im Spätstadium der Krankheit zu erwartenden Schicksal zu identifizieren. Dies kann einerseits zur psychischen Entlastung des Patienten führen, hält er doch den zu erwartenden Krankheitsverlauf nur in seinen frühen Stadien als genuin zu sich selbst gehörig. Andererseits besteht hier auch die Gefahr, das langfristige Wohlergehen des Patienten zugunsten kurz- und mittelfristiger therapeutischer Erfolge zu vernachlässigen. Eine L-DOPA-Therapie wirft unter dieser Betrachtungsweise daher wesentlich weniger Probleme auf als unter nicht-reduktionistischer Sichtweise.

---

[74] Birnbacher, 1988, S. 45 ff.

Eine Position, welche die Auflösung des Lebens einer Person in die Existenz verschiedener aufeinanderfolgender Personen-Abschnitte favorisiert, schwächt die Bedeutung ab, die den im Leben einer Person gleichbleibenden Persönlichkeitscharakteristika zugeschrieben wird. Da dieser Sichtweise zufolge auch unter Normalbedingungen eine Untergliederung des Lebens einer Person in Personen-Abschnitte vorgenommen werden kann, erscheint das Auftreten von Personalitätsveränderungen, die durch Eingriffe von außen hervorgerufen wurden, weniger gravierend, als wenn der Erhalt bestimmter Personalitätscharakteristika über das ganze Leben hinweg als entscheidend angesehen werden würde. Nach Hirngewebetransplantationen möglicherweise auftretende Personalitätsveränderungen, wie beispielsweise die Induktion einer depressiven Grundstimmung oder das Auftreten von Verwirrtheitszuständen (vgl. Kap. B.IV.3.) werden vor diesem Hintergrund tendenziell weniger ernst genommen, sie können quasi als künstlich beschleunigter Übergang von einem Personen-Abschnitt zum nächsten betrachtet werden.

Überträgt man die von Derek Parfit formulierte reduktionistische Position auf die Hirngewebetransplantations-Problematik, so neigt diese Sichtweise dazu, dem Schicksal des nach einer Hirngewebetransplantation erwachenden Patienten nur eine vergleichsweise geringe Bedeutung zuzumessen. Da ja im Falle starker Personalitätsveränderungen, d.h. bei stark verminderter Konnektivität zwischen Prä- und Post-Transplantations-Zustand des Patienten, davon ausgegangen werden kann, daß es sich bei dem Post-Transplantations-Zustand um ein späteres "Ich" der transplantierten Person handelt, ist aus Sicht des derzeitigen "Ichs" des Patienten das Schicksal des späteren "Ichs" nur von untergeordneter Bedeutung. Eine Transplantation wird daher nicht primär deshalb angestrebt werden, um im Zusammenhang mit einer langwierigen, progredienten Erkrankung wie Morbus Parkinson die Langzeitprognose zu verbessern, sondern vielmehr dann, wenn sich vor der Operation das derzeitige "Ich" des betreffenden Patienten in einem schlechten Gesundheitszustand befindet und diesen gerne verbessert sehen möchte, um eine höhere Lebensqualität zu erreichen. Solange im Zuge des Eingriffs die Lebensqualität gesteigert werden kann, ohne daß dabei Persönlichkeitsveränderungen auftreten, kann dies als Verbesserung des Zustandes des derzeitigen "Ichs" positiv gewertet werden. Sollten im Zuge des Eingriffs Persönlichkeitsveränderungen auftreten, so kann dieser Eingriff - wertneutral - als beschleunigter Übergang von einem Personen-Abschnitt zu einem späteren Personen-Abschnitt beschrieben werden. Je geringer die Konnektivität dieses späteren "Ichs" mit dem früheren "Ich" ist, desto geringer scheint das Interesse des betroffenen, vor der Transplantation stehenden Patienten sowie seiner Mitmenschen am Schicksal dieses späteren "Ichs" des Patienten zu sein. Einzig eine Position, die einer möglichst langen Lebensdauer eines bestimmten Personen-Abschnitts einen Wert zumißt, könnte hier zu einer wertenden Aussage bezüglich der zu erwartenden Persönlichkeitsveränderungen gelangen. Eine derartige Position setzt allerdings die Existenz eines zusätzlichen, die verschiedenen Personen-Abschnitte einer Person integrierenden "Ich" voraus, das aus reduktionistischer Sichtweise jedoch von vornherein abgelehnt wird. Es scheint hier keine Instanz zu geben, die noch Interesse an einem möglichst großen Wohlergehen des Patienten nach der Transplantation besitzen könnte, sieht man einmal von der in unpersönlicher Weise formulierten utilitaristischen Forderung nach Glückmaximierung oder Leidensminimierung ab. Die beschriebenen, mit der von Derek Parfit vertretenen Position verbundenen Folgerungen wirken daher in hohem Maße kontraintuitiv, nicht zuletzt, da kaum angenommen werden kann, daß ein vor einer Hirngewebetransplantation stehender Patient einer Perspektive auf starke Personalitätsveränderungen indifferent gegenüberstehen kann, während er das Auftreten nur geringfügiger Veränderungen unter Umständen rundweg ablehnt, da er diese als seinem derzeitigen "Ich" zugehörig betrachtet.

Im Rahmen dieser reduktionistischen Sichtweise können die graduellen Auswirkungen von Personalitätsveränderungen, wie sie möglicherweise im Zusammenhang mit Hirngewebetransplantationen auftreten, beschrieben werden und unter Zuhilfenahme entsprechender Kriterien einer Wertung zugeführt werden. Jedoch bietet diese Position keine Erklärung für die große Bedeutung, die unseren Alltagsintuitionen zufolge im Leben einer Person dem Fortbestehen bestimmter Personalitätscharakteristika über den Zeitverlauf hinweg zugemessen wird.

5. Anwendungsschwierigkeiten

Bei genauerer Überprüfung (vgl. Kap. C.III.1. bis C.III.4.) kann, will man die Bedeutung von Persönlichkeitsveränderungen im Umfeld von Hirngewebetransplantationen ermitteln, weder die nicht-reduktionistische Sichtweise noch die reduktionistische Sichtweise eine adäquate Hintergrundorientierung für unsere allgemein verbreiteten Intuitionen bieten, die angeben, was im Kontext einer Hirngewebetransplantation als geeignetes Therapiemaßnahmen-Spektrum bzw. tolerierbares Nebenwirkungs-Spektrum betrachtet wird. Diesen Intuitionen zufolge wird im Zusammenhang mit einem therapeutischen Eingriff zur Behandlung von Morbus Parkinson, der vorrangig zur Linderung der motorischen Symptomatik der Parkinson-Patienten führen soll, ein möglichst stabiles Persönlichkeitsbild, d.h. möglichst unverändertes Weiterbestehen der für wichtig erachteten Personalitätscharakteristika - möglicherweise bei gezielter Veränderung einiger als unerwünscht geltender Charakteristika (vgl. Kap. C.VI.) - angestrebt. Dieses Weiterbestehen der Individualität einer Person offenbart sich unseren Alltagsintuitionen zufolge im Verhalten der betreffenden Person. Der Erhalt der so verstandenen Identität oder Individualität der jeweiligen Person wird anhand geeigneter Kriterien überprüft bzw. festgestellt. Mit einer Vertröstung auf eine trotz starker Persönlichkeitsveränderungen weiterbestehende metaphorische Identität wird zwar die Gewichtung der auftretenden Veränderungen abgeschwächt, diese stellen jedoch nichtsdestotrotz die für die Art und Qualität des Weiterlebens der betreffenden Person entscheidenden Kriterien dar.

Zwar können auch Alltagsintuitionen durchaus irren, in diesem Anwendungsfall erscheint es jedoch wenig sinnvoll, Überlegungen bezüglich des angestrebten Zielbereiches eines operativen Eingriffes durchzuführen, ohne die Vorstellungen der hiervon betroffenen Patienten über das, was sie in ihrem weiteren Lebensverlauf für relevant halten, zu berücksichtigen. Das Maß für die Adäquatheit einer Theorie stellt in diesem normativ-ethischen Zusammenhang daher die Akzeptanz der von den entsprechenden Implikationen Betroffenen dar, und nicht so sehr die philosophisch-strategische Eleganz der jeweiligen Position. Weder wer, wie die nicht-reduktionistische Sichtweise, eine auf einer zusätzlichen Tatsache beruhende, quasi unveränderliche Identität einer Person annimmt, noch wer, wie die reduktionistische Sichtweise, das Leben einer Person in eine Reihe aufeinanderfolgender "Iche" oder Personen-Abschnitte auflöst, kann im Zusammenhang mit Hirngewebetransplantationen zu begründeten wertenden Aussagen bezüglich des Auftretens von Personalitätsveränderungen gelangen. Mit Hilfe der nicht-reduktionistischen Position kann zwar die große Bedeutung, die einer gewissen Konstanz individueller Persönlichkeitsmerkmale zugemessen wird, beschrieben werden. Jedoch kann, da sich der Erhalt der Identität einer Person gemäß dieser Sichtweise nicht im Fortbestehen bestimmter Kontinuitäten und Konnektivitäten erschöpft, in kritischen Situationen nicht quasi als Beweis für den Erhalt der personalen Identität auf den Fortbestand entsprechender, als Kriterien dienender Eigenschaften zurückgegriffen werden. Aus reduktionistischer Sicht gilt zwar, den Alltagsintuitionen gemäß, die Erfüllung bestimmter Kriterien als hinreichend für den Erhalt der personalen Identität, jedoch kann die Bedeutung, die einem möglichst konstanten Persönlichkeitsbild zugeschrieben wird, nicht erfaßt werden. Während aus nicht-reduktionistischer Sicht dem Erhalt der personalen Identität große Bedeutung zugemessen wird, kommt aus reduktionistischer Sicht dieser Identität eine wesentlich geringere Rolle zu. Derek Parfit formuliert dies folgendermaßen:[75]

"We can indeed claim that, when we come to see that personal identity is less deep, or involves less, we may plausibly think that personal identity has less rational significance. But this only means `less than it had while we believed the Simple View´. It is compatible with our claim that personal identity should still have supreme rational significance."

Daher stehen Vertreter der reduktionistischen Sichtweise Hirngewebetransplantationen, und auch möglicherweise in diesem Zusammenhang auftretenden Personalitätsveränderungen, wesentlich offener gegenüber als Vertreter der nicht-reduktionistischen Sichtweise.

Als problematisch erweist sich, daß beide Positionen stark voneinander abweichende Vorstellungen über Inhalt und Bedeutung der personalen Identität besitzen. Während nicht-reduktionistische Sichtweisen den Erhalt der personalen Identität als fast immer gegeben voraussetzen, neigen reduktionistische Betrach-

---

[75] Parfit, 1982, S. 230.

tungsweisen dazu, auch vergleichsweise geringfügige Persönlichkeitsveränderungen stark zu bewerten und in Richtung auf einen graduellen Identitätsverlust hin zu interpretieren. Diese großen Unterschiede lassen Äußerungen im Zusammenhang mit Fragen der personalen Identität unbestimmt erscheinen, da nicht festgelegt werden kann, im Zusammenhang mit was für Veränderungen überhaupt sinnvoll von einem Verlust der personalen Identität gesprochen werden kann. Eine gemeinsame Diskussionsbasis kann daher nur schwer gefunden werden, nicht zuletzt, da mit der Verwendung des Begriffes "personale Identität" im strengen Sinne eine Vorentscheidung zugunsten nicht-reduktionistischer Positionen getroffen wird. Mit ein Grund für diese Differenzen liegt in den unterschiedlichen Verwendungsweisen des Begriffs "personale Identität". Während nicht-reduktionistische Positionen mit "personaler Identität" vorrangig das Weiterbestehen des Subjekts der Erfahrung assoziieren, verwenden reduktionistische Positionen den Begriff meist im Zusammenhang mit Fragen nach möglichen Veränderungen der individuellen Eigenschaften von Personen.

Da bei Hirngewebetransplantationen davon ausgegangen werden kann, daß auch nach dem operativen Eingriff das Subjekt der Erfahrung normalerweise weiterbesteht, stellen sich im Zusammenhang mit Hirngewebetransplantationen vorrangig Fragen nach möglichen Veränderungen der individuellen Persönlichkeitscharakteristika der transplantierten Person. Als Ausweg bietet sich im Zusammenhang mit Hirngewebetransplantationen daher an, den Gebrauch des Begriffes "personale Identität" einzuschränken und soweit dies möglich erscheint durch den Begriff "Individualität" zu ersetzen, um dann auf pragmatischer Ebene diejenigen Parameter oder Kriterien zu untersuchen, die gemeinhin als relevant für das Weiterbestehen einer Person als ein und dieselbe Person betrachtet werden. Bei im Umfeld von Hirngewebetransplantationen auftretenden Personalitätsveränderungen wird nur in den seltensten Fällen eine vollständige Veränderung der Individualität, die als vollständiger Verlust der personalen Identität beschrieben werden könnte, auftreten. Ebenso werden auch die entsprechenden, für relevant erachteten Identitäts- bzw. Individualitätskriterien nicht nach einem Alles-oder-Nichts-Prinzip in ihrer Gültigkeit weiterbestehen oder aber vollständig unterbrochen werden. Vielmehr handelt es sich auch bei Erfüllung oder Nichterfüllung der entsprechenden Kriterien um graduelle Relationen. Auch wenn im Zusammenhang mit diesen graduellen Persönlichkeitsveränderungen schwerlich von einem Verlust der personalen Identität gesprochen werden kann, sind es gerade diese Veränderungen, die im Alltagsleben von größter Relevanz sind und denen im Zusammenhang mit Hirngewebetransplantationen große Aufmerksamkeit zukommen muß.

Anstelle auf der übergeordneten theoretischen Ebene über den Erhalt der personalen Identität zu reflektieren, erscheint es in diesem Anwendungsfall daher angebrachter, zunächst losgelöst von einer bestimmten übergeordneten Theorie zur personalen Identität das Ausmaß einzelner, im Zusammenhang mit Hirngewebetransplantationen möglicherweise auftretender Persönlichkeitsveränderungen festzustellen und die Auswirkungen dieser Veränderungen auf die betreffende Person zu untersuchen. Eine entsprechende Vorgehensweise wird in Kap. C.IV. angestrebt.

IV. Kriterien der personalen Identität

Die Ansichten darüber, was für Charakteristika als entscheidende Kriterien für den Erhalt der personalen Identität angesehen werden können, unterscheiden sich recht stark voneinander, nicht zuletzt, da in unterschiedlichen Kontexten entsprechende Überlegungen zu unterschiedlichen Bedeutungen des Begriffs "personale Identität" durchgeführt werden. Aber auch in Bezug auf Fragen nach der hier vorrangig interessierenden Individualität einer Person werden eine Reihe unterschiedlicher Kriterien genannt und diese von den verschiedenen Autoren in unterschiedlichem Ausmaß gewichtet. Hierbei erfolgt meist eine grobe Einteilung der aufgeführten Kriterien in körperliche und mentale Charakteristika, wobei von den meisten Autoren letztlich mentalen Charakteristika die größere Bedeutung zugewiesen wird.

Insgesamt ist bei der Diskussion einzelner Kriterien die Tendenz festzustellen, das jeweils für wichtig erachtete Kriterium aus dem Gesamtkonzept des Personenbegriffes sowie dem Kontext sozialer Praktiken herauszulösen und die Bedeutung dieses losgelösten Kriteriums in isolierter Form für den Identitätserhalt zu untersuchen. Diese Vorgehensweise führt jedoch angesichts der komplexen Vernetzung körperlicher und mentaler Charakteristika untereinander sowie angesichts ihrer gemeinsamen Persönlichkeits-konstituierenden Funktion nicht selten zu einer Überbewertung des herausgegriffenen Kriteriums und zu einer Entstellung des Personenkonzeptes. Eine strikte Unterscheidung körperlicher Kriterien einerseits und mentaler oder geistiger Kriterien andererseits erscheint jedoch bei näherer Betrachtung von vornherein unmöglich, da, wie Bernard Williams sich ausdrückt, "die normale Funktion eines `geistigen´ Kriteriums das `körperliche´ miteinbezieht".[76] Auf die enge Vernetzung und gegenseitige Abhängigkeit körperlicher und mentaler Charakteristika weist unter anderem Amélie Rorty hin:[77]

"I begin with the familiar argument that the criterion of psychological continuity presupposes identifying the same physical agent. (...) I argue that the converse is also true: the criterion of bodily continuity presupposes a criterion of psychological continuity because it requires an account of the range of normal intentional action."

Um die Problematik aufzuzeigen, die sich aus der isolierten Bezugnahme auf einzelne dieser Kriterien ergibt, und um das Spektrum der verschiedenen Kriterien zu verdeutlichen, sei der folgende, rein fiktive Fall vorgestellt. Eine Person ist von einer chronisch-progredienten Erkrankung, die mit starken Schmerzen und deutlich eingeschränkter körperlicher Beweglichkeit einhergeht, betroffen. Diese Person ist nicht gewillt, das ihr bevorstehende Leiden zu erdulden und sucht daher nach Möglichkeiten, diesem Schicksal zu entgehen. Da die Patien-

---

[76] Williams, 1978b, S. 14.
[77] A.O. Rorty, 1973, S. 262.

IV. Kriterien der personalen Identität 137

tin an ihrem Leben hängt, schließt sie die Möglichkeit, Selbstmord zu begehen, prinzipiell aus. Als sich die Patientin genauer über neuere Behandlungsmöglichkeiten ihrer bisher als unheilbar geltenden Krankheit informiert, erfährt sie von einer Reihe neuartiger, in der Phase der klinischen Forschung stehender Operationen, die möglicherweise in ihrem Fall angewendet werden könnten. So wird der betreffenden Person eine Gehirn-Operation vorgestellt, im Rahmen derer ihre bisherigen Charaktereigenschaften und Gedächtnisinhalte gelöscht werden und durch neue Charakteristika ihrer Wahl ersetzt werden sollen. Der verantwortliche Chirurg klärt die betroffene Patientin auf, sie könne durch diesen Eingriff leicht ihrem Schicksal entkommen, bestünden doch zwischen ihr, also der derzeit existierenden Person, und der nach der Operation erwachenden, von der Krankheit betroffenen Person keinerlei psychische Verbindungen. Die Patientin ist angesichts dieser Perspektive unschlüssig: zwar lockt sie die Vorstellung, auf diese Weise ihrem Schicksal zu entkommen, jedoch erscheint ihr unklar, wer die nach der Operation erwachende Person eigentlich ist und in welcher - wenn überhaupt in einer - Beziehung sie zu dieser künftigen Person steht. Die Vorstellung, daß einzig körperliche Kontinuität zwischen ihr und der nach der Operation erwachenden Person bestehen wird, erscheint ihr, nicht zuletzt angesichts der mit diesem Körper verbundenen Erkrankung, abschreckend. Auch die Frage, ob sie nach dieser Operation überhaupt noch in irgend einer Form existieren wird, beschäftigt sie stark, und ob es angesichts dieser unklaren Situation nicht besser sei, Selbstmord zu begehen, um das unerwünschte Schicksal, dem zu entkommen ja schließlich ihr Ziel ist, eindeutig aus der Welt zu schaffen. Denn da die nach der Operation erwachende Person - wer immer sie auch sei - ja weiterhin von der schlechten Prognose betroffen ist, wird diese daher auch eine entsprechende Gehirnoperation anstreben, und dies wird sich, solange entsprechende Mittel zur Verfügung stehen, noch mehrmals wiederholen. Schließlich erfährt die Patientin von einer weiteren Behandlungsmöglichkeit. In einer anderen Klinik besteht die Möglichkeit, durch Zerstörung des Körpers ihrem Schicksal zu entgehen. Es wird eine Operation vorgeschlagen, im Rahmen derer mit Ausnahme des Gehirns der gesamte Körper der Patientin zerstört wird und durch einen anderen Körper ersetzt wird. Auf Nachfrage hin wird die Patientin darüber aufgeklärt, daß sich dieser neue Körper in weiten Bereichen stark von ihrem bisherigen Körper unterscheiden wird. Jedoch beruhigen die beteiligten Ärzte mit einem Hinweis auf die überragende Persönlichkeits-konstituierende Bedeutung mentaler Charakteristika die Sorgen der Patientin, dieser Eingriff könne zu einem Verlust ihrer Identität führen. Als die Patientin erfährt, daß unter Umständen auch die Möglichkeit bestünde, im Zuge der Operation einen ähnlichen Körper wie ihren bisherigen Körper zu erhalten, wird ihr von einer weiteren Behandlungsmethode berichtet. Hierbei werden mit Hilfe einer Operation am Gehirn die bisherigen Krankheitssymptome behoben, jedoch muß statt dessen, aufgrund des Eingriffes ins Gehirn, mit deutlichen Veränderungen einiger mentaler Charakteristika gerechnet werden. Angesichts der Vielzahl komplizierter Eingriffe mit für die Patientin in ihrer Bedeutung weitgehend unklarem

Ausgang scheint es für die Patientin recht naheliegend zu sein, sich mit dem ihr bevorstehenden, vergleichsweise eindeutigen Schicksal abzufinden und keinerlei Operation vornehmen zu lassen.

In diesem Beispiel wird die Bedeutung körperlicher bzw. mentaler Charakteristika für das Weiterbestehen einer Person als ein und dieselbe Person auf krasse und pauschalisierende Weise miteinander kontrastiert. Dies zeigt einerseits, wie wenig aussagekräftig aufgrund der komplexen Vernetzung körperlicher und mentaler Charakteristika solch strikte Kontrastierungen sind, da die mit Hilfe dieser Unterscheidungen gewonnenen Schlußfolgerungen schwerlich mit dem Konzept einer Person als in einer Gemeinschaft handelndes und verantwortliches Subjekt in Einklang zu bringen sind. Andererseits geht aus diesem Beispiel hervor, daß unseren Intuitionen zufolge die Tendenz besteht, in Situationen, in denen pauschal die Bedeutung körperlicher Charakteristika gegen die Bedeutung mentaler Charakteristika abgewogen werden soll, die Bedeutung körperlicher Charakteristika weniger stark zu gewichten als die Bedeutung mentaler Charakteristika.

Obwohl eine strikte Trennung in körperliche Charakteristika einerseits und mentale Charakteristika andererseits wegen ihrer komplexen Vernetzung unangemessen erscheint, übernehme ich dennoch aus praktischen Gründen diese Einteilung für das folgende Kapitel, jedoch nicht ohne um eine Betonung der Zusammenhänge zwischen den einzelnen "Kriterien" sowie um eine Einbettung der isolierten Charakteristika in das Gesamtkonzept der Person bemüht zu sein.

1. Bedeutung körperlicher Charakteristika

Der Körper einer Person spielt im hier interessierenden Kontext vor allem in zweierlei Hinsicht bei Fragen der personalen Identität eine Rolle. Einerseits im Umfeld von Fragen der individuellen Wiedererkennbarkeit, bei denen es darum geht, aus der Außenperspektive eine bestimmte Person aufgrund ihres Aussehens und ihres Verhaltens als dieselbe Person wiederzuerkennen. Andererseits spielt der Körper auch im Zusammenhang mit Fragen der individuellen Identifikation eine große Rolle, d.h. bei der Beantwortung der Frage, was für körperliche Eigenschaften als relevant dafür angesehen werden, daß eine Person als ein und dieselbe Person weiterbesteht. Diese Frage kann sich sowohl aus der Außenperspektive als auch aus der Innenperspektive stellen. Aus der Innenperspektive geht es hierbei unter anderem darum, inwieweit eine Person bei körperlichen Veränderungen weiterhin in der Lage ist, sich mit dem veränderten Körper zu identifizieren.

Jedoch steht auch die im Rahmen dieses Kapitels vorgenommene Untergliederung in Innen- und Außenperspektive lediglich im Dienste einer pragmatischen Vorgehensweise. Denn die Innen- und die Außenperspektive des Körpers einer Person sind nicht nur deshalb nicht voneinander unabhängig, weil einer Person über ihren eigenen Körper meist Erfahrungen sowohl aus der Innen- als auch aus der Außenperspektive zugänglich sind. Vielmehr ist die Innenperspektive einer Person stets von Einflüssen der entsprechenden Außenperspektive überlagert, nicht zuletzt, da aufgrund des sozialen Umfeldes jede deutlich sichtbare körperliche Veränderung einer Person von entsprechenden Wahrnehmungen anderer Personen begleitet ist, und mithin starke körperliche Veränderungen unter Umständen zu sozialen Sanktionen führen können. Dem Gehirn selbst kommt bei dieser Untergliederung in Innen- und Außenperspektive ein seltsamer Sonderstatus zu. Denn das Gehirn einer Person ist weder aus der Innenperspektive noch - mit Ausnahme von operativen Schädelöffnungen und computerisierten Visualisierungstechniken - aus der Außenperspektive einer direkten Beobachtung zugänglich. Eine indirekte Beobachtung ist sowohl aus der Außen- als auch aus der Innenperspektive jeweils nur über die Funktionalität des Gehirns, die sich sowohl in körperlichen als auch in mentalen Funktionen zeigt, möglich.

1.a) Betrachtung aus der Außenperspektive

Bei der Beantwortung der Frage, inwieweit ganz allgemein betrachtet ein materiell realisierter Körper unter verschiedenen Bedingungen als ein und derselbe Körper wiedererkannt werden kann, wird meist als Kriterium die Identität bzw. raumzeitliche Kontinuität eines Körpers herangezogen. So kann dadurch, daß der historische Verlauf eines Körpers nachgezeichnet wird, die raumzeitliche Kontinuität des Körpers festgestellt werden und daher ein in einer bestimmten Situation auftretender Körper mit einem schon in einer früheren Situation beobachteten Körper identifiziert werden. Für Bernard Williams[78] stellt die raumzeitliche Kontinuität des Körpers einer Person ein für die Personenidentität notwendiges Kriterium dar. Denn in Fällen, in denen in verschiedenen Situationen Personen mit gleichen oder sehr ähnlichen mentalen Charakteristika auftreten, kann nur mit Hilfe dieses Kriteriums festgestellt werden, ob es sich beide Male um dieselbe Person, oder aber um zwei verschiedene Personen mit genau übereinstimmenden oder sehr ähnlichen mentalen Charakteristika handelt. So formuliert Bernard Williams:[79]

"Man kann dann sagen, Karl habe denselben Charakter und dieselbe vermeintliche Vergangenheit wie Berlichingen, und das heißt genau dasselbe wie die Feststellung, sie stimmten in dieser Hinsicht genau überein. Damit ist aber nicht gesagt, sie seien identisch. Wie wir gerade gesehen haben, kann man Identität und genaue Übereinstimmung oder Ähnlichkeit nur bei Körpern voneinander unterscheiden : `derselbe Körper´und `ein genau ähnlicher Körper´ kennzeichnen wirklich einen Unterschied. Also möchte ich behaupten, daß die Außerachtlassung des Körpers den Gedanken der Personenidentität jeglichen Inhalts beraubt."

---

[78] Williams, 1978b.
[79] Williams, 1978b, S.22.

So betont Williams in diesem Aufsatz die große Bedeutung, die gerade für äußere Beobachter der Kontinuität des Körpers einer Person zukommt. Demzufolge können Zeugen der Handlungen und des gesamten Lebensverlaufs einer Person ihre Beobachtungen nur dann zur Geschichte einer Person verknüpfen, wenn sie sich auf die raumzeitliche Kontinuität des dieser Person zugehörigen Körpers verlassen können. Hier wird deutlich, welch große Rolle die Zuschreibung der Personenidentität durch andere Personen, d.h. durch externe Beobachter, spielt. Körperliche Veränderungen, wie sie bei Morbus Parkinson auftreten, sind jedoch für die Zuschreibung von Personenidentität in diesem Zusammenhang irrelevant, da die Kontinuität des körperlichen Erscheinungsbildes bei Parkinson-Patienten eindeutig gegeben ist. Trotz aller im Zuge der Krankheit auftretenden Veränderungen kann die betreffende Person völlig problemlos aufgrund ihres Körpers identifiziert werden, Handlungen können auf eindeutige Weise dieser Person zugeschrieben werden. Bezieht man sich auf im Zusammenhang mit Transplantationen auftretende körperliche Veränderungen, so müßten in diesem Kontext all jene Transplantationen als unproblematisch betrachtet werden, die zu keinen so starken Veränderungen führen, daß für den äußeren Beobachter Schwierigkeiten bei der Zuordnung einer Person zu einem bestimmten Körper auftreten. Problematisch erscheinen in diesem Zusammenhang vor allem Veränderungen des Gesichtsbereiches, da Art und Ausprägung der Gesichtszüge zu den entscheidenden körperlichen Kriterien gehören, anhand derer eine Person auf körperlicher Ebene identifiziert werden kann.

Zur Erfüllung des Kriteriums der Identität bzw. raumzeitlichen Kontinuität eines Körpers ist nicht der exakte, unveränderte Erhalt dieses Körpers über den Zeitverlauf hinweg erforderlich, sondern lediglich die Identität des Körpers im sog. lockeren populären Sinne (vgl. Kap. C.III.1.). Diese ist auch dann gegeben, wenn, wie beispielsweise bei Schiffen oder dem Körper eines Lebewesens, die Bestandteile dieses Körpers einem beständigen Wandel unterworfen sind. Auch der Körper eines Menschen unterliegt sowohl im Rahmen des auf Mikroebene ablaufenden Molekülturnovers, als auch nach außen sichtbar im Zuge von Alterungsvorgängen einem kontinuierlich erfolgenden Wandel. Insgesamt kann daher strenggenommen von einer Identität des Körpers grundsätzlich nicht die Rede sein, sondern lediglich von einer Kontinuität desselben. Ein Gleiches gilt für das im Zusammenhang mit Hirngewebetransplantationen besonders interessierende Gehirn, da das Gehirn wie der gesamte Körper eines Lebewesens einem steten Molekülturnover unterliegt, und da darüber hinaus aufgrund der Plastizität des Gehirns beständig strukturelle Veränderungen ablaufen. Jedoch können, abgesehen von diesen kontinuierlichen Veränderungen, im Zuge von Transplantationen, Amputationen oder anderen operativen Eingriffen in der Zusammensetzung eines menschlichen Körpers auch Diskontinuitäten auftreten. Da medizinische Transplantationen jedoch meist nur an einem Organ bzw. an wenigen Organen oder Bereichen eines menschlichen Körpers durchgeführt werden, können derartige Eingriffe - analog zum bei Fragen des lockeren populären Sinnes von Identität üblichen Sprachgebrauch - als Modulation oder Variation des Körpers einer Person betrachtet werden. Obwohl ein kleiner Anteil des Körpers verändert wurde, steht in diesen Fällen die grundsätzliche Identität des Körpers vereinbarungsgemäß nicht in Frage. Einflüsse auf die personale Identität sind bei solchen Eingriffen, wenn überhaupt vorhanden, von indirekter Natur und verhältnismäßig gering.

Berücksichtigt man nur diesen quantitativen Aspekt, so erscheint auch bei einem Austausch des Gehirns die körperliche Identität gewahrt, während jedoch, nicht nur den weit verbreiteten Alltagsintuitionen zufolge, aus Sicht des restlichen Körpers der Verlust der personalen Identität erwartet wird. Dieses Beispiel verdeutlicht die Sonderstellung des Gehirns unter den Körperorganen: das Gehirn ist das entscheidende Personalitäts-konstituierende Organ eines Menschen. Bei der Frage nach der Rolle des Körpers für die personale Identität muß also dem Zustand des Körperorgans Gehirn besondere Aufmerksamkeit zukommen, da die Funktionalität des Gehirns die entscheidende Voraussetzung sowohl für die Personalität als auch die personale Identität eines Menschen darstellt. Daher wäre es eindeutiger, statt wie beispielsweise Roland Puccetti[80] den Transfer eines Gehirns als "Gehirntransplantation" zu bezeichnen, eine Formulierung zu wählen, aus der deutlicher hervorgeht, daß im Zuge des Eingriffes ein "Gehirn" - d.h. eine fiktive, auf das Gehirn reduzierte "Person" - einen neuen Körper erhält, wobei die personale Identität des Gehirnspenders weitgehend erhalten bleibt. Da aufgrund der kausalen Beziehung zwischen Gehirn und Personalität das Gehirn quasi das primär Personalitäts-konstituierende Organ darstellt, sollte ein derartiger Gehirntransfer besser als "Körpertransplantation" bezeichnet werden. Eine solche fiktive (Gehirn- bzw.) Körpertransplantation scheint daher allenfalls aus Sicht eines "Gehirnbesitzers", der über einen schwer erkrankten Körper verfügt, eine gewisse Attraktivität zu besitzen, für den "Körperspender" hingegen stellt sie den Verlust der Identität dar.

Um dieser zentralen Bedeutung des Gehirns gerecht zu werden, wird von einigen Autoren die Sonderstellung des Gehirns bei Fragen der personalen Identität betont und das Gehirn in den Vordergrund entsprechender Überlegungen gestellt. Sie führen daher die Identität bzw. raumzeitliche Kontinuität des Gehirns, und nicht mehr die Identität bzw. raumzeitliche Kontinuität des gesamten Körpers, als entscheidendes Kriterium für den Erhalt der personalen Identität an.[81] Diese direkte Schlußfolgerung von der Identität bzw. raumzeitlichen Kontinuität eines Gehirns auf die Personen-Identität des betreffenden Gehirnbesitzers mag für den Fall einer (Gehirn- bzw.) Körpertransplantation eine angemessene Überlegung sein. Bei Hirngewebetransplantationen kann jedoch, aufgrund der komplexen Vernetzung und der Plastizität des Gehirns, nicht automatisch aus der Tatsache, daß ein operativer Eingriff in das Gehirn vorgenommen wurde, d.h., daß im strengen Sinne keine vollständige Identität bzw. raumzeitliche Kontinuität des

---

[80] Puccetti, 1969.
[81] So z.B. Wiggins, 1967; Puccetti, 1969; Williams, 1978a; Mackie, 1976.

Gehirns vorliegt, auf entsprechende Auswirkungen auf die Personalität geschlossen werden. Hierfür sind vielmehr funktionale Veränderungen, die sich unter anderem in einem veränderten Verhalten der betreffenden Person zeigen, von Relevanz. In der Absicht, die Sonderstellung des Gehirns hervorzuheben, formuliert Bernard Williams das folgende Identitätsprinzip:[82]

"A und B sind genau dann dieselbe Person, wenn B deshalb dieselben Charakterzüge und Erinnerungen an den Tag legt wie A, weil der Körper von B dasselbe Gehirn enthält wie der Körper von A."

Sieht man einmal davon ab, daß es ein unveränderliches Gehirn nicht gibt und daß im strengen Sinne statt der Bezeichnung "dasselbe Gehirn" von der raumzeitlichen Kontinuität des Gehirns die Rede sein müßte, so kann nach Durchführung einer Hirngewebetransplantation keinesfalls davon die Rede sein, daß es sich um exakt dasselbe Gehirn wie vor dem Eingriff handelt. Hier kann allenfalls davon gesprochen werden, es handele sich um fast dasselbe Gehirn, oder es handele sich um das ursprüngliche Gehirn, das jedoch einer gewissen Modifikation unterworfen wurde, oder ähnliches. Mit einer derartigen Aussage geht dann jedoch die scheinbar irrige Folgerung einher, A und B seien nicht genau dieselbe Person, obwohl B dieselben Charakterzüge und Erinnerungen an den Tag legt wie A. Will man an der Bedeutung der raumzeitlichen Kontinuität festhalten, so scheinen Kriterien, die sich von der Vorstellung einer Identität bzw. Kontinuität des *ganzen* Gehirnes loslösten, erfolgversprechender zu sein. Ein solches Kriterium wird von Derek Parfit mit dem Titel "Physikalisches Kriterium" versehen. Er umschreibt es folgendermaßen:[83]

"(1) What is necessary is not the continued existence of the whole body, but the continued existence of *enough* of the brain to be the brain of a living person. X today is one and the same person as Y at some past time if and only if
(2) enough of Y's brain continued to exist, and is now X's brain, and
(3) there does not exist a different person who also has enough of Y's brain.
(4) Personal identity over time just consists in the holding of facts like (2) and (3)."

Diese Definition trägt der Erfahrung Rechnung, daß nicht der ganze Körper und, wie beispielsweise bei Hirnverletzungen oder Lobotomien, auch nicht das ganze Gehirn für einen Erhalt der personalen Identität vonnöten ist. Durch Punkt (3) sollen Verdopplungsprobleme umgangen werden, die bei der Beschreibung von - im Gedankenexperiment ersonnenen - Personenspaltungen auftauchen. In derartigen Fällen entsteht eine Situation, bei der eine Person in qualitativ gleicher Beziehung zu zwei aus ihr durch Spaltung hervorgegangenen Personen steht. Durch Punkt (3) soll die Folgerung verhindert werden, die ursprüngliche Person sei identisch mit beiden resultierenden Personen.

---

[82] Williams, 1978a, S. 128.
[83] Parfit, 1984, S. 204.

IV. Kriterien der personalen Identität

Derartige, in hohem Maße auf das Gehirn fixierte Kriterien betonen zwar die kausale Beziehung zwischen Gehirn und mentalen Zuständen und Vorgängen. Sie lassen jedoch außer acht, daß die Kontinuität des Gehirns in der Praxis kein sehr geeignetes Kriterium zur Feststellung der personalen Identität ist, da es keinen direkt zugänglichen Parameter darstellt, sondern nur auf dem Umweg über andere Kriterien, wie beispielsweise die Funktionalität des Gehirns, die sich in der Art des Verhaltens der betreffenden Person zeigt, indirekt zu erschließen ist. Darüber hinaus wird durch eine derart starke Betonung der dem Gehirn zukommenden Rolle die Bedeutung des übrigen Körpers für die Persönlichkeit eines Menschen unterschätzt sowie das Personenkonzept auf umfassende Weise reduziert, werden doch alle für Personen im sozialen Kontext wichtigen und charakteristischen Eigenschaften, wie beispielsweise an die gesamtkörperliche Verfaßtheit gebundene Handlungsfähigkeit, Verantwortlichkeit und ähnliches, bei dieser Betrachtungsweise vernachlässigt. Anders als die zuvor zitierten Positionen, die davon ausgehen, daß bei einer "Gehirntransplantation" die Persönlichkeit eines Menschen in weitgehend unveränderter Form dort anzutreffen ist, wo sich das jeweilige Gehirn befindet, stellt Mario Bunge die Bedeutung des restlichen Körpers für die Persönlichkeit eines Menschen sowie für den Erhalt der Identität bzw. Individualität einer Person in den Vordergrund. So muß gemäß der von Bunge vertretenen Ansicht bei starken Veränderungen des Körpers eines Menschen mit Persönlichkeitsveränderungen gerechnet werden, da trotz des im wesentlichen gleichbleibenden Zustandes des Gehirns aufgrund der veränderten gesamtkörperlichen Situation andere körperliche Bewegungsmuster sowie konstitutionsbedingte Veränderungen auftreten. Darüber hinaus können starke körperliche Veränderungen einen großen Einfluß auf mentale Charakteristika einer Person ausüben und daher auf indirekte Weise zu Persönlichkeitsveränderungen beitragen:[84]

"Erhielte ein Individuum durch eine Transplantation ein neues Gehirn, so würden die Persönlichkeiten von Spender und Empfänger verschwinden, und es entstünde eine dritte. Das ist verständlich, denn das Gehirn in seiner neuen Umhüllung würde neuartige Reize empfangen, während andere, gewohnte, nicht mehr eintreffen. Da es zudem seine Kontrollfunktionen auf einen anderen Körper ausübt, würde es andersartige Bewegungsformen erzeugen, also in einer gegenüber dem früheren Zustand veränderten Weise funktionieren. Das ursprüngliche Ich wäre dabei verloren gegangen. (...) Kurz, ein Herumpfuschen an einem mit Geist begabten Körper würde zu einem Herumpfuschen an dessen Geist führen."

Diese Aussage stellt eine direkte Folgerung der von Bunge vorgenommenen Definition des Personenbegriffes dar, innerhalb derer Personalität als ein Zusammenwirken von Verhalten und Denken, d.h. als eine Eigenschaft des Körpers als Ganzem, definiert wird (vgl. Kap. C.II.2.). Das enge Wechselspiel zwischen körperlichen und mentalen Charakteristika eines Menschen zeigt sich

---

[84] Bunge, 1984, S. 238.

auch bei Patienten mit Morbus Parkinson recht deutlich. So ist bei Parkinson-Patienten, bedingt durch die sich mit fortschreitendem Krankheitsverlauf verstärkenden motorischen Symptome, in vielerlei Hinsicht eine Rückwirkung der verschlechterten körperlichen Verfassung auf die gesamte Persönlichkeit des betroffenen Patienten zu beobachten (vgl. Kap. C.IV.1.b).

Auf indirekte Weise wird die Bedeutung des Gehirns auch in einem von Sydney Shoemaker entwickelten Gedankenexperiment vor Augen geführt. Allerdings dient dieses Gedankenexperiment Shoemaker im Grunde zur Untermauerung einer These, derzufolge für den Erhalt der personalen Identität nicht die Identität des Körpers vonnöten ist, sondern vielmehr mentale Charakteristika von größerer, letztlich entscheidender Relevanz sind. Shoemaker ersinnt einen hypothetischen Fall, bei dem das Gehirn von Herrn Brown in den Schädel von Herrn Robinson transplantiert wird. Die nach dem Eingriff erwachende Person, von Shoemaker als Herr Brownson bezeichnet, verfügt über den Körper von Herrn Robinson und das Gehirn von Herrn Brown. Shoemaker charakterisiert Herrn Brownson folgendermaßen:[85]

"Over a period of time he is observed to display all of the personality traits, mannerisms, interests, likes and dislikes, and so on that had previously characterized Brown, and to act and talk in ways completely alien to the old Robinson. What would we say if such a thing happened? There is little question that many of us would be inclined, and rather strongly inclined, to say that while Brownson has Robinson´s body he is actually Brown. But if we did say this we certainly would not be using bodily identity as our criterion of personal identity. To be sure, we are supposing Brownson to have *part* of Brown´s body, namely his brain. But it would be absurd to suggest that brain identity is our criterion of personal identity."

Obwohl Shoemaker, da er Herrn Brownson als Herrn Brown bezeichnet, hier die große Bedeutung mentaler Charakteristika unterstreicht, verwahrt er sich dagegen, die Identität des Gehirns als Kriterium für personale Identität heranzuziehen, da das Herrn Brown entsprechende Wesen und Verhalten von Herrn Brownson, und nicht das Wissen darum, daß Herr Brownson das Gehirn von Herrn Brown besitzt, das entscheidende Kriterium dafür darstelle, Herrn Brownson als Herrn Brown zu bezeichnen. Eine ähnliche Argumentationsstrategie müßte meines Erachtens auch bei Überlegungen im Zusammenhang mit Hirn*gewebe*transplantationen angewendet werden, da die Identität bzw. raumzeitliche Kontinuität des Gehirns bei Hirngewebetransplantationen ein wenig aussagekräftiges Kriterium darstellt. Denn hier kann aufgrund des Wissens darum, daß in das Gehirn einer Person zusätzliches, körperfremdes Material, sei es nun autologes Nebennierenmarkgewebe, embryonales Mesencephalongewebe oder ein synthetisches, dopaminfreisetzendes polymeres System, eingeführt wurde, d.h. daß es sich nur um eine partielle Identität bzw. partielle Kontinuität des Gehirns handelt, nicht automatisch auf eine Einschränkung oder einen Verlust der persona-

---

[85] Shoemaker, 1963, S. 24.

len Identität bzw. der Individualität geschlossen werden. Vielmehr kann, solange das Implantat seine für den Idealfall angenommene Aufgabe erfüllt, solange es also die gleiche Funktion wie das ursprüngliche gesunde Hirngewebe ausübt und damit quasi dieses Hirngewebe auf funktionaler Ebene ersetzt, von einem Erhalt der personalen Identität bzw. von einer Verhinderung des Verlustes der personalen Identität die Rede sein, obwohl im strengen Sinne keine Identität bzw. raumzeitliche Kontinuität des Gehirns vorliegt.

Gehirntransplantationen dienen nicht nur als philosophisches Instrumentarium zur Verdeutlichung bestimmter Positionen, sie wurden einige Jahre nach dem von Sydney Shoemaker erdachten Gedankenexperiment auch in realen Tierexperimenten durchgeführt.[86] Jedoch ist eine solche Gehirntransplantation am Menschen derzeit im höchsten funktionalen Sinne bedeutungslos, da das adulte menschliche Zentralnervensystem keine Fähigkeit zur Regeneration besitzt, so daß im Falle einer Transplantation das Gehirn über keinerlei afferente oder efferente Verbindungen verfügt, d.h. es kann in keiner Weise mit seiner Umgebung in Kontakt treten. Demgegenüber besitzt eine Transplantation des ganzen Schädels den Vorteil, dieses Problem zu umgehen, da bei Erhalt entsprechender Nerven prinzipiell Kontakt mit der Umgebung hergestellt werden und ein Informationsaustausch erfolgen kann.[87] Bei einer derartigen Schädeltransplantation wird der Gesichtsbereich des Gehirnbesitzers mitübertragen. Da die Gesichtszüge einer Person für den äußeren Beobachter, neben Körpergröße und allgemeinem Körperbau, entscheidende Anhaltspunkte zur Identifikation einer Person anhand ihres Körpers darstellen, kann hier der Schädeltransfer durch einen äußeren Beobachter relativ problemlos festgestellt werden, und so eine erklärende Erläuterung für die beobachteten Veränderungen gegeben werden. Bei einer reinen Gehirntransplantation hingegen wäre eine solche Identifizierung aufgrund des äußeren Erscheinungsbildes, in diesem Falle aufgrund des Gesichtes, nicht möglich. Auch bei einer Hirngewebetransplantation treten operationsbedingt keine direkten Veränderungen des äußeren Erscheinungsbildes auf.

Die Gesichtszüge spielen nicht nur zur Identifizierung einer Person eine große Rolle. Vielmehr lassen sich durch Beobachtung der Mimik einer Person, ebenso wie durch Beobachtung des gesamten Körpers, von einem äußeren Beobachter in vielerlei Hinsicht Hinweise auf Persönlichkeitscharakteristika einer Person gewinnen. Dies mag erklären, warum sowohl von Bernard Williams[88] als auch von Detlef Linke[89] dem Lächeln oder Lachen einer Person im Zusammenhang mit Fragen der personalen Identität so große Aufmerksamkeit geschenkt wird. In diesem Zusammenhang zeigt sich, welch große Bedeutung dem für Parkinson-Patienten typischen "Maskengesicht", aber auch den charakteri-

---

[86] White et al., 1971 und Kap. C.II.2.
[87] White et al., 1971.
[88] Williams, 1978b.
[89] Linke, 1993.

stischen motorischen Symptomen der Parkinson-Krankheit - Rigidität, Akinesie und Tremor - zukommt (vgl. Kap. B.III.3.a). Denn aufgrund der verminderten Mimik und der reduzierten körperlichen Beweglichkeit der Parkinson-Patienten entsteht für den äußeren Beobachter häufig der Eindruck, die betroffenen Personen seien weitgehend emotions- und teilnahmslos. Der verminderten Mimik kommt hierbei eine besonders große Bedeutung zu. Auch der in vielen Fällen das Krankheitsbild dominierende Tremor sowie die häufig hinzukommende Haltungsinstabilität führen des öfteren seitens der Mitmenschen zu falschen Rückschlüssen bezüglich des mentalen Zustandes der Patienten (vgl. Kap. C.I.3.). So wurde, in erster Linie aufgrund der bei Morbus Parkinson vorherrschenden motorischen Symptomatik, in einigen Studien irrtümlicherweise bei einem großen Teil der untersuchten Patienten das Auftreten von Demenz diagnostiziert. Solche im Alltagsleben auftretenden Mißverständnisse wirken sich in entscheidender Weise auf das Wohlbefinden und die Persönlichkeit des betreffenden Patienten aus. Sie beeinflussen daher auch in vielerlei Hinsicht die Bedeutung, die bestimmten körperlichen Veränderungen vom Patienten selbst, also aus der Innenperspektive, zugemessen wird (vgl. Kap. C.IV.1.b).

b) Betrachtung aus der Innenperspektive

Betrachtet eine Person ihren Körper aus der Innenperspektive, so stellen sich im Zusammenhang mit Fragen nach der personalen Identität Probleme der Wiedererkennbarkeit des eigenen Körpers naturgemäß nicht. Auch Schwierigkeiten einer adäquaten Einschätzung, wie sie bei behavioristisch beeinflußter Zugangsweise nicht selten auftreten (vgl. Kap. C.I.3.), spielen hier nur auf indirekte Weise eine Rolle. Vielmehr steht die Bedeutung des eigenen Körpers für die Identität bzw. Individualität der jeweiligen Person im Vordergrund. Hierbei geht es um die Frage, was für körperliche Charakteristika es ausmachen, daß eine Person sich über den Zeitverlauf hinweg als im wesentlichen gleich weiterbestehend betrachtet. Hierzu gehören auch Überlegungen, die angeben, als wie entscheidend von der jeweils betroffenen Person die Auswirkungen verschiedener Arten körperlicher Beeinträchtigungen für ihre Individualität und ihr Wohlbefinden angesehen werden. Da aus der Innenperspektive die Identifizierung des eigenen Körpers als einem selbst zugehörig keinerlei Probleme bereitet, spielen Fragen der Wiedererkennbarkeit des eigenen Körpers nur eine untergeordnete Rolle. Zwar mag man sich, nicht zuletzt in Science-fiction-Gedankenexperimenten, durchaus Situationen vorstellen, in denen die Wiedererkennbarkeit eines Körpers sowie die Zuordnung eines Körpers zu einem bestimmten "Ich" für einen äußeren Beobachter deutliche Schwierigkeiten bereitet. Für die betroffene Person selbst sind derartige Zuordnungen jedoch immer zweifelsfrei und eindeutig zu treffen. So mag zwar nach Durchführung einer im Gedankenexperiment angenommenen Gehirntransplantation eine große Diskrepanz bestehen zwischen dem, was die betroffene Person selbst über sich sagt, und dem, was äußere Beobachter über diese Person aussagen, da die äußeren Beobachter; so-

IV. Kriterien der personalen Identität

lange sie nicht über den Transplantationseingriff informiert wurden, aufgrund des veränderten Aussehens zu falschen Schlußfolgerungen gelangen würden. Den Aussagen der betroffenen Person käme jedoch unzweifelhaft bei der Beurteilung derartiger Fragen die höchste Autorität zu.

Da eine Person an ihre körperliche Verfaßtheit gebunden ist und nur durch ihren Körper in der Lage ist, Handlungen durchzuführen und mit anderen Personen in Kontakt zu treten, stellt der Körper eines Menschen einen wichtigen Teil seiner Persönlichkeit dar. Körperliche Veränderungen, vor allem körperliche Handicaps, beeinflussen daher auf vielfältige Weise die betroffene Person. So wirken körperliche Beeinträchtigungen in teilweise beträchtlichem Ausmaß auf mentale Charakteristika der jeweiligen Person zurück. Mario Bunge hebt die Bedeutung hervor, die nicht nur dem Gehirn, sondern auch dem restlichen Körper eines Menschen zukommt:[90]

"... verursachen Zerstörung oder operative Entfernung größerer Bereiche des Zentralnervensystems, aber auch die Lähmung oder Amputation einzelner Glieder zwangsläufig erhebliche Veränderungen der Persönlichkeit."

So bleiben auch die bei Patienten mit Morbus Parkinson auftretenden und sich im Verlauf der Krankheit verstärkenden motorischen Symptome nicht ohne Einfluß auf die innere Einstellung der betroffenen Personen. Die Patienten empfinden sich oft als minderwertig, da sie wesentlich mehr Zeit für die Durchführung von Handlungen benötigen und dabei ungeschickter als gesunde Personen sind. Diese wiederum lassen die Parkinson-Patienten oft ihre Ungeduld spüren. Darüber hinaus tragen Sprechstörungen, verminderte Mimik und körperliche Ungeschicklichkeit dazu bei, daß die betroffenen Patienten soziale Kontakte meiden und sich immer stärker aus dem gesellschaftlichen Leben zurückziehen, was letztlich die Gefahr der Vereinsamung mit sich bringt. Dies zeigt nicht zuletzt, welch große Rolle der Körper eines Menschen auch im zwischenmenschlichen Bereich spielt. So wird im Alltagsleben auf vielfältige Weise mehr oder weniger direkt von dem nach außen hin beobachtbaren körperlichen Verhalten einer Person auf deren Persönlichkeitscharakteristika geschlossen, da im Allgemeinen eine grobe Korrelation zwischen den beobachtbaren Verhaltensweisen und Bewegungsformen und dem Wesen einer Person hergestellt werden kann. So formuliert Bernard Williams:[91]

"Wenn man die Persönlichkeit eines Menschen von seinem Körper unterscheiden soll, so weiß man nicht wirklich, was man wovon unterscheiden soll. Dies ist wohl zum Teil, was Wittgenstein mit seinem Ausspruch meinte, der menschliche Körper sei das beste Bild der menschlichen Seele."

Gerade dieser Zusammenhang ist es, der Patienten mit Morbus Parkinson auf besondere Weise zu schaffen macht: Wird nach Beobachtung der im Zustand ge-

---

[90] Bunge, 1984, S. 236.
[91] Williams, 1978b, S. 26.

ringer dopaminerger Aktivität bei Parkinson-Patienten auftretenden motorischen Störungen vom körperlichen Zustand und äußeren Erscheinungsbild des Parkinson-Patienten auf dessen Persönlichkeitscharakteristika zurückgeschlossen, so ergibt sich aufgrund der starken motorischen Beeinträchtigungen fälschlicherweise die Tendenz zur Charakterisierung des jeweiligen Patienten als ungeschickt und langsam, emotionslos, intellektuell eingeschränkt, unbeteiligt, vergreist und unmotiviert (vgl. Kap. C.I.3.). Wie sehr dieser oberflächliche Eindruck trügt, zeigen vielfältige neuropsychologische Untersuchungen, die bei Parkinson-Patienten meist nur das Auftreten vergleichsweise geringfügiger kognitiver Störungen diagnostizierten (vgl. Kap. B.III.3.b). Ursache für die Fehleinschätzungen sind die starken motorischen Symptome, welche häufig fälschlicherweise das Vorhandensein globaler geistiger Störungen suggerieren. Diese Fehleinschätzung führt dazu, daß Parkinson-Patienten aufgrund körperlicher Beeinträchtigungen oftmals von ihren Mitmenschen nicht ihren intellektuellen Fähigkeiten gemäß eingeschätzt werden und oft nicht als gleichberechtigte Gesprächspartner akzeptiert werden. Nicht selten führt dies dazu, daß vieles über den Kopf des Parkinson-Patienten hinweg geschieht und daß Angehörige quasi die Kommunikation für den Patienten übernehmen. Diese häufig den Parkinson-Patienten gegenüber eingenommene Haltung führt schnell zu einer Minderung des Selbstwertgefühls und zu einem Rückzug aus dem gesellschaftlichen Leben. Ein nicht zu vernachlässigender Teil der Alltagsprobleme eines Parkinson-Patienten entsteht also offensichtlich durch Mißverständnisse, die, bedingt durch die verminderte motorische Beweglichkeit, durch Maskengesicht, Tremor, Haltungsinstabilität und andere körperliche Symptome zwischen dem Parkinson-Patienten und seinen Mitmenschen entstehen. Als Ursache für diese indirekten Auswirkungen der körperlichen Symptome läßt sich die in weiten Bereichen veränderte sowie in ihrer Intensität verminderte Körpersprache der Parkinson-Patienten beschreiben. Sprachphilosophisch läßt sich dies eventuell dahingehend ausdrücken, daß die von einem Parkinson-Patienten mit entsprechenden, von motorischen Störungen überlagerten Bewegungen indirekt vorgenommene und von seinen Mitmenschen als solche wahrgenommene Sprachhandlung durch Körpersprache nur wenig mit der eigentlich beabsichtigten Sprachintention zu tun hat.[92] Es entsteht so ein krankheitsbedingtes Mißverhältnis von Absicht und Wirkung, was Fehleinschätzungen der Mitmenschen, aber auch mehr oder weniger bewußte Sanktionen wie Bevormundungen, Ausschluß und ähnliches zur Folge hat. Dies führt auf seiten des Parkinson-Patienten nicht selten zu Resignation, Rückzug oder Depression. Hieraus läßt sich die Forderung nach mehr Verständnis, Geduld und Rücksichtnahme, aber auch nach verstärkter Aufklärung über die der Parkinson-Symptomatik zugrundeliegenden Störungen ableiten. Um diese Diskrepanz zwischen den Aussagen, die ein äußerer Beobachter aufgrund der motorischen Symptomatik des Parkinson-Patienten über dessen Persönlichkeitscharakteristika macht, und dem tatsächlichen Zu-

---

[92] vgl. Savigny,1983.

IV. Kriterien der personalen Identität 149

stand des Parkinson-Patienten zu überwinden, müßte auch der Parkinson-Patient, auch wenn dies zunächst große Überwindung kostet, viel über sich selbst und seinen Zustand sprechen, um so Defizite in der Körpersprache auszugleichen.

Da die Patienten im fortgeschrittenen Stadium der Erkrankung häufig nicht mehr in der Lage sind, ihren Körper auf adäquate Weise zu kontrollieren, tritt eine eigenartige Entfremdung von ihrem Körper ein. Ein betroffener Parkinson-Patient schildert dies auf eindrucksvolle Weise:[93]

"I found that when I tried to speak quietly, all that came out was a hissing sound as the air passed over my vocal cords without vibrating them. Nothing can be done about it except to increase the velocity of the exhaled air which produces sounds of considerable variability from a harsh croak in the morning to an overloud endearment in the evening. Since I never knew how my voice would come out until I heard it, I compromised by whispering because that allows me to shade my remarks with sympathy or authority."

Auch das plötzliche und meist unvorhersehbare Auftreten von hypokinetischen "freezing-Episoden", d.h. von vorübergehendem, häufig von Stürzen begleitetem Einfrieren der Beweglichkeit der unteren Extremitäten, verfehlt nicht seine Wirkung auf die Persönlichkeit des hiervon betroffenen Patienten:[94]

"When it comes on without warning like that, there is nothing I can do. My feet take over with that stuttering tremor of five or six very rapid, very short steps and the episode ends with either a miraculous recovery of balance or a fall. The thudding sound of those steps is my personal *bête noir*, and if one of the situations described above exists, I am unwilling to make even a tentative movement in case it sparks off that reaction."

Diese Schilderung zeigt den großen Einfluß, den derartige, anfallartig auftretende motorische Störungen auf den betroffenen Patienten besitzen. Da diese freezing-Episoden oft in Situationen ausgelöst werden, in denen Streß, räumliche Enge und eine gewisse Unbedachtheit eine Rolle spielen, bildet sich bei Parkinson-Patienten nach und nach eine übervorsichtige Haltung heraus, die derartige, möglicherweise als Auslöser dienende Situationen besorgt meidet. Hierzu gehören Menschenansammlungen, enge Passagen, verstellte Räume, unebene Böden, schlecht beleuchtete Räumlichkeiten, aber auch schnelle, hektische Bewegungen, unerwartete, ruckartige Körperdrehungen und ähnliches.[95] Durch die ständige Angst vor dem Auftreten solcher freezing-Episoden wächst die Unsicherheit des betroffenen Patienten weiter an. Häufig traut sich der Patient selbst wesentlich weniger zu als er wirklich kann, was seinen Spielraum zusätzlich einschränkt. Die Hilflosigkeit, mit der Parkinson-Patienten

---

[93] Cowan, 1990, S. 153.
[94] Cowan, 1990, S. 152.
[95] Cowan, 1990.

vielfach ihrem Körper gegenübertreten, zeigt sich auch bei den im Zuge langfristiger L-DOPA-Therapie häufig auftretenden hyperkinetischen Phänomenen, aber vor allem im Zusammenhang mit dem sog. "on-off"-Phänomen. Hierbei tritt ein unvorhersehbarer und weitgehend unkontrollierbarer Wechsel zwischen akinetischen off-Phasen und on-Phasen hoher Beweglichkeit auf. Die on-Phasen sind dabei häufig von Dyskinesien begleitet. Von diesen abnormen, unwillkürlichen, hyperkinetischen Bewegungen sind meist die Extremitäten, die Kopf-, Schulter- und Nackenregion sowie die periorale Muskulatur betroffen.[96] Diese abrupt auftretenden und grotesk anmutenden Bewegungen schränken den Bewegungsspielraum des Patienten sowie die Möglichkeit und die Neigung zu Sozialkontakten weiter ein.

Wie aus dem obigen hervorgeht, treten auch als Folge der zunächst nur auf körperlicher Ebene erfolgenden motorischen Störungen deutliche Veränderungen des Verhaltens und der Persönlichkeit der Parkinson-Patienten auf. Insgesamt ist daher - ungeachtet der durch den Dopamin-Mangel im Gehirn direkt hervorgerufenen psychopathologischen Veränderungen (vgl. Kap. B.III.3.b) - allein aufgrund der motorischen Symptomatik und der hiermit verbundenen Rückwirkung auf mentale Eigenschaften bei den betroffenen Parkinson-Patienten mit Personalitätsveränderungen zu rechnen. Demgegenüber wird angestrebt, mit Hilfe von Hirngewebetransplantationen bei Parkinson-Patienten eine starke Milderung der motorischen Symptomatik zu erreichen. Wenn die motorischen Symptome durch Hirngewebetransplantationen oder durch eine andere Behandlungsmethode abgeschwächt oder gar beseitigt werden könnten, wären hiermit in erhöhtem Maße die Voraussetzungen für einen umfassenden Identitäts- bzw. Individualitätserhalt der betroffenen Parkinson-Patienten geschaffen. Zwar sind die derzeit erzielten Erfolge äußerst gering: nach derartigen Hirngewebetransplantationen traten bisher lediglich geringfügige motorische Verbesserungen sowie eine leichte Abschwächung des "on-off"-Phänomens auf (vgl. Kap. B.IV.3.). Jedoch bestehen große Hoffnungen, daß in Zukunft möglicherweise die Wirkungseffizienz der Transplantate verbessert werden kann, um so eine deutliche Linderung der stark morbidisierenden motorischen Symptome zu erreichen. Mit verbesserter körperlichen Beweglichkeit bestünden für die Parkinson-Patienten gute Chancen, ihre ursprünglichen, vor Ausbruch der Krankheit bestehenden Gewohnheiten wieder aufzunehmen bzw. unbeeinträchtigt fortzuführen, was einer krankheitsbedingten Persönlichkeitsveränderung entgegenwirken würde.

Im Zusammenhang mit Überlegungen über die Bedeutung und die Auswirkungen bestimmter körperlicher Veränderungen für die Identität bzw. Individualität einer Person stellt es sich erschwerend dar, daß bestimmte Arten körperlicher Veränderungen von verschiedenen Personen als in ihren Auswirkungen unterschiedlich wichtig für die eigene Identität bzw. Individualität bezeichnet wer-

---

[96] Thümler, 1988.

IV. Kriterien der personalen Identität

den. Während für den einen körperliche Veränderungen, aufgrund derer er beispielsweise nicht mehr in der Lage ist, Klavier zu spielen, eine einschneidende Beeinträchtigung darstellen, steht eine andere Person dem gleichen Handicap vergleichsweise indifferent gegenüber. Es läßt sich hier daher nur schwer eine intersubjektiv gültige Rangskala entwickeln, aus der hervorgeht, was für körperliche Beeinträchtigungen ab welchem Intensitätsgrad als wie gravierend empfunden werden. Insgesamt zeigen sich bei der Bewertung bestimmter körperlicher Veränderungen in Abhängigkeit davon, ob diese Bewertung aus der Innenperspektive oder aber aus der Außenperspektive vorgenommen wurde, große Unterschiede. Auch wird deutlich, daß mit Kriterien wie der Identität bzw. raumzeitlichen Kontinuität eines Körpers in keiner Weise die Problematik der betroffenen Personen erfaßt werden kann.

Bei operativen Eingriffen, wie beispielsweise Transplantationen, die von körperlichen Diskontinuitäten begleitet sind, steht aus der Innenperspektive - anders als aus der Außenperspektive - nicht primär das äußere Erscheinungsbild des Körpers im Vordergrund.[97] Vielmehr kommt den im Zusammenhang mit der Operation auftretenden funktionalen Veränderungen meist eine größere Bedeutung zu. Hierzu gehören Veränderungen, die zu eingeschränkter Handlungsfähigkeit und verminderter körperlicher Bewegungsfähigkeit führen, aber auch Veränderungen, die mit Schmerzen oder aber der Notwendigkeit, die Lebensgewohnheiten in wesentlichen Zügen ändern zu müssen, einhergehen. Aus der Innenperspektive stellt daher zunächst bei Morbus Parkinson nicht in erster Linie das veränderte, von der Normalität abweichende Erscheinungsbild den entscheidenden Aspekt des Krankheitsbildes dar, sondern vielmehr die durch die Krankheit bedingten Einschränkungen der Bewegungsfähigkeit und die verminderte Geschicklichkeit bei Tätigkeiten des täglichen Lebens. Aus Sicht des Patienten ist daher im Zusammenhang mit einer Hirngewebetransplantation die entscheidende Frage, ob und wenn ja, inwieweit er mit Hilfe des Implantates weiterhin in der Lage sein wird, die Tätigkeiten des Alltagslebens weitgehend selbständig zu meistern, um so seine Arbeits- und Leistungsfähigkeit zu erhalten sowie seinen gewohnten Status in Familie und Gesellschaft nicht zu verlieren. Je nachdem für wie wichtig der Erhalt der entsprechenden Funktionen von der jeweiligen Einzelperson gehalten wird, liegt eine unterschiedliche Bereitschaft vor, andere Unannehmlichkeiten auf sich zu nehmen, um dieses Ziel zu erreichen. Zumindest von denjenigen Parkinson-Patienten, die bisher ihre Einwilligung zu einer Hirngewebetransplantation gegeben haben, wurden die negativen Auswirkungen der mit der Krankheit verbundenen motorischen Symptomatik[98]

---

[97] Jedoch darf aufgrund der engen und komplexen Vernetzung zwischen Innen- und Außenperspektive der große Einfluß, den ein verändertes körperliches Erscheinungsbild auf die Innenperspektive ausübt, nicht übersehen werden. Hier spielen keineswegs nur Fragen der Eitelkeit eine Rolle.

[98] Parkinson-Patienten mit neuropsychologischen oder psychiatrischen Auffälligkeiten, sowie Parkinson-Patienten, die mit fortschreitender Krankheit von

so stark gewichtet, daß sie ihre Zustimmung zur Durchführung dieser neuartigen Behandlungsmethode mit im großen und ganzen unklarem Ausgang gaben. Das Ausmaß des Leidensdrucks dieser Patienten läßt sich daran ermessen, daß sie sich auf eine Operation am Gehirn einließen, deren Folgen, da diese Behandlungsmöglichkeit derzeit in der Phase der klinischen Forschung steht, in weiten Bereichen unsicher sind, und deren Langzeitauswirkungen vollständig unbekannt sind (vgl. Kap. B.IV.3.). Obwohl die mit derartigen Hirngewebetransplantationen verknüpften Erfolgsaussichten bislang gering sind und die Wirksamkeit der Transplantate beim Menschen bisher nicht eindeutig nachgewiesen werden konnte, nahmen diese Patienten, vor allem in den Fällen der Transplantation von autologem Nebennierenmarkgewebe, ein nicht gerade geringes Risiko psychischer und körperlicher Nebenwirkungen auf sich (vgl. Kap. B.IV.3.). Und dies, obwohl Morbus Parkinson keine lebensbedrohliche Erkrankung ist, Hirngewebetransplantationen bei Parkinson-Patienten also keine akut lebensrettenden Eingriffe darstellen, sondern lediglich zur Verbesserung der Lebensqualität beitragen. Diese vergleichsweise große Bereitschaft der Parkinson-Patienten, Hirngewebetransplantationen mit weitgehend unklarem Ausgang durchführen zu lassen, erklärt sich einerseits durch die stark morbidisierende motorische Symptomatik und die mit der Progredienz der Krankheit verbundene deprimierende Langzeitperspektive (vgl. Kap. B.III.3.) sowie durch das Fehlen anderer, langfristig wirksamer Behandlungsmöglichkeiten (vgl. Kap. B.III.4.). Andererseits liegt der Verdacht nahe, den Patienten und ihren Angehörigen könnten, um die Einwilligung ("informed consent") zur Durchführung einer Hirngewebetransplantation zu erreichen, zu große Hoffnungen auf eine starke Linderung der mit der Krankheit verbundenen Symptome gemacht worden sein und die Patienten könnten möglicherweise nur unzureichend über die mit dieser experimentellen Behandlungsmethode derzeit verknüpften Implikationen aufgeklärt worden sein (vgl. Kap. C.I.).

2. Bedeutung mentaler Charakteristika

Obwohl, wie auch aus Kap. C.IV.1. hervorgeht, in vielerlei Hinsicht enge und komplexe Vernetzungen zwischen körperlichen und mentalen Charakteristika eines Menschen bestehen, wird hier, wie dies zumeist in Texten von Vertretern der Analytischen Philosophie des Geistes geschieht, die Rolle mentaler Charakteristika losgelöst von Eigenschaften des Körpers untersucht. Den Begriff "mental" verwende ich hierbei, Peter Bieri folgend,[99] als terminus technicus für alle Phänomene, "die in einem ontologischen Dualismus als nicht-physisch gelten: von Körperempfindungen wie Schmerz über emotionale Zustände wie Zorn bis zu kognitiven Phänomenen wie Gedanken und Meinungen". Eine

---

Demenz betroffen sind, wurden meist von einer Hirngewebetransplantation ausgeschlossen.
[99] Bieri, 1981, S. 4.

IV. Kriterien der personalen Identität 153

Untergliederung des Kapitels in eine Betrachtungsweise aus der Innenperspektive einerseits und der Außenperspektive andererseits - analog zur Vorgehensweise bei Überlegungen zur Bedeutung des Körpers - scheint vor allem deshalb nicht angebracht zu sein, weil bei mentalen Charakteristika im Zusammenhang mit Fragen nach der Identität einer Person, anders als bei körperlichen Charakteristika, sowohl aus der Innen- als auch (durch Analogieschluß) aus der Außenperspektive weitgehend dieselben Aspekte von Relevanz sind. Denn beidemal geht es darum, was für Eigenschaften als wichtig für die Individualität der betreffenden Person, also deren individuelle Persönlichkeit, betrachtet werden. Fragen der individuellen Unterscheidung oder der Wiedererkennbarkeit spielen, anders als bei körperlichen Charakteristika, hier meist keine Rolle. Allerdings ist aus der Außen- bzw. aus der Innenperspektive die Art der Zugänglichkeit eine völlig andere. So erweist es sich bei mentalen Charakteristika als problematisch, daß sie aufgrund ihres in gewissem Sinne privaten Charakters nur für eine einzige Person, nämlich für die betroffene Person selbst, auf direktem Wege zugänglich sind. Alle anderen Personen sind darauf angewiesen, durch Beobachtung des Verhaltens sowie der verbalen Äußerungen dieser Person auf deren mentale Charakteristika zurückzuschließen. Aus der Außenperspektive sind daher nicht primär die mentalen Charakteristika selbst, wie beispielsweise Schmerz, Wut oder Mutlosigkeit von Relevanz, sondern vielmehr das mit diesen mentalen Charakteristika mehr oder weniger eng korrelierte Verhalten der betreffenden Person. Aufgrund dieses Verhaltens kann vom äußeren Beobachter in vielfältiger Hinsicht auf den mentalen Zustand der jeweiligen Person zurückgeschlossen werden. Wie problematisch ein solcher, nicht selten behavioristisch geprägter Zugang sein kann, zeigt sich gerade bei Patienten mit Morbus Parkinson besonders deutlich (vgl. Kap. C.I.3.).

Auch oder vielmehr gerade im Kontext klinischer Untersuchungen, bei denen es exakt darum geht, den mentalen Zustand des Patienten zu ermitteln, stellt dieser nur indirekte Zugang zu den mentalen Charakteristika anderer Personen in vielen Fällen ein großes Problem dar. In der klinischen Situation besteht hier neben der Beobachtung des Verhaltens des Patienten vor allem die Möglichkeit, den Patienten genau und ausführlich nach seinem Befinden zu befragen, oder aber detaillierte Verhaltenstests durchzuführen. Den so aus der Außenperspektive erhaltenen Daten haftet nicht selten in gewissem Sinne eine behavioristische Komponente an. Um diese in möglichst starkem Umfang zu reduzieren, sollte bei der Patientenevaluation den Aussagen der Patienten über ihren eigenen Zustand eine möglichst große Bedeutung zugemessen werden. Obwohl Aussagen über mentale Charakteristika anderer Personen grundsätzlich nur aus der Außenperspektive gewonnen werden können, kann, da in begrenztem Maße ein Analogieschluß möglich ist zwischen den eigenen Erfahrungen und den Aussagen der Patienten, mit Hilfe der aus Verhaltenstests und anderen Untersuchungen erhaltenen Daten versucht werden zu erschließen, was es aus der Innenperspektive bedeuten mag, mit gewissen Störungen oder Veränderungen mentaler Funktionen zu leben. Eine derartige Vorgehensweise stellt jedoch meist die einzige Möglichkeit dar, ansatzweise zu erfassen, welche Bedeutung bestimmten Störungen oder Veränderungen mentaler Charakteristika von den betroffenen Personen zugemessen wird. Im strengen Sinne ist in diesen Fällen ein Zugang aus der Innenperspektive nicht möglich, da, wie Thomas Nagel betont,[100] niemand wissen kann, wie es ist, mit anderen mentalen (aber auch körperlichen) Charakteristika als denjenigen, die man selbst "hat", zu leben. Eine weitere Möglichkeit, sich der Innenperspektive zu nähern, besteht darin, allgemeine Reflexionen über die Bedeutung, die bestimmten mentalen Charakteristika für die Personalität, personale Identität oder Individualität zugeschrieben wird, durchzuführen, und die so erhaltenen Allgemeinaussagen auf den jeweils speziellen Fall zu übertragen. Während derartige grundlegende Überlegungen zu den Hauptaufgaben philosophischer Reflexion gehören, wurden solche Fragen aus medizinisch-naturwissenschaftlicher Sicht bisher viel zu wenig beachtet, so daß hier von medizinisch-naturwissenschaftlicher Seite ein großes Defizit besteht. Eine Rückbesinnung auf die grundlegende Bedeutung bestimmter mentaler Charakteristika für das Persönlichkeitsbild eines Menschen sowie eine Einbeziehung philosophischer Einsichten in die medizinisch-naturwissenschaftliche Praxis kann sich daher auf diesem Gebiet als sehr fruchtbar erweisen. Gerade bei operativen Eingriffen in das als Sitz der Personalität geltende Gehirn kann dies der Gefahr entgegenwirken, wesentliche Aspekte dessen, was für die Befindlichkeit des Patienten von Relevanz ist, zu übersehen.

a) Gedächtnis

Im Umfeld von Überlegungen, die sich mit dem Gedächtnis von Personen sowie den hierfür charakteristischen Eigenschaften und Fähigkeiten beschäftigen, wurde von verschiedenen Autoren eine Differenzierung zwischen unterschiedlichen Formen, in denen jemand sich an etwas erinnern kann, vorgenommen.[101] So werden die Erinnerungen an bestimmte Ereignisse, die eine Person selbst erlebt bzw. beobachtet hat, von reinem Faktenwissen, d.h. den Erinnerungen an bestimmte Informationen unterschieden, sowie von der Fähigkeit, sich daran zu erinnern, wie man eine bestimmte Handlung durchführt. Zur richtigen Verwendung des Begriffes "sich erinnern" in seinen verschiedenen Bedeutungen müssen mehrere, einander in allen Fällen stark ähnelnde Voraussetzungen erfüllt sein: Hierzu gehört einerseits die Tatsache, daß in der Vergangenheit bestimmte tatsächlich existiert habende Dinge oder Ereignisse wahrgenommen wurden sowie andererseits das Bestehen einer kausalen Verknüpfung zwischen der in der Vergangenheit liegenden Wahrnehmung und der nachfolgenden Repräsentation dessen, was wahrgenommen wurde.

---

[100] Nagel, 1981.
[101] Martin & Deutscher, 1966; Perry, 1975.

IV. Kriterien der personalen Identität

Bei Reflexionen über Fragen der personalen Identität wurde vor allem einer dieser verschiedenen Gedächtnisformen, und zwar den Erinnerungen an in der Vergangenheit selbst erlebte Ereignisse, große Bedeutung zugemessen. Denn hierbei kann davon ausgegangen werden, daß all jene Erlebnisse, an die sich eine Person auf direkte Weise, d.h. ohne Zuhilfenahme zusätzlicher Mittel, erinnert, ein und derselben Person zugehörig sind. So wird von John Locke das Gedächtnis an in der Vergangenheit liegende Taten und Erlebnisse als entscheidendes Kriterium für die personale Identität betrachtet:[102]

"Denn da das Bewußtsein das Denken stets begleitet und jeden zu dem macht, was er sein Selbst nennt und wodurch er sich von allen anderen denkenden Wesen unterscheidet, so besteht hierin allein die Identität der Person, das heißt das Sich-Selbst-Gleichbleiben eines vernünftigen Wesens. Soweit nun dieses Bewußtsein rückwärts auf vergangene Taten oder Gedanken ausgedehnt werden kann, so weit reicht die Identität der Person."

Locke´s Sichtweise zufolge beruht die Identität der Person allein auf der Identität bzw. Kontinuität des Bewußtseins, welches gegenwärtige und vergangene Handlungen umfaßt. Demzufolge müßte bei Verlust dieses Bewußtseins mit einem Verlust der personalen Identität gerechnet werden. Die von Locke verwendete Formulierung des auf die Vergangenheit bezogenen Bewußtseins kann in diesem Zusammenhang zweifellos als äquivalent mit dem Begriff "Gedächtnis" bezeichnet werden. Mit dieser starken Betonung der Rolle des Gedächtnisses für die Identität einer Person gehen Überlegungen einher, denen zufolge jemand, der vollständig und unwiderbringlich die Erinnerung an gewisse Zeiten und Handlungen seines Lebens verloren hat, zwar als derselbe Mensch bezeichnet werden kann, der diese in der Vergangenheit liegenden und inzwischen vergessenen Handlungen durchgeführt hat, jedoch nicht als dieselbe Person. John Locke stellt eine enge Beziehung her zwischen dieser auf der Identität bzw. Kontinuität des Bewußtseins beruhenden Identität einer Person und Fragen der, vorrangig im juristischen Sinne verstandenen, Übernahme von Verantwortung:[103]

"Auf diese Identität der Person allein gründet sich das Recht und die Gerechtigkeit von Lohn und Strafe, weil Glück und Unglück das sind, woran jeder um *seiner selbst* willen interessiert ist, während es ihn nicht kümmert, was aus irgendeiner *Substanz* wird, die mit seinem Bewußtsein nicht verknüpft ist und davon nicht berührt wird."

Bezieht man sich direkt auf die Locke´schen Überlegungen, so müßte, will man ein möglichst umfassendes Ausmaß an Identität mit der in der Vergangenheit existiert habenden Person erzielen, angestrebt werden, die Erinnerungsfähigkeit einer Person an vergangene Erlebnisse zu verbessern und auf einen möglichst langen Zeitraum der eigenen Vergangenheit, wenn möglich bis zur frühesten Kindheit, auszudehnen. Ohne die große Bedeutung, die dem Bewußt-

---

[102] Locke, 1981, S. 420.
[103] Locke, 1981, S. 429.

sein um die eigene Vergangenheit für die Identitätsfindung zukommt, in Frage stellen zu wollen, scheint dies jedoch vor dem Hintergrund der hier interessierenden Fragestellung eine unangebrachte Schlußfolgerung darzustellen.

In diesem Zusammenhang muß daher unterschieden werden zwischen dem Bewußtsein um die eigene Identität, das sich über die Erinnerungen an die eigene durchlebte Vergangenheit konstituiert, und der Identität bzw. Individualität einer Person, die durch die Gesamtheit der aktuellen körperlichen und mentalen Persönlichkeitscharakteristika gebildet wird. Während für die erste Form das Gedächtnis die entscheidende Rolle spielt und diese so erschlossene Identität für die jeweilige Person unter Normalbedingungen außer Frage steht, spielt das Gedächtnis an vergangene Handlungen für die zweite Form nur eine untergeordnete Rolle. Diese Form der personalen Identität, die besser als persönliche Individualität bezeichnet werden sollte, unterliegt, wie die sie konstituierenden Persönlichkeitscharakteristika, einem Wandel. Ein Verlust bzw. eine Veränderung wichtiger Persönlichkeitscharakteristika, und hiermit einhergehend eine Veränderung von Aspekten der eigenen Individualität, steht hier nicht von vornherein außer Frage. Um beschreiben zu können, welche der die persönliche Individualität einer Person konstituierenden Charakteristika für besonders wichtig erachtet werden, muß daher nicht primär auf das auf die Vergangenheit gerichtete Gedächtnis, sondern vielmehr auf die Gesamtheit körperlicher und mentaler Charakteristika zurückgegriffen werden. Die Bedeutung, die dem Wissen um die eigene Vergangenheit zukommt, darf jedoch nicht unterschätzt werden, da sich eine Person in hohem Maße über ihre eigene Lebensgeschichte definiert. So hat ein Verlust aller Erinnerungen, wie er vorübergehend bei Fällen retrograder Amnesie auftritt, einen Verlust der Identität zur Folge.

Die Bedeutung von Gedächtnisaussagen wird eindrucksvoll durch Gedankenexperimente verdeutlicht, bei denen ein Körpertausch zwischen zwei Personen durchgeführt wird.[104] Primär anhand von Gedächtnisaussagen und anhand der trotz des Körpertausches vorherrschenden Charakterzüge erscheint es hier möglich, die "ursprünglichen Personen" den veränderten Körpern zuzuordnen. Allein die Tatsache, daß derartige Überlegungen als Körpertausch und nicht etwa als Austausch der Erinnerungen und der Charaktereigenschaften oder aber als Identitätszerstörung oder Identitätsmischung beschrieben werden, spricht für die große Bedeutung, die diesen mentalen Charakteristika von den jeweiligen Autoren zugemessen wird.[105] Zwar mag es durchaus in der Realität derartige Situationen geben, in denen eine andere Person - etwa nach jahrzehntelanger Abwesenheit - weil sie sich stark verändert hat, nur oder primär anhand ihrer Erinnerungen an gemeinsame Erlebnisse identifiziert werden kann. Da es jedoch zu unseren lebensweltlichen Erfahrungen gehört, daß jede Person nur in der Lage ist, sich an

---

[104] So z.B. Locke, 1981; Quinton, 1962.
[105] Zur Problematik solcher im Zuge von Gedankenexperimenten durchgeführten Körpertausch-Beispiele vgl. Kap. C.II.2.

einen verschwindend kleinen Anteil der von ihr in der Vergangenheit durchlebten Ereignisse, Handlungen und Gedanken zu erinnern, spielen detaillierte Erinnerungen an die eigene Vergangenheit oft nur eine untergeordnete Rolle. Im Zusammenhang mit Hirngewebetransplantationen, bei denen primär nicht Probleme der Wiedererkennbarkeit, sondern Fragen der Identität bzw. Individualität einer Person im Vordergrund stehen, spielen Erinnerungen daher lediglich insofern eine Rolle, als sie für die Identitätsfindung der betreffenden Person sowie für deren aktuelle Persönlichkeitscharakteristika von entscheidender Relevanz sind.

Obwohl eine Person also durchaus in der Lage sein kann, sich daran zu erinnern, eine bestimmte in der Vergangenheit liegende Handlung getan zu haben, so mag sie sich doch bewußt sein, daß aufgrund vielfältiger, im Laufe der Zeit eingetretener Persönlichkeitsveränderungen diejenige Person, die ehemals diese Handlung tat, sich in vielerlei Hinsicht von der jetzigen, über die eigene Vergangenheit reflektierenden Person unterscheidet. So mag diese Person ihre Bedenken sinngemäß wie folgt formulieren: "Ich erinnere mich zwar daran, die und die Handlung durchgeführt zu haben, aber war das damals wirklich ich, dieselbe Person wie heute?" Um die zugrundeliegende Problematik auf adäquate Weise beschreiben zu können, muß eine Möglichkeit gesucht werden, mit Hilfe derer die Bedeutung solcher Persönlichkeitsveränderungen für die Identität im Sinne der Individualität einer Person umschrieben werden kann, ohne dies so tun zu müssen, daß damit ein Verlust der Identität impliziert wird. Denn allein die Tatsache, daß sich eine Person daran erinnert, selbst eine bestimmte Handlung durchgeführt zu haben, stellt ja quasi einen Beweis für die Identität der betreffenden Person dar, sieht man einmal von der grundsätzlichen Möglichkeit von falschen Gedächtnisbehauptungen, Einbildungen, Täuschungsmanövern oder Quasi-Erinnerungen ab. Für eine solche Vorgehensweise reichen Überlegungen, die allein mit Hilfe des Gedächtnis-Kriteriums zu Aussagen über die personale Identität gelangen wollen, nicht aus. Eine Einbeziehung weiterer, vorrangig mentaler Charakteristika erscheint daher vonnöten (vgl. Kap. C.IV.3.). Darüber hinaus muß, gerade im Zusammenhang mit Identitätsbehauptungen, zwischen Erinnerungen, die sich auf wahrhaft sich ereignet habende Begebenheiten beziehen, und bloßen Erinnerungsbehauptungen unterschieden werden. Diese bloßen Erinnerungsbehauptungen kommen - auf bewußte oder unbewußte Weise - häufig durch nachträgliches falsches oder ungenaues Zusammenfügen bruchstückhafter Gedächtnisfragmente zustande. Sie können allerdings auch auf purer Einbildungskraft beruhen. In der Praxis ist eine derartige Unterscheidung zwischen Erinnerungen und bloßen Erinnerungsbehauptungen jedoch, wenn überhaupt möglich, so doch meist sehr schwierig. Obwohl das Vorhandensein direkter Erinnerungen an vergangene Erlebnisse gemeinhin als Beweis dafür gilt, daß die betreffende Person diese auch tatsächlich erlebt hat, weisen Sydney

Shoemaker[106] und Bernard Williams[107] darauf hin, welch brüchige und wenig eindeutige Basis diese Erinnerungen letztlich darstellen. So kann sich eine Person auf ihre eigenen Gedächtnisinhalte nicht in uneingeschränkter Weise verlassen, da für die betreffende Person selbst nur in geringem Maße, und zwar meist durch Vergleich mit externen Parametern, die Möglichkeit besteht, ihre eigenen Gedächtnisinhalte einer Kontrolle zu unterziehen und somit zu verifizieren. Angesichts dieses, verstärkt im Zusammenhang mit Quasi-Erinnerungen (vgl. Kap. C.V.2.b) auftretenden Problems kann daher auch das Gedächtnis an die mutmaßlich eigene Vergangenheit nicht als unumstößliches Kriterium der Identität betrachtet werden. So besteht auch bei der Bewertung der Folgen gestörter Gedächtnisfunktionen in Abhängigkeit davon ein großer qualitativer Unterschied, ob im Zuge einer Krankheit oder eines operativen Eingriffes bestimmte Erinnerungen verlorengehen oder ob andere, neue, dann als Quasi-Erinnerungen zu bezeichnende Gedächtnisinhalte, die nicht auf genuine Erlebnisse der betreffenden Person zurückzuführen sind, hinzukommen (vgl. Kap. C.V.2.b).

Anders als im philosophischen Kontext spielt bei klinischen Untersuchungen das auf die eigene Vergangenheit gerichtete Gedächtnis einer Person nur eine sehr untergeordnete Rolle. Solange ein Patient kein auffälliges Verhalten zeigt, wird sein auf Erlebnisse des eigenen Lebens gerichtetes Gedächtnis im allgemeinen nicht detaillierten Tests unterworfen. Vielmehr werden in entsprechenden Untersuchungen sowie zur Diagnosestellung vorrangig das aktuelle Langzeit- und Kurzzeitgedächtnis des jeweiligen Patienten untersucht. Da dies die aktuelle Fähigkeit des Patienten repräsentiert, mit Anforderungen und Situationen, mit denen er konfrontiert wird, fertigzuwerden, stellt es aus medizinisch-praktischer Sicht einen wesentlich relevanteren Parameter für den aktuellen Zustand des Patienten dar als dessen auf die Vergangenheit gerichtetes Bewußtsein. Jedoch besteht durchaus ein gewisser Zusammenhang zwischen der Leistungsstärke des derzeitigen Langzeitgedächtnisses und der Qualität und dem Ausmaß der Erinnerungen des Patienten an die eigene erlebte Vergangenheit. Denn das aktuelle Langzeitgedächtnis stellt einen zentralen Teil des Mechanismus dar, der die jeweilige Person in die Lage versetzt, die in der Gegenwart durchlebten Erlebnisse umzusetzen und in Form von Erinnerungen an eben diese Erlebnisse zu speichern. Je besser also das derzeitige Langzeitgedächtnis, desto umfassender die zukünftigen Erinnerungen an die derzeitige Gegenwart.

Auffallend ist hier die große Diskrepanz zwischen philosophischer und medizinisch-naturwissenschaftlicher Sichtweise. Aus philosophischer Sicht wird zwar die große Bedeutung des Gedächtnisses für die personale Identität betont, jedoch wird hierbei unter Gedächtnis fast ausschließlich die Erinnerungsfähigkeit der betreffenden Person an Erlebnisse, Handlungen und Gedanken der Vergangenheit verstanden, mithin die Erinnerungsfähigkeit an die Geschichte der

---

[106] Shoemaker, 1970.
[107] Williams, 1978b.

IV. Kriterien der personalen Identität   159

eigenen Person. Dies mag für die Identitäts-Findung der betreffenden Person sowie für Fragen der Zuschreibbarkeit von Verantwortung eine entscheidende Rolle spielen. Jedoch wird häufig vernachlässigt, daß bei derartigen Überlegungen nur ein einzelner Aspekt dessen, was gemeinhin unter dem Begriff "Gedächtnis" verstanden wird, herausgegriffen wurde. Für die aktuellen Persönlichkeitscharakteristika einer Person besitzt demgegenüber im Alltagsleben die Leistungsfähigkeit des Langzeitgedächtnisses und des Kurzzeitgedächtnisses sowie die allgemeine Konzentrationsfähigkeit und die Fähigkeit zu prozeduralem Lernen eine meist viel entscheidendere Rolle. Aus philosophischer Sicht wirkt es hingegen überraschend, welch geringe Bedeutung in der klinischen Situation der Erinnerungsfähigkeit des Patienten an sein eigenes Leben zugemessen wird. Ein Grund für diese Vernachlässigung mag darin liegen, daß es schwierig erscheint, solche Lebenserinnerungen zu objektivieren und einen Fragenkatalog zu entwickeln, der anhand individueller Lebensberichte die Erinnerungsfähigkeit der Patienten abfragt. Um die erhaltenen Aussagen zu verifizieren, müßten für Referenzaussagen in teilweise recht großem Umfang Familienmitglieder der Patienten sowie Freunde und Bekannte herangezogen werden. Jedoch scheint auch unabhängig von diesen praktischen Problemen aus medizinisch-naturwissenschaftlicher Sicht dem Ausmaß der Erinnerungen des Patienten an sein eigenes Leben nicht zuletzt deshalb keine so große Bedeutung zugemessen zu werden, weil die durch die Lebensberichte erhaltenen Daten, abgesehen von Erkenntnissen zur Anamnese, nur wenig bzw. nur auf indirekte Weise etwas über den derzeitigen Gesundheitszustand sowie die aktuellen mentalen Charakteristika des Patienten aussagen. Ein Vergleich mit der innerhalb der philosophischen Literatur geführten Diskussion zeigt jedoch die große Bedeutung dieses, aus medizinisch-naturwissenschaftlicher Sicht tendenziell ignorierten Aspektes des Gedächtnisses für die Identität einer Person.

Bei Parkinson-Patienten wurden daher keine detaillierten Untersuchungen über die Erinnerungsfähigkeit der Patienten an ihre eigene Vergangenheit durchgeführt. Auch über Veränderungen oder Störungen des Kurzzeit- oder des Langzeit-Gedächtnisses liegen bei nicht-dementen Parkinson-Patienten keine einheitlichen Erkenntnisse vor.[108] Insgesamt wurde die Tendenz beobachtet, daß Parkinson-Patienten Schwierigkeiten bei Gedächtnis-Tests zeigen, bei denen ein subjektiv organisiertes Verarbeiten der erhaltenen Informationen vonnöten ist, während sie keinerlei Defizite bei Tests aufweisen, bei denen es sich primär um das passive Wiedererkennen bestimmter Dinge dreht, bei denen also der Patient nicht aktiv an der Antwortfindung mitwirken muß.[109] Diese Defizite werden jedoch von vielen Autoren nicht als spezifische Störung der Funktionsfähigkeit des Gedächtnisses betrachtet, sondern als Ausdruck eines globaleren Defektes gedeutet (vgl. Kap. B.III.3.). Darüber hinaus wurde auch von einem überdurch-

---

[108] Pirozzolo et al., 1982; Taylor et al., 1986; Brown & Marsden, 1990.
[109] Taylor et al., 1986; Brown & Marsden, 1990.

schnittlich guten Langzeitgedächtnis vieler Parkinson-Patienten berichtet.[110] Eine Gedächtnisstörung, die den Locke'schen Überlegungen entsprechend zu einer Minderung des Ausmaßes der Identität einer Person führen könnte, läßt sich daher bei nicht-dementen Parkinson-Patienten nicht feststellen. Die Gedächtnisfunktionen werden durch die Krankheit nicht in dem Maße beeinträchtigt, als daß aufgrund von Gedächtnislücken oder von Gedächtnisschwund Folgen auf die - im Locke'schen Sinne verstandene - personale Identität auftreten würden. Vielmehr liegt eine gewisse krankheitsbedingte, auch die Gedächtnisfunktionen beeinflussende Unflexibilität bei kognitiven Prozessen, die eine aktive Verarbeitung der erhaltenen Informationen erfordern, vor. Diese Unflexibilität beeinflußt jedoch auf vielfältige Weise die individuellen Eigenschaften der betroffenen Parkinson-Patienten.

Mit Störungen der Funktionsfähigkeit des Gedächtnisses muß vor allem bei Beschädigungen der Hippocampus-Region, dem für Gedächtnisfunktionen essentiellen Gehirnbereich, gerechnet werden. Die große Bedeutung dieses Gehirnbereichs zeigt sich bei von Morbus Alzheimer betroffenen Patienten, aber auch bei dementen Parkinson-Patienten.[111] Bei Patienten mit Morbus Alzheimer erhofft man sich, unter anderem durch Implantation cholinerger Neurone in den Hippocampus-Bereich, dem im Zuge der Krankheit auftretenden Gedächtnisverfall möglicherweise entgegenwirken zu können.[112] Als Ziel einer derartigen Transplantationstherapie gilt daher, bei den betroffenen Patienten den Verlust der Identität bzw. Individualität verhindern zu können und die Voraussetzungen für einen Erhalt der Identität bzw. Individualität der Patienten schaffen zu können. Angesichts der großen Bedeutung, die den verschiedenen Gedächtnisfunktionen für die Identität bzw. Individualität einer Person zukommt, sollte jedoch - zumindest in der Phase der klinischen Forschung - auch im Zuge von bei Parkinson-Patienten durchzuführenden Hirngewebetransplantationen eine detaillierte und systematische Untersuchung des Gedächtnisses erfolgen. Zwar sind direkte Veränderungen der Gedächtnisfunktionen bei einem Eingriff in die Basalganglien nicht unbedingt zu erwarten, angesichts der komplexen Verschaltung der Basalganglien vor allem mit Bereichen des frontalen und präfrontalen Cortex sind entsprechende Beeinträchtigungen jedoch keineswegs a priori auszuschließen (vgl. Kap. B.II.). Die bisher durchgeführten, äußerst bruchstückhaften Untersuchungen hingegen werden der zentralen Rolle des Gedächtnisses in keiner Weise gerecht (vgl. Kap. B.IV.3.).

Einen besonders drastischen Fall gestörter Gedächtnisfunktionen schildern Scoville und Milner.[113] Bei einem unter schweren Epilepsie-Anfällen leidenden 27-jährigen Patienten wurde eine bilaterale Lobotomie des medialen Temporal-

---

[110] Taylor et al., 1986.
[111] Dubois et al., 1983; Hornykiewicz & Kish, 1984.
[112] Lindvall, 1991.
[113] Scoville & Milner, 1957; Milner et al., 1968; Puccetti, 1977.

IV. Kriterien der personalen Identität

lappens, bei der unter anderem beidseitig die Hippocampus-Region entfernt wurde, durchgeführt. Dieser Eingriff zeigte dramatische Folgen. Neben einer, den Zeitraum von ca. 2 Jahren vor der Operation umfassenden retrograden Amnesie leidet der Patient unter anterograder Amnesie, d.h. er ist nicht mehr in der Lage, neue Gedächtnisinhalte zu bilden bzw. abzurufen. Der betroffene Patient verfügt daher nur noch über ein funktionsfähiges Kurzzeitgedächtnis, dessen Inhalte jedoch schnell verblassen. Erinnerungen an Ereignisse der jüngeren Vergangenheit besitzt er nicht. An diesem Beispiel wird deutlich, welch großen Einfluß die verschiedenen Gedächtnisfunktionen sowie deren enges Zusammenspiel für die personale Identität eines Menschen spielen. Eine Betrachtungsweise, die nur einen einzelnen Bereich dieser Gedächtnisfunktionen herausgreift, gelangt daher immer nur zu einem unvollständigen Bild der Bedeutung des Gedächtnisses für die Identität bzw. Individualität einer Person. Der Fall dieses Epilepsie-Patienten veranschaulicht die große Bedeutung, die sowohl der Erinnerungsfähigkeit an die eigene Vergangenheit, als auch dem Kurzzeit- und dem Langzeitgedächtnis zukommt. Denn der Patient kann sich nur dank der Erinnerungen an seine Kindheit und Jugend seiner aus der eigenen Lebensgeschichte erwachsenen Identität bewußt werden. Dieses Wissen um die eigene Identität endet jedoch einige Jahre vor dem operativen Eingriff. So ist der Patient, da ihm die Fähigkeit fehlt, neue Gedächtnisinhalte zu bilden, nicht in der Lage, den Zeitraum zwischen der Operation und seinem derzeitigen Leben mit Erinnerungen an Erlebnisse und Erfahrungen zu füllen. Nicht zuletzt aufgrund seines Kurzzeitgedächtnisses hingegen kann der Patient sich selbst als eine in Raum und Zeit existierende Person mit individuellen Eigenschaften, Stärken und Schwächen (nämlich der Schwäche eines schlechten bzw. fehlenden Gedächtnisses) erfahren. Aufgrund des Fehlens neuerer Erinnerungen muß sich der Patient jedoch weitgehend mit der Individualität derjenigen Person, die er vor der Operation gewesen war, identifizieren. Betrachtet man die Krankengeschichte dieses Epilepsie-Patienten, so fällt auf, daß die für die Identität bzw. Individualität des Patienten entscheidenden negativen Veränderungen erst durch den operativen Eingriff entstanden sind bzw. ausgelöst wurden. Die vor der Operation dominierenden, in starkem Maße das Wohlbefinden des Patienten beeinträchtigenden epileptischen Anfälle stellen, so schwer sie auch gewesen sein mögen, im Vergleich zu den durch den operativen Eingriff hervorgerufenen Gedächtnisstörungen eine in ihrer Bedeutung für die personale Identität als vergleichsweise gering einzustufende Störung dar. Ein derartig folgenschwerer Eingriff läßt sich, wenn überhaupt, nur durch das fehlende Wissen über den Struktur-Funktions-Zusammenhang des hochkomplexen Gehirns entschuldigen. Auch ungenügende Reflexion über die Bedeutung intakter Gedächtnisfunktionen für die Identität bzw. Individualität einer Person mag hier eine Rolle spielen. Zwar scheinen zwischen der modernen, stereotaktischen Hirngewebetransplantations-Methodik und einer, wie im obigen Fall vorgenommenen, bilateralen Entfernung von Teilen des Temporallapens auf den ersten Blick nur wenige Parallelen zu bestehen. Die Analogien zwischen den in diesem Lobotomie-Fall bestehenden Voraussetzungen und den Voraussetzungen der Hirngewebetransplantations-Methodik sollten jedoch zu denken geben: In beiden Fällen konnten bzw. können keine gesicherten Aussagen über den Wirkmechanismus des operativen Eingriffes, über den therapeutischen Erfolg oder die zu erwartenden Langzeitfolgen gemacht werden. Beidemal wurden bisher nur in völlig unzureichendem Ausmaß Überlegungen darüber angestellt, was für Charakteristika - abgesehen von der angestrebten normalen körperlichen Beweglichkeit - als relevant für die Personalität, personale Identität und Individualität der betroffenen Patienten betrachtet werden. Derartige, im Zusammenhang mit Eingriffen in das Gehirn auftretende Fehlschläge wie der Fall dieses Epilepsie-Patienten sollten jedoch nicht dazu mißbraucht werden, eine Therapiemethode aufgrund der mit ihr verbundenen Anfangsschwierigkeiten, Problemen, Risiken und Mißgeschicken völlig in Verruf zu bringen. Jedoch sollten sie sehr wohl Anlaß dafür bieten, detailliertere Überlegungen anzustellen über die Nutzen-Risiko-Relation einer geplanten Therapiemethode, über den Bereich der sinnvoll anzustrebenden Ziele sowie über möglicherweise auftretende, das Leben des Patienten in einschneidender Weise beeinträchtigende Begleiterscheinungen einer irreversiblen operativen Maßnahme. Gerade bei Eingriffen in das hochkomplexe und nur in seinen Grundzügen verstandene Gehirn sollte entsprechende Umsicht geboten sein (vgl. Kap. C.I.).

Die von John Locke veröffentlichten Überlegungen über die Bedeutung des Gedächtnisses für die personale Identität wurden in verschiedenen Punkten stark angegriffen. Denn mit der Locke´schen Position, derzufolge das Bewußtsein um Vergangenes die personale Identität konstituiert, geht unter anderem die unplausible Folgerung einher, daß nur diejenigen Handlungen tatsächlich von einer Person selbst durchgeführt wurden, an die sie sich erinnern kann. So betont unter anderem Thomas Reid,[114] daß es nicht die Tatsache ist, daß jemand sich daran erinnert, eine bestimmte Handlung durchgeführt zu haben, die es ausmacht, daß jemand dieselbe Person ist, die diese Handlung durchgeführt hat. Vielmehr gibt das Gedächtnis der jeweiligen Person nur die Gewißheit, daß sie diese bestimmte Handlung durchgeführt hat, obwohl sie diese Handlung auch dann getan hätte, wenn sich sich nicht daran erinnern würde. Angesichts der Erfahrung, daß jede Person nur in der Lage ist, sich an einen verhältnismäßig geringen Anteil ihrer Erlebnisse, Handlungen und Gedanken zu erinnern, und da darüber hinaus diese Erinnerungsfähigkeit immer schwächer wird, je weiter diese Erlebnisse, Handlungen und Gedanken zurückliegen, stellt das Locke´sche Gedächtnis-Kriterium eine zu stringente Forderung dar. Ein wichtiger Kritikpunkt ist auch der von Joseph Butler vorgebrachte Zirkularitätsvorwurf, demzufolge das Bewußtsein der eigenen personalen Identität nicht die personale Identität konstituiert, sondern vielmehr diese schon voraussetzt:[115]

---

[114] Reid, 1785, in: Perry, 1975a.
[115] Butler, 1736, in: Perry, 1975, S. 100.

IV. Kriterien der personalen Identität

"And one should really think it self-evident, that consciousness of personal identity presupposes, and therefore cannot constitute, personal identity, any more than knowledge, in any other case, can constitute truth, which it presupposes."

Um eine mit der Locke'schen Position über die Kontinuität des Bewußtseins einhergehende absurde Forderung zu verdeutlichen, wurde von Thomas Reid das sog. "Paradoxon vom tapferen Offizier" entwickelt:[116]

"Suppose a brave officer to have been flogged when a boy at school for robbing an orchard, to have taken a standard from the enemy in his first campaign, and to have been made a general in advanced life; suppose, also, which must be admitted to be possible, that, when he took the standard, he was conscious of his having been flogged at school, and that, when made a general, he was conscious of his taking the standard, but had absolutely lost the consciousness of his flogging. These things being supposed, it follows, from Mr. Locke's doctrine, that he who was flogged at school is the same person who took the standard, and that he who took the standard is the same person who was made a general. Whence it follows, if there be any truth in logic, that the general is the same person with him who was flogged at school. But the general's consciousness does not reach so far back as his flogging; therefore, according to Mr. Locke's doctrine, he is not the person who was flogged. Therefore the general is, and at the same time is not, the same person with him who was flogged at school."

Dieses Paradoxon führt unter Verwendung der Locke'schen Argumentationsweise auf direktem Weg zu einer irrigen Schlußfolgerung, derzufolge ein Mensch gleichzeitig sowohl dieselbe Person als auch nicht dieselbe Person sein kann, die in der Vergangenheit eine bestimmte Handlung begangen hat. Der von John Locke entwickelte Standpunkt zur personalen Identität bildet, wie Joseph Butler frühzeitig erkannte,[117] aufgrund der diesem Standpunkt innewohnenden Tendenz, das Leben einer Person als Abfolge verschiedener aufeinanderfolgender Personen-Abschnitte zu betrachten, quasi den Grundstein für die späteren reduktionistischen Positionen.

Trotz dieser Kritikpunkte hielten viele Philosophen an der zentralen Bedeutung des Gedächtnisses für die personale Identität fest. Eine besonders feinsinnige Weiterentwicklung der Locke'schen Überlegungen zur Rolle des Gedächtnisses für die personale Identität stellt die von H.P. Grice vertretene Position dar. In der Tradition des logischen Konstruktivismus stehend betrachtet er eine Person lediglich als die Aneinanderreihung von Erlebnissen. Als Antwort auf die Frage, woher eine Person denn wisse, daß zwei verschiedene Erlebnisse ihrem einen Selbst zugehören, schlägt Grice vor:[118]

---

[116] Reid, 1785, in: Perry, 1975b, S. 114.
[117] Butler, 1736, in: Perry, 1975.
[118] Grice, 1941, S. 340.

"`Because I remember (or know to have occurred) both experiences, and any experiences I remember (or know to have occurred) must be co-personal´. This answer would imply, I think, that the self is a logical construction, and is to be defined in terms of memory."

Als entscheidender Parameter dafür, daß zwei Erlebnisse als einer Person zugehörig betrachtet werden können, gibt Grice das Vorhandensein einer bestimmten Relation zwischen diesen beiden Erlebnissen an. Mit seiner Analyse des Satzes "someone heard a noise", versucht Grice, diese Relation, die für "zum gleichen Selbst gehören wie ..." steht, genauer zu umschreiben.[119] Hierdurch entgeht er einem Teil der gegen Locke vorgebrachten Kritik.

"... I will restate the analysis of "someone heard a noise" thus: `a (past) hearing of a noise is an element in a t.t.s.[120] which is a member of a series of t.t.s.´s such that every member of the series *either* would, given certain conditions, contain as an element a memory of some experience which is an element in some previous member, *or* contains as an element some experience a memory of which would, given certain conditions, occur as an element in some subsequent member; there being no subset of members which is independent of all the rest´."

Eine Person stellt demgemäß eine derartige Serie von t.t.s.´s, der keine weiteren t.t.s.´s zugefügt werden können, dar. Durch diese Beschreibung einer Person als eine Serie aufeinanderfolgender t.t.s.´s wird nicht mehr die aktuelle Erinnerung an in der Vergangenheit liegende Erlebnisse, Handlungen und Gedanken gefordert, sondern lediglich eine Abfolge aufeinanderfolgender, voneinander abhängiger t.t.s. Durch diese Definition werden Probleme umgangen, die sich im Zusammenhang mit dem von Reid vorgebrachten Paradoxon vom tapferen Offizier, sowie aus der Tatsache ergeben, daß die meisten Personen einen Großteil der in der Vergangenheit liegenden Erlebnisse, Handlungen und Gedanken vergessen. Auch dem Zirkularitätsvorwurf wurde so weitgehend der Wind aus den Segeln genommen.[121] Eine derartige Position, die eine Person lediglich als logische Konstruktion ihrer Erinnerungen an vergangene Erlebnisse beschreibt, vernachlässigt jedoch wesentliche Aspekte des Wesens einer Person. Eine lose Aneinanderreihung von Erlebnissen kann keine adäquate Beschreibung einer aus Fleisch und Blut bestehenden, kontinuierlich existierenden und verschiedensten Prozessen unterworfenen Person darstellen. So können weder individuelle Charakterzüge und körperliche Eigenschaften einer Person, noch deren Handlungsfähigkeit und Verantwortlichkeit auf diese Weise erfaßt werden. Auch besteht

---

[119] Grice, 1941, S. 343.
[120] "t.t.s." steht für "total temporary state". Grice definiert dies folgendermaßen (Grice, 1941, S. 343): "`A t.t.s. occurs at t´ means `experiences occur at t which belong to the same t.t.s.´; and `experiences E and E* belong to the the same t.t.s.´ means `E and E*would, given certain conditions, be known, by memory or introspection, to be simultaneous´. (I use `simultaneous´ to mean whatever would be meant in ordinary speech by `occurring at the same time´."
[121] Perry, 1975.

IV. Kriterien der personalen Identität   165

keine Möglichkeit, Handlungen, Erfahrungen und Erlebnisse der Vergangenheit, welche die Zukunft einer Person beeinflussen, sich aber nicht nur in Form von Gedächtnisinhalten darstellen lassen, adäquat zu beschreiben. Durch eine Reduktion auf das Gedächtnis können auch die meisten der Aspekte nicht erfaßt werden, die im Alltagsleben als relevant für den Individualitätserhalt einer Person betrachtet werden, also dafür, was es ausmacht, daß eine Person als ein und dieselbe Person weiterbesteht. Hierfür ist vielmehr eine gewisse Konstanz bzw. Kontinuität bestimmter körperlicher und mentaler Charakteristika von größerer Relevanz als entsprechende Gedächtnisinhalte. Denn in Situationen des täglichen Lebens spielen die Erinnerungen einer Person meist eine wesentlich geringere Rolle als ihre derzeitigen Persönlichkeitscharakteristika. Diese tragen dazu bei, daß sich die jeweilige Person als individuelles, handelndes Selbst empfindet, während die Aufgabe der Erinnerungen vorrangig darin besteht, Informationen zur Genese dieses Selbst zu liefern. Allerdings wird durch ein Konzept, das die Bedeutung des Gedächtnisses für die personale Identität betont, auch ein wichtiger Aspekt hervorgehoben. Ohne Erinnerungen an vergangene Erlebnisse, Handlungen und Gedanken wäre niemand in der Lage, Aussagen über seine eigene Identität bzw. Individualität, d.h. darüber, was er als charakteristisch für sich selbst erachtet, zu machen. Denn alle diese Aussagen setzen einen Vergleich mit der eigenen Vergangenheit voraus.

b) Konnektivität

Im Zusammenhang mit Fragen der personalen Identität wird häufig der Begriff der psychischen Konnektivität verwendet. Derek Parfit umschreibt psychische Konnektivität als das Vorhandensein direkter Verbindungen, wie sie zwischen Intentionen und der Umsetzung dieser Intentionen in eine spätere Handlung, aber auch zwischen einem Erlebnis und der späteren Erinnerung an dieses Erlebnis bestehen.[122] Darüber hinaus liegen gemäß diesem Konzept auch direkte psychische Verbindungen vor, wenn eine Überzeugung oder Meinung, ein Wunsch, eine Hoffnung, oder andere mentale Charakteristika über einen bestimmten Zeitraum hinweg andauern.[123] Dem Ausmaß der Konnektivität kommt für den Erhalt der Identität bzw. Individualität einer Person eine große Bedeutung zu. Die psychische Konnektivität stellt eine entscheidende Voraussetzung dafür dar, daß eine Person sich über den Zeitverlauf hinweg als im wesentlichen gleichbleibend erfährt und in der Lage ist, sich in vollem Ausmaß mit ihrer eigenen Vergangenheit zu identifizieren. Jedoch unterliegen die mentalen Charakteristika einer Person im Verlauf des Lebens normalerweise auf vielfältige Weise einem häufig recht starken Wandel. Eine über den Zeitverlauf

---

[122] Aufgrund der besonderen Rolle, die das Gedächtnis im Zusammenhang mit Fragen der personalen Identität spielt, wurde das Gedächtnis in Kap. C.IV.2.a) separat behandelt.
[123] Parfit, 1984.

hinweg bestehende vollständige Konstanz der Personalitätscharakteristika, und damit maximale psychische Konnektivität, tritt daher normalerweise nicht auf und wird im übrigen, wenn überhaupt, so nur von sehr wenigen Personen angestrebt.

Derek Parfit gibt als Voraussetzung dafür, daß X und Y dieselbe Person sind, die Bedingung an, daß an jedem Tag zwischen X und Y genügend direkte psychische Verbindungen bestehen. Da die psychische Konnektivität eine graduelle Relation darstellt und daher nur schwerlich genaue Angaben darüber gemacht werden können, was diesbezüglich als "genügend" zu betrachten ist, schlägt Parfit vor, als Anhaltspunkt hierfür ein Mindestmaß von 50 % der direkten Verbindungen, die normalerweise über einen Tag hinweg bestehen, anzunehmen.[124] Dieser Vorschlag ist jedoch bei genauer Betrachtung nicht nur willkürlich, sondern auch wenig praktikabel, besteht doch keinerlei Möglichkeit, die Anzahl der direkten psychischen Verbindungen zu ermitteln. Angesichts der unzähligen Erlebnisse, Gedanken und Eindrücke, der jede Person an jedem Tag ausgesetzt ist, der Unkontrollierbarkeit der Zahl der hiermit kausal verknüpften Gedächtnisinhalte sowie der Unmöglichkeit, alle Charakteristika festzustellen, die über einen Tag hinweg keiner relevanten Veränderung unterworfen wurden, stellt es für eine Person ein aussichtsloses Unterfangen dar, das Ausmaß der eigenen Konnektivität in irgendeiner Form zu quantifizieren. Noch um ein wesentliches sinnloser erscheint - aufgrund des nur indirekten Zuganges zu mentalen Charakteristika anderer Personen - eine solche Erfassung des Ausmaßes der Konnektivität durch äußere Beobachter. Darüber hinaus können nicht alle Arten direkter mentaler Verbindungen als gleich wichtig für die Konnektivität betrachtet werden. Individuellen, bei jeder Person unterschiedlichen Verbindungen, wie beispielsweise der Konstanz bestimmter Personalitätscharakteristika oder den Erinnerungen an die eigene Vergangenheit, muß hierbei eine größere Bedeutung zugemessen werden als beispielsweise dem Beherrschen einer Fremdsprache oder der Fähigkeit zu schnellem Kopfrechnen. Im Alltag notwendige Charakteristika, wie zum Beispiel die Kommunikationsfähigkeit, bilden hingegen, obwohl sie keine individuellen Charakteristika darstellen, wichtige Eckpfeiler für die Konnektivität. Außerdem muß berücksichtigt werden, daß bestimmte Charakteristika von verschiedenen Personen auf stark unterschiedliche Weise gewichtet werden.

Jedoch kann auch eine Maximierung der Konnektivität durchaus nicht unter allen Umständen als primär anzustrebendes Ziel gelten. Manch einer wäre froh, er könnte sich von einigen der Charakterzüge, die er selbst (oder eventuell auch ein anderer) als unvorteilhaft empfindet, entledigen. Auch die Bildung und willentliche Umsetzung von mit gewissen Persönlichkeitsveränderungen begleiteten Volitionen zweiter Stufe (vgl. Kap. C.II.3.) ist jedoch nur sinnvoll, solange letztlich im großen und ganzen der Erhalt der übrigen Charaktereigen-

---

[124] Parfit, 1984.

schaften vorausgesetzt werden kann. Die hierbei gleichzeitig in Kauf zu nehmende geringfügige Verminderung der Konnektivität scheint hier nicht sehr stark zu Buche zu schlagen. Allerdings mag sich die Vorstellung, man könne, möglicherweise mit Hilfe von Hirngewebetransplantationen, über gezielte Eingriffe in Persönlichkeitscharakteristika eine schnelle und umfassende Anpassung des eigenen Persönlichkeitsbildes an die eigenen Wunschvorstellungen erreichen (vgl. Kap. C.II.3.), sehr bald als Illusion erweisen. Bedenkt man die intensive und sehr enge Vernetzung von Charaktermerkmalen, Meinungen, Erinnerungen und Intentionen, und berücksichtigt man, daß die Handlungen einer Person immer nur vor dem Hintergrund dieses gesamten Netzwerks zustande kommen bzw. erklärt werden können, so scheint das Ausmaß der Auswirkungen, das scheinbar geringe, auf den ersten Blick erwünschte Persönlichkeitsveränderungen besitzen, letztlich nur schwer abschätzbar zu sein. Die Vorstellung, in irgendeiner Form erwünschte Charaktereigenschaften ließen sich wie einzelne Puzzleteilchen in das jetzige Persönlichkeitsbild einfügen, ohne zu Veränderungen anderer Charakteristika zu führen, erweist sich schnell als trügerisch. Darüber hinaus wird bei solchen Überlegungen vernachlässigt, daß sich bei derartigen, auf den ersten Blick scheinbar geringfügigen Veränderungen das "Ich" der betreffenden Person mitverändert. Die Vorstellung, man selbst beobachte quasi von außen, wie das eigene, gleichbleibende "Ich" bestimmte erwünschte Charakterzüge erhält bzw. sich unerwünschter Charakterzüge entledigt, wirkt daher von vornherein absurd.

Jedoch kann man sich durchaus Situationen vorstellen, bei denen eine starke Verminderung der Konnektivität, zumindest oberflächlich betrachtet, von großem Vorteil wäre. Obwohl, wie David Wiggins betont, ein Missetäter wohl kaum der Verantwortung für eine begangene Straftat dadurch entkommen könnte, daß er Science-fiction-mäßig seine eigene Spaltung betreibt,[125] wäre eine durch Hirngewebetransplantation herbeigeführte Verminderung der Konnektivität hierfür unter Umständen durchaus ein geeignetes Mittel (vgl. Kap. C.VI.). So mag man die nach einer solchen Operation erwachende Person, da nur in vermindertem Maße Konnektivität zwischen ihr und dem ursprünglichen Missetäter vorliegt, nicht bzw. nur in vermindertem Ausmaß für die begangene Straftat zur Verantwortung ziehen können. Hier verbliebe allerdings für den durch Hirngewebetransplantation modifizierten Missetäter das nicht zu vernachlässigende Problem, seinen Mitmenschen diese gravierenden Persönlichkeitsveränderungen glaubhaft zu versichern. Fraglich erscheint jedoch, ob es für den Missetäter angesichts der mit einer Konnektivitätsminderung verbundenen einschneidenden Veränderungen nicht angebrachter wäre, will er schon der Strafe entkommen, derartige Veränderungen glaubhaft zu *simulieren*. Auch Selbstmord-Kandidaten oder Personen, die radikal ihr Leben ändern wollen, mögen solchen hypothetischen, stark konnektivitätsmindernden Hirngewebetransplantationen durchaus viele positive Aspekte abgewinnen. Derartigen Überlegungen

---

[125] Wiggins, 1976, S. 146.

liegt die in Kap. C.II.3. kritisierte Tendenz zugrunde, unter Ausnutzung aller nur irgend verfügbarer technologischer Möglichkeiten das eigene Wesen wunschgemäß entwerfen zu wollen.

Insgesamt wird jedoch unseren Alltagsintuitionen zufolge dem Vorhandensein bestimmter, im großen und ganzen gleichbleibender Charaktereigenschaften eine große Bedeutung zugemessen. So mag eine Person selbst, aber auch die sie umgebenden Mitmenschen, bestimmte Charakterzüge, wie beispielsweise Zuverlässigkeit, Geduld oder Toleranz, in hohem Maße schätzen und den Wunsch hegen, diese Eigenschaften zu bewahren. Ein Verlust dieser Charakteristika würde als einschneidende Veränderung der Persönlichkeit empfunden werden und hätte nicht zuletzt zur Folge, daß gegenüber der betreffenden Person in vielerlei Hinsicht ein verändertes Verhalten an den Tag gelegt werden würde. Starke Verminderungen der Konnektivität, auch wenn sie kontinuierlich erfolgen, erschweren auf außerordentliche Weise jegliche Form langfristiger Planung. Da sich Entscheidungen der Gegenwart in vielerlei Hinsicht auf die Zukunft auswirken, besitzt eine Person zur Vermeidung größerer Fehlplanungen ein großes Interesse daran, daß ihre Charakterzüge oder Präferenzen nicht zu starken Veränderungen unterworfen sind. Nicht nur die betreffende Person selbst, auch deren Mitmenschen stellen sich sowohl im privaten als auch im beruflichen Leben darauf ein, daß bestimmte mentale Charakteristika einer Person als weitgehend konstant betrachtet werden können. Vor diesem Hintergrund werden mit anderen Personen Kontakte geknüpft bzw. anderen Personen Verantwortung übertragen. Große Veränderungen in für relevant erachteten Personalitätsmerkmalen können so im sozialen Umfeld recht gravierende Auswirkungen besitzen. Die Umgebung einer Person ist daher in gewissem Sinne in nicht zu vernachlässigender Weise mitverantwortlich für die große Rolle, welche die psychische Konnektivität im Leben einer Person spielt. Da sowohl die jeweils betroffene Person selbst als auch deren Mitmenschen einzelnen Persönlichkeitsaspekten jeweils stark unterschiedliche Bedeutung zumessen, kann weder das Ausmaß der Folgen bestimmter Persönlichkeitsveränderungen in allgemeingültiger Form für eine einzelne betroffene Person vorab bestimmt werden, noch eine allgemeingültige Skala für die Bewertung dieser Folgen entwickelt werden. Welche Bedeutung einem bestimmten Persönlichkeitsmerkmal oder aber bestimmten Charakterveränderungen zugemessen wird, stellt daher letztlich in gewissem Umfang eine subjektive Entscheidung dar.

Im Zusammenhang mit Fragen der Konnektivität ist von großer Relevanz, inwieweit die betreffende Person bei Konnektivitätsminderungen in der Lage ist, lange Zeit gehegte Intentionen in die Tat umzusetzen und ihre Langzeitinteressen zu befriedigen. Denn Veränderungen, welche die Befriedigung dieser Langzeitinteressen verhindern, stellen aus Sicht der betreffenden Person einen besonders gravierenden Eingriff dar. So besitzt beispielsweise das Auftreten von Depressionen, von starker Vergeßlichkeit, Senilität oder psychischen Dysfunktionen, abgesehen von den direkten Persönlichkeitsveränderungen und mithin

IV. Kriterien der personalen Identität   169

der direkten Verminderung der Konnektivität, katastrophale Folgen für die langfristigen Lebenspläne der betreffenden Personen. Die indirekten Auswirkungen derartiger Veränderungen verstärken daher die Folgen solcher Konnektivitätsminderungen erheblich. Ähnliches gilt für die bei Parkinson-Patienten dominierende, stark morbidisierende motorische Symptomatik, die den Patienten im fortgeschrittenen Stadium weitgehend abhängig von fremder Hilfe werden läßt und jegliche Lebenspläne, die Selbständigkeit oder erhöhte körperliche Beweglichkeit erfordern, im Keim erstickt.

Auch die Bedeutung, die jede Person einer gewissen umfassenden Einheitlichkeit des Lebens zumißt, kann mit dem Begriff der Konnektivität erfaßt werden. So wird von den meisten Personen ein homogener, von abrupten Einschnitten und Veränderungen freier Lebensverlauf angestrebt, der frei von starken Schwankungen der individuellen Eigenschaften und Ziele ist, auch wenn diese Schwankungen kontinuierlich erfolgen sollten. Das nach langfristiger L-DOPA-Therapie bei Parkinson-Patienten häufig zu beobachtende "on-off"-Phänomen stellt eine derartige, in erster Linie auf motorischer Ebene erfolgende, konnektivitätsmindernde Fluktuation dar (vgl. Kap. B.III.4.). Durch den unvorhersehbaren, abrupten Wechsel zwischen akinetischer off-Phase und mobiler, teilweise jedoch von Dyskinesien begleiteter on-Phase wird innerhalb eines jeden Tages der Tagesablauf in mehrere Episoden unterteilt, im Rahmen derer der Patient aufgrund der teilweise stark eingeschränkten Bewegungsfähigkeit über unterschiedlich große Handlungsspielräume verfügt. Diese Motorfluktuationen beeinträchtigen und verändern auf vielfältige Weise die Einstellungen, Pläne und Intentionen der betreffenden Person, so daß auf indirektem Wege diese zunächst vorrangig auf motorischer Ebene erfolgenden Veränderungen in verstärktem Maße zur Konnektivitätsminderung beitragen. Auch weitere, zunächst nur auf die körperliche Ebene beschränkte Beeinträchtigungen, wie verlangsamte Bewegungen, dysarthrische Sprechstörungen oder Hypomimie, führen, da die Parkinson-Patienten sich häufig aufgrund dieser Symptome als minderwertig empfinden und daher soziale Kontakte meiden, auf indirekte Weise zu Konnektivitätsminderungen.

Aus der großen Bedeutung der Konnektivität für die Identität bzw. Individualität einer Person ergibt sich die Forderung, zu einem möglichst frühen Zeitpunkt nach Ausbruch einer Krankheit mit geeigneten therapeutischen Maßnahmen zu beginnen, um so einer krankheitsbedingten direkten oder indirekten Konnektivitätsminderung entgegenzuwirken. So müßte auch bei Parkinson-Patienten ein möglichst frühzeitiger Einsatz effektiver Therapiemethoden angestrebt werden. Im Fall von bei Patienten mit Morbus Parkinson durchzuführenden Hirngewebetransplantationen scheint jedoch, zumindest solange sich die Methodik noch in der Phase der klinischen Forschung befindet, die Übernahme des mit einer derartigen Transplantation verknüpften Risikos in frühen Stadien der Krankheit, in denen sich die Langzeitentwicklung nur schwer prognostizieren läßt, völlig unangebracht zu sein. Auch bei ausgereifter Methodik, für welche optimale Erfolgsaussichten bei minimalem Risiko angenommen werden, wirkt eine derartige, teilweise prophylaktischen Charakter besitzende, frühzeitige Behandlung angesichts der Problematik knapper Ressourcen (vgl. Kap. C.I.2.) nicht realisierbar, auch wenn die Erfolgsaussichten einer Hirngewebetransplantation bei Parkinson-Patienten bisherigen Experimenten zufolge scheinbar umso größer sind, je weniger weit fortgeschritten die Krankheit ist (vgl. Kap. B.IV.3.a und B.IV.3.b).

Soll das Auftreten von Konnektivitätseinbußen bewertet werden, so muß neben dem Ausmaß der jeweiligen Konnektivitätsminderung auch die Art der auftretenden Veränderungen berücksichtigt werden. Denn krankheitsbedingte Persönlichkeitsveränderungen besitzen unter anderem deshalb teilweise so einschneidende Bedeutung, weil sie mit einer ungewollten Verschlechterung bestimmter Charakterzüge einhergehen. Es müssen also nicht einfach Konnektivitätsminderungen in Kauf genommen werden, sondern Konnektivitätsminderungen, die mit dem Auftreten unangenehmer und unerwünschter Veränderungen verknüpft sind. Auch wenn bei länger andauernden Erkrankungen nach erfolgreicher Therapie eine Verbesserung der Krankheitssymptome eintritt, stellt dies gegenüber dem Krankheitszustand eine Verminderung der Konnektivität dar. Derartige Konnektivitätseinbußen, die mit normalisierenden Persönlichkeitsveränderungen einhergehen, können jedoch durchaus in hohem Maße erwünscht sein. Einerseits mag hierbei eine Rolle spielen, daß in solchen Fällen durch die Therapie quasi die ursprüngliche, vor Ausbruch der Krankheit bestehende, mentale Verfassung wieder erreicht wird und somit wieder erhöhte Konnektivität mit dem Normalzustand, mit dem sich die betreffende Person in erhöhtem Ausmaß identifiziert, hergestellt wird. Andererseits ist von großer Bedeutung, daß ein gesunder "normaler" Zustand erreicht wird, der eine möglichst weitreichende Verwirklichung von Autonomie ermöglicht. Fragen der Konnektivität können daher nicht nur unter Berücksichtigung der Anzahl der bestehenden direkten psychischen Verbindungen betrachtet werden. Vielmehr muß die Bewertung von Konnektivitätsminderungen unter Berücksichtigung der Art der eintretenden Veränderungen sowie der Bedeutung, die diese Veränderungen im Leben der hiervon betroffenen Person spielen, erfolgen (vgl. Kap. C.VI.1.).

Im Zusammenhang mit Hirngewebetransplantationen erscheint ein Auftreten konnektivitätsmindernder Persönlichkeitsveränderungen, anders als die von Derek Parfit übereilt vorgenommene Einteilung der Hirngewebetransplantationen in den Bereich der rein körperlichen Diskontinuitäten suggerieren mag, durchaus möglich. Parfit ordnet Hirngewebetransplantationen fälschlicherweise in den Bereich der Fälle des sog. Physischen Spektrums (Physical Spectrum) ein, bei dem Körperzellen, in diesem Falle also Hirnzellen, durch exakt gleiche Duplikate ersetzt gedacht werden sollen.[126] Ein derartiger, wie von Parfit beschriebener Transplantationseingriff ist jedoch prinzipiell nicht möglich. Auch

---

[126] Parfit, 1984.

IV. Kriterien der personalen Identität

wenn zur Hirngewebetransplantation bei Morbus Parkinson dopaminerge Neurone, also der gleiche Zelltyp wie die bei der Parkinson-Krankheit degenerierenden Neurone, eingesetzt werden, kann nicht davon ausgegangen werden, daß es sich bei diesen Implantaten im strengen funktionalen Sinne um exakte Duplikate der ursprünglichen Zellen handelt. Denn die große Anzahl individueller synaptischer Kontakte, die zwischen den ursprünglichen Neuronen und dem restlichen Gehirngewebe bestanden, können in dieser Form von den Implantaten nicht gebildet werden. Neu implantierte Neurone bilden im günstigsten Fall - bei Verwendung von embryonalem Mesencephalongewebe sowie bei Einsatz von Wachstumsfaktoren - zwar eine begrenzte Zahl von synaptischen Kontakten aus, die ursprüngliche Verschaltung kann aber auf diese Weise sicher nicht wiederhergestellt werden. Auf Mikroebene kann daher nicht mit einer Erfüllung genau derselben Aufgaben, wie die ursprünglichen, gesunden Zellen sie besaßen, gerechnet werden. Jedoch wird erhofft, daß das Implantat in der Lage ist, einen funktionalen Effekt zu erzielen, der dem der ursprünglichen Zellen weitestgehend entspricht. Es geht hier also nicht darum, exakte Duplikate derjenigen Neurone, die ursprünglich vor der Neurodegeneration im Gehirn vorhanden waren, zu transplantieren, sondern Zellen oder andere Materialien, die auf Verhaltensebene im großen und ganzen die gleiche bzw. eine sehr ähnliche Funktion wie die ursprünglichen Neurone erfüllen. Da ein solcher funktionaler Ersatz voraussichtlich höchstens in wenigen Fällen vollständig gelingt, muß im Zuge einer Hirngewebetransplantation neben der operationsbedingten Minderung der körperlichen Kontinuität prinzipiell auch mit einer Minderung der Konnektivität mentaler Charakteristika gerechnet werden. Hirngewebetransplantationen lassen sich daher eher analog zu den von Derek Parfit innerhalb des sog. Kombinierten Spektrums (Combined Spectrum) beschriebenen Fällen darstellen, bei denen in graduell ansteigendem Ausmaß Zellen des Gehirns durch neue, andersartige Zellen mit partiell anderen Eigenschaften, die möglicherweise zu verminderter psychischer Konnektivität führen, ersetzt werden.

So kann nach einer Hirngewebetransplantation durchaus eine beabsichtigte oder unbeabsichtigte Minderung der Konnektivität auftreten, deren Ausmaß je nach Art der Hirngewebetransplantation, bei gleichem Transplantationstypus durchaus auch von Einzelfall zu Einzelfall, variieren kann. Bei nur geringfügigen Veränderungen mentaler Charakteristika mag die Individualität bzw. Identität des Patienten nicht gefährdet sein. Stärkere Konnektivitätsminderungen können jedoch durchaus die Frage nach der Identität der betreffenden Person mit sich bringen. Insofern diese Veränderungen dem gewünschten therapeutischen Effekt entsprechen und den Patienten dem angestrebten gesunden Normalzustand näherbringen, erfolgt die Bewertung dieser Veränderungen jedoch nicht selten gänzlich anders, als wenn es sich um quasi "unvorhergesehene Nebenwirkungen" handelt (vgl. Kap. C.VI.1.). In den wenigen Studien, in denen bei Parkinson-Patienten im Umfeld von Hirngewebetransplantationen neuropsychologische Untersuchungen durchgeführt und publiziert wurden, wurde von vergleichsweise geringfügigien Veränderungen mentaler Charakteristika berichtet. So wurden Verminderungen von Defiziten der räumlichen Wahrnehmung, Verbesserungen bei spezifischen Tests, welche die Funktion des Frontallappens überprüfen, Verbesserungen des visuellen und verbalen Gedächtnisses sowie IQ-Erhöhungen festgestellt (vgl. Kap. B.IV.3.a und B.IV.3.b). Da diese funktionalen Auswirkungen auf mentale Eigenschaften der Patienten durch Implantate erzielt wurden, die nur einen vergleichsweise geringen Einfluß auf die motorischen Symptome der Patienten hatten, kann, nicht zuletzt aufgrund der komplexen Verschaltung der Basalganglien (vgl. Kap. B.II.), vermutet werden, daß Implantate, die auf motorischer Ebene stärker wirksam sind, auch einen stärkeren Effekt auf mentale Charakteristika ausüben können.

Bei Parkinson-Patienten wurde ein gehäuftes Auftreten bestimmter Persönlichkeitscharakteristika festgestellt, das mit dem im Gehirn dieser Patienten vorherrschenden Dopaminmangel in Beziehung gebracht wurde. So wurden Patienten mit Morbus Parkinson neben anderen Persönlichkeitscharakteristika häufig als pflichtbewußt, introvertiert, stoisch und emotional überkontrolliert beschrieben (vgl. Kap. B.III.3.b). Diese bei Parkinson-Patienten verstärkt festgestellten Persönlichkeitsmerkmale stehen in guter Übereinstimmung mit einer von C.R. Cloninger entwickelten Skala, die Persönlichkeitscharakteristika in Abhängigkeit der dopaminergen Aktivität im Gehirn darstellt. So wird Personen mit hoher dopaminerger Aktivität ein hohes Ausmaß an explorativem Verhalten zugeschrieben, das sich häufig in leicht erregbarem, impulsivem, launenhaftem und extravagantem Verhalten zeigt. Gemäß dieser Skala nimmt die Intensität dieser Charakteristika entlang des Dopamin-Gradienten ab, so daß am unteren Ende der Skala Personen mit geringer dopaminerger Aktivität und geringer Neigung zu explorativem Verhalten beschrieben werden, die als nachdenklich, rigide, stoisch, loyal und bescheiden charakterisiert werden.[127] Zwischen den für Parkinson-Patienten des öfteren als charakteristisch beschriebenen Persönlichkeitscharakteristika und der von Cloninger aufgestellten Skala besteht also recht gute Übereinstimmung.[128]

Diese Charaktereigenschaften stellen wichtige Aspekte der individuellen Persönlichkeitsmerkmale der betreffenden Personen dar. Steigt nun im Zuge einer Hirngewebetransplantation die dopaminerge Aktivität in den Basalganglien, beispielsweise im Nucleus accumbens oder im ventralen Nucleus caudatus,[129] drastisch an, so besteht durchaus die Möglichkeit, daß gemäß der von Cloninger entwickelten Skala, welche die Ausprägung bestimmter Persönlichkeitscharakteristika in Abhängigkeit des dopaminergen Tonus beschreibt, starke Veränderungen der betreffenden mentalen Charakteristika eintreten könnten, die im Extremfall theoretisch bis zu schizophrener Symptomatik führen könnten (vgl. Kap. B.I.4.). Derartige Konzentrations-Veränderungen des Transmitters Dopa-

---

[127] Cloninger, 1987.
[128] Menza et al., 1990.
[129] Menza et al., 1990.

min können daher nicht nur eine Linderung der motorischen Symptomatik der Parkinson-Patienten mit sich bringen, sondern sie besitzen unter Umständen große Auswirkungen auf die Identität bzw. Individualität der betreffenden Person und können daher möglicherweise zu weitreichenden Veränderungen des gesamten Lebensstils führen. Bisher wurden derart große Effekte im Zusammenhang mit Hirngewebetransplantationen jedoch, nicht zuletzt aufgrund der äußerst geringen Wirksamkeit der Implantate, nicht beobachtet. Hingegen wurde im Zeitraum direkt nach der Transplantation, als das Implantat noch reich an Dopamin war, von dem vorübergehenden Auftreten von Stereotypien und Halluzinationen berichtet. Diese Symptome können möglicherweise auf erhöhte Dopamin-Konzentrationen zurückgeführt werden.[130]

Von Bernard Williams wurde die Frage aufgeworfen, ob eine Person nach einem, durch eine hypothetische Gehirnoperation hervorgerufenen, vollständigen Verlust der psychischen Konnektivität noch Furcht vor Folterung, die für die Zeit nach der Operation angedroht wird, empfinden könne.[131] Williams selbst bejaht diese Frage und verweist als Grund für die Furcht auf die, trotz umfassender Modifikation des Charakters und Veränderung aller Erinnerungseindrücke weiterbestehende, raumzeitliche Kontinuität des Körpers. Demgegenüber stehen Autoren, die das Vorhandensein von psychischer Konnektivität und Kontinuität als in diesem Zusammenhang einzig relevante Kriterien betrachten und folglich die Williams´schen Schlußfolgerungen ablehnen.[132] Im Zusammenhang mit Hirngewebetransplantationen tritt im Regelfall, abgesehen von völlig fehlgeschlagenen Eingriffen, die Koma oder Tod zur Folge haben (vgl. Kap. B.IV.3.), ein derartiger, wie von Williams beschriebener, vollständiger Verlust der Konnektivität nicht ein. Auch bei von starken Personalitätsveränderungen begleiteten Eingriffen läßt sich daher immer ein gewisses Ausmaß an Konnektivität zwischen der vor und der nach dem Eingriff existierenden Person feststellen, das je nach philosophischer Position die Zuschreibung von Identität oder aber von partiellem Überleben mehr oder weniger problemlos erlaubt. Die Individualität der betreffenden Person mag hier jedoch durchaus in allen Fällen auf dem Spiel stehen (vgl. Kap. C.VI.2.).

Insgesamt zeigt sich einerseits die große Bedeutung der Konnektivität für die Identität bzw. Individualität einer Person, andererseits wird deutlich, daß das Kriterium Konnektivität nur unter Berücksichtigung der individuellen hochkomplexen Lebenssituation der jeweils betroffenen Person sinnvoll zur Anwendung gebracht werden kann (vgl. Kap. C.VI.1.).

---

[130] Ostrosky-Solis et al., 1988.
[131] Williams, 1978c.
[132] Parfit, 1984; Mackie, 1976.

c) Kontinuität

Normalerweise verändern sich die Persönlichkeitscharakteristika einer Person, ihre Meinungen, Interessen und Präferenzen nicht ruckartig, sondern sie unterliegen einem langsamen, kontinuierlich erfolgenden Wandel. Lediglich nach für die betreffende Person einschneidenden Erlebnissen, im Zuge von Krankheit oder aber im Zusammenhang mit operativen Eingriffen ist mit plötzlich eintretenden Veränderungen zu rechnen. Von verschiedenen Autoren innerhalb der Analytischen Philosophie des Geistes wurde dem Verlauf von Veränderungen mentaler Charakteristika, d.h. ob diese Veränderungen kontinuierlich oder diskontinuierlich erfolgen, eine große Bedeutung für die Identität bzw. Individualität einer Person zugemessen. Die Kontinuitätsrelation spiegelt die große Bedeutung wider, die, wenn schon im Leben einer Person Veränderungen mentaler Charakteristika, also Konnektivitätsminderungen, auftreten, der Tatsache zugeschrieben wird, daß diese Veränderungen eine möglichst kontinuierliche Entwicklung nehmen.

Derek Parfit versteht unter psychischer Kontinuität das Vorhandensein von überlappenden Ketten *starker* psychischer Konnektivität.[133] Hierzu gehört neben dem auf der Locke´schen Position aufbauenden Kriterium der Gedächtniskontinuität, d.h. dem Vorhandensein überlappender Ketten direkter Erinnerungen, auch die Kontinuität anderer mentaler Charakteristika, wie beispielsweise der kontinuierliche Verlauf von bestimmten Charaktereigenschaften, aber auch von Meinungen, Interessen und Präferenzen. Die meisten zeitgenössischen Autoren berücksichtigen ebenso wie Parfit die große Bedeutung, die neben der Kontinuität des Gedächtnisses im täglichen Leben auch der Kontinuität anderer mentaler Charakteristika zukommt, indem sie, anders als H.P. Grice oder Anthony Quinton, das Kontinuitätskriterium nicht vorrangig auf das Gedächtnis beschränken.[134] Darüber hinaus zeigt sich hierin die Erkenntnis, daß die Kontinuität des Gedächtnisses eng verknüpft ist mit anderen mentalen Charakteristika, wie beispielsweise der Kontinuität von Meinungen, Überzeugungen und Wünschen.[135] Damit Kontinuität erreicht werden kann, muß jede der überlappenden Ketten, soll die geforderte Stärke erzielt werden, genügend direkte Verbindungen umfassen. Parfit definiert den Begriff der Kontinuität derart, daß Kontinuität keine graduelle Relation darstellt: Nur wenn eine Kette der geforderten Stärke vorliegt, besteht Kontinuität, wird diese Stärke unterschritten, liegt keine Kontinuität vor. Auch hier ergibt sich die schon in Kap. C.IV.2.b genannte große Schwierigkeit, das Ausmaß der vorhandenen Verbindungen zu quantifizieren. Durch diese transitive Kontinuitätsbeziehung wird also, bezogen auf das Gedächtnis, nicht mehr gefordert, daß nur diejenigen Handlungen, Gedanken und Erlebnisse einer Person zugeschrieben werden können, an die die be-

---

[133] Parfit, 1976; 1984.
[134] So unter anderem Perry (1975); Lewis (1976); Kitcher (1978).
[135] Auf diesen Zusammenhang weist z.B. Patricia Kitcher hin (Kitcher, 1978).

IV. Kriterien der personalen Identität

treffende Person in der Lage ist, sich zu erinnern. Vielmehr müssen, um das Kriterium der Gedächtniskontinuität zu erfüllen, über den Verlauf der Zeit hinweg, beispielsweise jeweils von einem Tag auf den nächsten, die einzelnen zeitlich aufeinanderfolgenden Abschnitte lediglich so verbunden werden können, daß jeder Abschnitt über genügend direkte Gedächtnisverbindungen mit seinen Nachbarn verfügt. Ein gleiches gilt, soll das umfassendere Kriterium der mentalen Kontinuität erfüllt werden, für Meinungen, Präferenzen und andere mentale Charakteristika. Um Kontinuität zwischen zeitlich auseinanderliegenden Abschnitten zu erreichen, ist daher nicht entscheidend, ob über einen längeren Zeitraum hinweg exakt die gleichen Charaktereigenschaften beibehalten werden, sondern vielmehr, ob im Falle von Veränderungen bestimmter Charakteristika derartige Entwicklungen einen graduellen Verlauf nehmen.

Folgt man der Parfit'schen Definition, so kann dann davon gesprochen werden, eine bestimmte Eigenschaft verhalte sich diskontinuierlich, wenn irgendwo im Zeitverlauf eine Lücke vorliegt, d.h. wenn nicht eine genügende Anzahl starker Verbindungen zwischen aufeinanderfolgenden Stadien, die diese Eigenschaft repräsentieren, besteht. Geringfügige, in gradueller Weise erfolgende Veränderungen sind hierdurch jedoch keineswegs ausgeschlossen. Ein gleiches gilt für die Identität bzw. Individualität einer Person. Von Diskontinuität kann hier gesprochen werden, wenn gleichzeitig ein relativ großer Anteil der Personalitätscharakteristika einer Person einer Veränderung unterworfen ist. Auch hier kann, wie bei Fragen der Konnektivität, nicht genau angegeben werden, wie groß der hierfür relevante Anteil sein muß. Eine Quantifizierung erscheint folglich so gut wie unmöglich. Da darüber hinaus bestimmte Charakteristika von verschiedenen Personen recht unterschiedlich bewertet werden, stellen derartige Diskontinuitätszuschreibungen in erster Linie eine Frage der individuellen Entscheidung dar. Letztlich lassen sich die auftretenden Veränderungen daher nur als tendenziell mehr oder weniger große Kontinuitätsminderung umschreiben. Diskontinuierlich auftretende, starke Veränderungen der Persönlichkeit, wie sie beispielsweise durch Unfälle, Hirnverletzungen oder Lobotomien hervorgerufen werden können, führen unter Umständen zu einem plötzlichen Einschnitt im gesamten Lebensverlauf.[136] Bei solchen starken Veränderungen der Identität bzw. Individualität bestehen nur in vermindertem Ausmaß direkte psychische Verbindungen zu der ursprünglichen Person. Neben der Problematik beeinträchtigter Hirnfunktionen sind daher häufig Entfremdung von der eigenen Vergangenheit, Schwierigkeiten, die in der Vergangenheit begonnenen Handlungen weiterzuführen, und ähnliches die Folge (vgl. Kap. C.VI.).

In den meisten Situationen des Alltags treten Persönlichkeitsveränderungen jedoch nicht abrupt, sondern kontinuierlich auf. Hierbei ist der entscheidende Parameter, innerhalb welchen Zeitraumes derartige Veränderungen auftreten. So

---

[136] Auch Persönlichkeitsveränderungen, die durch körperliche Diskontinuitäten wie Unfälle, Nervendurchtrennungen oder operative Eingriffe hervorgerufen wurden, müssen allerdings keineswegs immer diskontinuierlich auftreten.

macht es für die Bewertung durch die betreffende Person einen großen Unterschied, ob bestimmte Persönlichkeitsveränderungen innerhalb mehrerer Jahre, mehrerer Wochen oder aber mehrerer Stunden oder gar Minuten ablaufen. Obwohl man im letzten Fall durchaus den Eindruck einer abrupten Veränderung erhalten kann, liegen auch dieser Veränderung zumeist kontinuierlich ablaufende, physiologische Prozesse zugrunde. Um sinnvolle Aussagen darüber machen zu können, ob eine Veränderung als kontinuierlich oder diskontinuierlich beschrieben werden soll, ist von entscheidender Relevanz, wie lange die Dauer eines solchen, der Parfit´schen Kontinuitätsdefinition entnommenen, Kettengliedes ist. So macht es einen großen Unterschied, ob man die Persönlichkeitscharakteristika einer Person jede Stunde, jeden Tag, jeden Monat oder aber nur jedes Jahr evaluiert, um eine Kontinuität oder Diskontinuität der betreffenden Eigenschaften festzustellen. Je seltener eine Überprüfung vorgenommen wird, je länger also die dazwischenliegenden Pausen sind, desto wahrscheinlicher wird eine Diskontinuität der betreffenden Eigenschaften diagnostiziert werden, da in solchen Fällen nicht mehr der Verlauf der Veränderung, sondern nur noch das verminderte Ausmaß der Konnektivität erfaßt werden kann. Je kleiner die Intervalle, desto seltener wird eine Diskontinuität festgestellt werden. Ohne Angabe eines Zeitintervalls, innerhalb dessen evaluiert wird, können folglich keine sinnvollen Angaben über Kontinuität bzw. Diskontinuität gemacht werden. Der Verlauf einer bestimmten Eigenschaft kann daher immer nur vor dem Hintergrund eines gegebenen Beobachtungsintervalls als kontinuierlich oder diskontinuierlich bezeichnet werden. Dieses Problem scheint sich in erster Linie für den äußeren Beobachter zu stellen. Jedoch muß man sich fragen, ob die Zugangsweise der jeweils selbst betroffenen Person hier wirklich in solch grundlegender Weise von derjenigen des äußeren Beobachters differiert. Letztlich stellt es also eine in hohem Maße auf der individuellen Zugangsweise und der individuellen Einschätzung beruhende Entscheidung dar, wann der Verlauf einer Veränderung als kontinuierlich oder diskontinuierlich zu bezeichnen ist. Angesichts des fließenden Überganges zwischen beiden Bereichen erscheint eine Festlegung hier sehr schwierig. Denn auch kontinuierlich erfolgende starke Veränderungen, wenn sie innerhalb weniger Tage ablaufen, wären hier, betrachtet man den gesamten Lebensverlauf einer Person, sicher ähnlich zu bewerten wie eine theoretisch auf abrupte Weise erfolgende diskontinuierliche Veränderung. Insgesamt erscheint wenig plausibel, daß ein Kriterium, dessen Aussage von vergleichsweise vagen Entscheidungen abhängt, für die Identität bzw. Individualität einer Person eine solch entscheidende Rolle spielen soll.

Für die Bewertung von kontinuierlich erfolgenden Veränderungen ist jedoch häufig von großer Bedeutung, innerhalb welchen Zeitraumes sie ablaufen. Unliebsame Veränderungen scheinen leichter zu ertragen zu sein, wenn sie sich langsam abzeichnen und wenn die hiervon betroffene Person daher in der Lage ist, sich langsam auf diese Veränderungen einzustellen und ihre Lebensgewohnheiten entsprechend anzupassen. Ein langsamer, auf kontinuierliche Weise erfolgender Verlauf scheint zu garantieren, daß sich die betreffende Person auf die-

IV. Kriterien der personalen Identität

se Veränderungen einstellen und das Umfeld des weiteren Lebensverlaufs planend mitgestalten kann. Allerdings machen solche Vorausplanungen nur dann Sinn, wenn die betreffende Person ungefähr abschätzen kann, was auf sie zukommt. Demgegenüber ist eine Person nach diskontinuierlich erfolgenden Veränderungen mit einem teilweise recht starken, in seiner Bedeutung und seinen Auswirkungen meist unvorhergesehenen Einschnitt des Lebensverlaufs konfrontiert. Dieser trifft sie umso härter, je weniger sie darauf vorbereitet war und je weniger sie entsprechende Vorkehrungen treffen konnte.

Bei der Bewertung von Diskontinuitäten spielt häufig eine entscheidende Rolle, ob es sich bei den in Kauf zu nehmenden Diskontinuitäten um Veränderungen handelt, die eine Verbesserung oder aber eine Verschlechterung des Wohlbefindens und der Lebensqualität der betreffenden Person mit sich führen. Diskontinuitäten werden meist als gravierender für die Persönlichkeit empfunden, wenn sie mit unliebsamen Veränderungen oder Verschlechterungen mentaler Charakteristika einhergehen, als wenn sie mit für die betreffende Person positiven Auswirkungen verbunden sind. Während bei Verbesserungen des Gesundheitszustandes einer Person meist angestrebt wird, daß diese möglichst schnell, wenn nötig auch auf diskontinuierliche Weise erfolgen sollen, wird bei Veränderungen, die als Verschlechterungen angesehen werden, ein möglichst kontinuierlicher, langsamer Verlauf angestrebt. Allein diese Diskrepanz weist auf die beschränkte Bedeutung und die starke Kontextabhängigkeit des Kontinuitätskriteriums hin. So werden im allgemeinen gegen eine therapeutische Maßnahme, die einen Patienten auf verhältnismäßig diskontinuierliche Weise von krankheitsbedingten Persönlichkeitscharakteristika, beispielsweise von Depressionen oder Stereotypien, befreit, nicht Argumente ins Feld geführt, eine derartige Therapie müsse schleichend über einen möglichst langen Zeitraum hinweg erfolgen. Daher wird häufig in einem gewissen beschränkten Umfang das Auftreten von Diskontinuitäten mentaler Charakteristika in Kauf genommen, wenn diese Diskontinuitäten eine signifikante Verbesserung des Gesundheitszustandes und der Lebensqualität der betreffenden Person, wenn nicht gar eine verstärkte Realisation bestimmter für den Personenstatus relevanter Eigenschaften (vgl. Kap. C.II.1.), mit sich führen (vgl. Kap. C.VI.1.). Einmal mehr zeigt sich hier die geringe Aussagekraft eines einzelnen isoliert stehenden Kriteriums.

Parkinson-Patienten sind im Verlauf der Krankheit nicht bzw. nur auf indirekte Weise von Diskontinuitäten mentaler Charakteristika betroffen. Mit stetig anwachsendem Dopamin-Mangel im Gehirn nimmt bei Parkinson-Patienten über Jahre hinweg die Stärke der Krankheitssymptome auf schleichende Weise zu. Die mit der progredienten Erkrankung einhergehenden, auf motorischer Ebene liegenden Krankheitssymptome zeigen folglich, ebenso wie die psychopathologischen Veränderungen, zunächst einen kontinuierlichen Verlauf (vgl. Kap. B.III.3.). Erst in fortgeschrittenen Stadien der Erkrankung treten auf die Medikation hin auf motorischer Ebene zunächst in vorhersehbarer Weise Wirkungsschwankungen auf. Im späteren Verlauf kommt es häufig zu einem immer unvorhersehbarer und abrupter erfolgenden Wechsel zwischen akinetischen off-Phasen und aktiven, oft von Dyskinesien beeinträchtigten on-Phasen (vgl. Kap. B.III.4.). Obwohl von diesen Diskontinuitäten in erster Linie die motorische Beweglichkeit des Patienten betroffen ist, ist auf indirekte Weise auch mit Folgen auf mentale Charakteristika zu rechnen (vgl. Kap. C.IV.2.b).

Gerade durch operative Eingriffe in das Gehirn, wie beispielsweise durch Lobotomien, aber auch durch Gehirnverletzungen, können starke diskontinuierliche Persönlichkeitsveränderungen vergleichsweise leicht ausgelöst werden. Jedoch muß eine derartige körperliche Diskontinuität nicht unbedingt eine Diskontinuität mentaler Charakteristika nach sich ziehen, da nicht unbedingt Persönlichkeitsveränderungen auftreten müssen, und da die möglicherweise auftretenden Persönlichkeitsveränderungen durchaus einen kontinuierlichen Verlauf zeigen können. Auch nach Hirngewebetransplantationen muß prinzipiell mit der Möglichkeit von Diskontinuitäten mentaler Charakteristika gerechnet werden. Bei der Bewertung spielt eine große Rolle, was für Charakteristika von einem diskontinuierlichen Verlauf betroffen sind und wie groß insgesamt das Ausmaß an Diskontinuität ist. So mag eine vergleichsweise geringfügige Verringerung der auf die ganze Person bezogenen Kontinuität durchaus in Kauf genommen werden, um eine starke Verbesserung des Gesundheitszustandes zu erreichen (vgl. Kap. C.VI.). Die mit einer Hirngewebetransplantation möglicherweise verknüpften Persönlichkeitsveränderungen müssen nicht unbedingt sofort nach der Operation auftreten, sondern können vielmehr auch erst nach vergleichsweise langer Zeit in Erscheinung treten (vgl. Kap. B.IV.3.). Für einen solchen langsamen Verlauf spricht auch das auf molekularer Ebene zu erwartende Verhalten des Implantats. Da die Wirkung des Implantats einer weitverbreiteten Arbeitshypothese zufolge bislang vorrangig darauf beruht, daß der Neurotransmitter Dopamin durch Diffusion in die umgebenden Gehirnbereiche gelangt, kann durchaus erwartet werden, daß es einige Zeit dauert, bis in der Umgebung eines Dopamin-freisetzenden Implantats die dopaminerge Aktivität einen bestimmten, den Wirkungseintritt markierenden Schwellenwert überschreitet. Noch länger wird es dauern, bis die dopaminerge Aktivität schließlich einen relativ konstant bleibenden Plateauwert erreicht hat. Bei Abschätzungen über den zu erwartenden Zeitverlauf müssen darüber hinaus auch die Überlebensrate und die Dopamin-Syntheseleistung der implantierten Zellen sowie die Bildung von synaptischen Kontakten mit dem umgebenden Empfängerhirn berücksichtigt werden. All diese Aspekte stellen jedoch auch kontinuierlich verlaufende Prozesse dar. So wird bei den meisten Transplantationsstudien über sich kontinuierlich abzeichnende, vergleichsweise bescheidene Verbesserungen der motorischen Symptomatik, die erst einige Wochen nach der Operation einsetzten, berichtet (vgl. Kap. B.IV.3.). Da in vielen Fällen eine, wenn auch meist nur geringfügige Verringerung des "on-off"-Phänomens zu verzeichnen war, konnte auf körperlicher Ebene eine gewisse Reduktion der durch den abrupten, unvorhersehbaren Wechsel zwischen on- und off-Phase hervorgerufenen Diskontinuitäten erzielt werden. Durch die Verminderung der in der off-Phase stark morbidisierenden Rigidität und Hypokinesie sowie der häufig in der on-Phase auftretenden Dyskinesien wurde die Spannweite der Bewegungsstörungen reduziert, was den Patienten einen etwas kontinuierlicheren Tagesablauf ermöglicht. Auch direkt nach der Operation auftretende Diskontinuitäten mentaler Charakteristika sind jedoch nicht ausgeschlossen. So stellt der Transplantationseingriff selbst, da ja fremdes Material implantiert wird, eine auf körperlicher Ebene erfolgende Diskontinuität dar. Im Rahmen der bei Parkinson-Patienten durchgeführten Hirngewebetransplantationen wurde jedoch der Frage, ob und inwieweit nach der Operation Diskontinuitäten mentaler Charakteristika auftreten, bisher so gut wie keine Aufmerksamkeit geschenkt (vgl. Kap. B.IV.3.). In lediglich einer Studie wurden im Zeitraum von 1 - 3 Wochen nach der Operation neuropsychologische Untersuchungen durchgeführt. Akute Effekte der Implantate, die im übrigen nur minimale Verbesserungen der motorischen Symptomatik hervorriefen, konnten hierbei jedoch nicht festgestellt werden.[137] In anderen Publikationen wird von teilweise sofort nach der Operation einsetzenden Verbesserungen der motorischen Symptomatik der Patienten berichtet. In einer Studie traten angeblich, subjektiven Berichten der Patienten zufolge, innerhalb von Minuten nach der Transplantation Verbesserungen von Bradykinesie und Rigidität ein.[138]

Im klinischen Bereich spielt im Zusammenhang mit Hirngewebetransplantationen offensichtlich hauptsächlich eine Rolle, ob, und wenn ja, inwieweit mit dem entsprechenden Eingriff eine Verbesserung oder Verschlechterung der Symptomatik bzw. des Allgemeinzustandes des betreffenden Patienten erreicht werden kann. Ob diese Veränderungen kontinuierlich oder diskontinuierlich erfolgen, scheint hier von untergeordneter Bedeutung zu sein. Demgemäß wurden Untersuchungen zu diesem Aspekt im Umfeld von Hirngewebetransplantationen bisher nicht durchgeführt. Das Fehlen derartiger Daten wirkt aus philosophischer Sicht überraschend, muß aber vor dem Hintergrund betrachtet werden, daß im Zusammenhang mit Hirngewebetransplantationen bisher nur eine verschwindend kleine Anzahl neuropsychologischer Untersuchungen durchgeführt und publiziert wurde. Auch muß berücksichtigt werden, daß eine Durchführung neuropsychologischer Untersuchungen direkt nach dem operativen Eingriff mit Schwierigkeiten behaftet und für den betroffenen Patienten nicht nur unangenehm und störend, sondern unter Umständen auch für den Gesundheitszustand des Patienten von Nachteil sein kann. Auch erscheint die Tragweite der unter solchen Bedingungen gewonnenen Daten eher zweifelhaft. Darüber hinaus erhält man den Eindruck, daß manch ein Patient durchaus bereit wäre, in einem gewissen Umfang Diskontinuitäten und vorübergehende Minderungen der Konnektivität, wie beispielsweise das vorübergehende Auftreten von Halluzinationen oder Stereotypien, kurzfristig in Kauf zu nehmen, wenn hierdurch eine langfristige Verbesserung seines Wohlbefindens und seiner Lebensqualität er-

---

[137] Lindvall et al., 1989.
[138] Hitchcock et al., 1990.

reicht werden könnte. Ungeachtet der großen Bedeutung, die das Vorhandensein von psychischer Kontinuität für die Identität bzw. Individualität einer Person besitzt, stellt daher, vor allem im Zusammenhang mit therapeutischen Eingriffen, ein vollständig kontinuierlicher Verlauf der mentalen Charakteristika einer Person nicht unbedingt das primär anzustrebende Ziel dar. Denn anders als in den zahlreichen Science-fiction-Beispielen der philosophischen Literatur, bei denen anhand von Diskontinuitäten hypothetische Körpertausch-Ereignisse und ähnliches diagnostiziert werden können, steht hier außer Frage, daß die vor der Operation stehende Person in irgendeiner Form nach der Operation weiterleben wird, auch wenn ihre Identität bzw. Individualität durchaus verändert sein mag.

Das Kriterium der Kontinuität kann daher nicht in isolierter Form als Kriterium für die Identität bzw. Individualität einer Person betrachtet werden. Nur unter Berücksichtigung der gesamten Lebenssituation einer Person kann die Bedeutung, die der Diskontinuität einer bestimmten Charaktereigenschaft im Leben einer Person zukommt, ermittelt werden (vgl. Kap. C.VI.). So erweckt es den Anschein, als ob aus medizinisch-pragmatischer Sicht für die Bewertung der mit einer Hirngewebetransplantation verbundenen Veränderungen vor allem der Netto-Unterschied zwischen dem Zustand des Patienten vor der Operation und einige Zeit nach der Operation ausschlaggebend ist. Ob die entsprechenden Veränderungen kontinuierlich oder diskontinuierlich verlaufen, spielt jedoch, anders als in der philosophischen Literatur, nur eine recht untergeordnete Rolle. Obwohl es zumindest aus philosophischer Sicht für den Erhalt der Identität bzw. Individualität einer Person von großer Relevanz ist, ob eine bestimmte Veränderung, so sie denn unumgänglich ist, kontinuierlich oder aber diskontinuierlich erfolgt, erscheint es doch zweifelhaft, ob dem Kriterium der psychischen Kontinuität allein eine solch große Bedeutung für die Identität einer Person zugeschrieben werden sollte.

Zur Verdeutlichung stelle man sich eine bestimmte, umfassende Charakterveränderung vor, so etwa den Übergang von einem Persönlichkeitsbild mit hoher Tendenz zu explorativem Verhalten zu einem entsprechenden Persönlichkeitsbild mit geringer Tendenz zu explorativem Verhalten (vgl. Kap. C.IV.2.b). Hier ist es für die betreffende Person durchaus von großer Bedeutung, ob dieser Wechsel graduell über einige Jahre hinweg erfolgt oder aber innerhalb weniger Tage oder ob er gar im Anschluß an einen operativen Eingriff diskontinuierlich verläuft. So kann im kontinuierlichen Fall, anders als im diskontinuierlichen Fall, die betreffende Person sich langsam auf die jeweiligen Veränderungen einstellen und entsprechende Vorkehrungen sowohl bezüglich ihrer bisherigen als auch (soweit sie dies kann) bezüglich ihrer künftig zu erwartenden Pläne und Handlungen treffen. Ob jedoch tatsächlich dem kontinuierlichen Verlauf solch entscheidende Bedeutung zugemessen werden kann, daß im einen Fall aufgrund der bestehenden Kontinuität von einem wesentlich umfassenderen Erhalt der Identität bzw. Individualität gesprochen werden kann als im anderen Fall, erscheint fraglich. Einer partiell verminderten Kontinuität mag in diesem Zusam-

IV. Kriterien der personalen Identität

menhang zwar - nicht zuletzt bei Fragen der Umsetzbarkeit von Lebensplänen - eine gewisse Bedeutung zukommen, von entscheidender Relevanz scheint hier jedoch das Ausmaß der Konnektivität zu sein. Dieses ist jedoch, sieht man von den im kontinuierlichen Fall vorausentschiedenen Weichenstellungen und Plänen ab, voraussetzungsgemäß in beiden Fällen gleich (vgl. Kap. C.VI.). Versucht man eine Bewertung der in beiden Fällen gleichstarken Konnektivitätsminderung, so fällt diese im kontinuierlichen Fall jedoch, allein aufgrund der Berücksichtigung des kontinuierlichen Verlaufs, wesentlich milder aus als im diskontinuierlichen Fall. Denn bei kontinuierlichen Veränderungen kann in den Zwischenstadien des Verlaufs, da nur ein geringfügiger, gradueller Unterschied zwischen den einzelnen zeitlich benachbarten Stadien vorhanden ist, die Bewertung dieser benachbarten Stadien nicht grundlegend unterschiedlich erfolgen. Da dies für den gesamten Verlauf einer kontinuierlichen Persönlichkeitsveränderung gilt, kann zu keinem Zeitpunkt den neu auftretenden Veränderungen ein entscheidender Einfluß auf die Identität bzw. Individualität der betreffenden Person zugeschrieben werden. Wer nur den Zustand der betreffenden Person vor und nach der Veränderung betrachtet, kommt so bei der Bewertung einer Persönlichkeitsveränderung für die Identität bzw. Individualität einer Person zu einem völlig anderen Resultat als wer den kontinuierlichen Verlauf der Veränderungen berücksichtigt und bei jeder zusätzlichen Veränderung den minimalen Unterschied zur direkten Vorgängersituation betont. Die Folge ist, daß bei Berücksichtigung des kontinuierlichen Verlaufs die tatsächlich insgesamt erfolgende Konnektivitätsminderung tendenziell als weniger gravierend für die personale Identität beschrieben wird, als wenn nur der Anfangs- und der Endzustand miteinander kontrastiert werden. Tatsächlich ist die entsprechende Persönlichkeitsveränderung jedoch in beiden Fällen vorhanden und gleich groß. Daher läßt sich durch eine graduelle Beschreibung der zu erwartenden Situation recht leicht der Eindruck erwecken, die zu erwartenden Folgen eines Eingriffes seien weniger gravierend als sie vielleicht auf den ersten Blick, wenn lediglich Anfangs- und Endzustand miteinander kontrastiert werden, erscheinen. So bleibt man allein aufgrund der graduellen Beschreibungsweise von Persönlichkeitsveränderungen immer diesseits des kritischen Bereichs, innerhalb dessen die Identität bzw. Individualität der betreffenden Person in Frage stehen könnte.

Auch bei möglicherweise von Persönlichkeitsveränderungen begleiteten Hirngewebetransplantationen kommt der Art der Beschreibung dieser Veränderungen durchaus eine nicht zu vernachlässigende Rolle zu. So besteht, sollen die möglichen Folgen einer bevorstehenden Hirngewebetransplantation beschrieben und bewertet werden, die Gefahr, daß von der Art der Beschreibung der mit einer Hirngewebetransplantation möglicherweise verknüpften Veränderungen abhängt, wie die vor einer Transplantation stehende Person die Folgen einer solchen Transplantation bewertet. Die Auswirkungen einer bevorstehenden Personalitätsveränderung sollten daher so eindeutig beschreibbar sein und auch so eindeutig beschrieben werden, daß in Abhängigkeit von der Art der Beschreibung für den Patienten nicht unterschiedliche Situationen mit im Extremfall unterschiedlichen Identitäten bzw. Individualitäten suggeriert werden. Ein solcher Fall wurde eindrucksvoll von Bernard Williams geschildert.[139] Dort gelangt man, wie oben beschrieben, bei gleicher Zielsituation durch graduelle Betrachtungsweise der Veränderungen zu einer völlig anderen Bewertung als wenn, allerdings bei unterschiedlicher Wortwahl, nur die Ausgangs- und die Zielsituation miteinander kontrastiert werden.

3. Abwägungsschwierigkeiten

Innerhalb der Tradition der Analytischen Philosophie des Geistes wird die Diskussion um Kriterien der personalen Identität meist so geführt, als handele es sich primär darum, *das eine, einzig relevante* Kriterium für personale Identität zu finden. Zu diesem Zwecke werden häufig Science-fiction-ähnliche Beispiele, in denen Teletransportationsmechanismen, Körpertausch-Ereignisse, Fusionen, Personenspaltungen oder ähnliches eine zentrale Rolle spielen, ersonnen. Anhand dieser kontrafaktischen Beispiele soll die entscheidende Relevanz des jeweils favorisierten Kriteriums verdeutlicht werden. Hierbei stehen sich grob gesehen zwei Positionen gegenüber: Einerseits Autoren wie Bernard Williams oder Thomas Nagel, welche die Bedeutung der raumzeitlichen Kontinuität körperlicher Charakteristika für die personale Identität betonen, und andererseits eine relativ große Gruppe von Philosophen, die gewisse mentale Charakteristika, sei es nun das Gedächtnis oder aber die Konstanz oder Kontinuität bestimmter Charaktereigenschaften für einzig relevant für das Fortbestehen der personalen Identität halten. Einige Autoren[140] fassen hierbei psychische Konnektivität und Kontinuität unter der Bezeichnung "Relation R" zusammen. Diese Relation R wird als ausschlaggebend für die Identität bzw. für das Weiterleben oder Überleben einer Person erachtet.

Die Neigung vieler Autoren, die Bedeutung einzelner Kriterien zu verabsolutieren und isoliert von anderen, für Personen typischen und relevanten Eigenschaften zu analysieren, wird durch die häufige Verwendung von Science-fiction-Beispielen, bei denen beispielsweise ein vollständiger Gedächtnisverlust oder aber vollständige körperliche oder mentale Diskontinuitäten angenommen werden, weiter verstärkt. Durch die gezielte und konzentrierte Auseinandersetzung mit einem isolierten Kriterium mögen zwar Besonderheiten einer Gruppe von Eigenschaften hervortreten und so einer detaillierten Analyse zugänglich werden, welche die grundsätzliche Bedeutung dieser Eigenschaften herausarbeitet. Aufgrund der körperlichen Bedingtheit mentaler Charakteristika ist jedoch in Realsituationen weder die Gesamtheit der mentalen Charakteristika von der kontinuierlichen Existenz des Körpers abtrennbar (vgl. Kap. C.II.2.), noch

---

[139] Williams, 1978c.
[140] Wie beispielsweise David Lewis, Derek Parfit und John Perry.

IV. Kriterien der personalen Identität

können aufgrund der komplexen Vernetzung mentaler Charakteristika einzelne mentale Charakteristika problemlos aus dem Gesamtnetz isoliert werden.

Anders als in Science-fiction-Beispielen kommt es in Realsituationen, wenn überhaupt, dann nur sehr selten zu einem vollständigen Verlust oder Zusammenbruch derjenigen Eigenschaftstypen, die von philosophischer Seite her als Kriterien personaler Identität angeführt werden, wie beispielsweise körperliche Kontinuität, psychische Konnektivität oder Kontinuität. So ist im Leben eines Menschen bisher nie das Auftreten vollständiger körperlicher Diskontinuität beobachtet worden.[141] Jedoch tritt in vergleichsweise seltenen Amnesie-Fällen der vollständige Verlust aller Erinnerungen an vergangene Erlebnisse ein. Das Auftreten von Bewußtlosigkeit und Koma kann als vollständige psychische Diskontinuität beschrieben werden. In diesen meist durch Unfälle oder andere traumatische Ereignisse herbeigeführten Ausnahmesituationen spitzt sich die Frage nach der Identität bzw. Individualität einer Person auf besonders krasse Weise zu. Im Zusammenhang mit der Entwicklung und Anwendung einer neuartigen therapeutischen Methode sind Veränderungen derart großen Ausmaßes aufgrund der dramatischen Folgen für die hiervon betroffene Person unter allen Umständen zu vermeiden. Erst im weiteren Verlauf der Entwicklung der Hirngewebetransplantations-Methodik wird sich weisen, ob Unfälle oder Fehlschläge wie der von Olanow und Mitarbeitern beschriebene Fall eines Parkinson-Patienten, der nach im Anschluß an eine mißglückte Hirngewebetransplantation auftretendem 8-monatigem Koma verstarb (vgl. Kap. B.IV.3.), in Zukunft weitgehend auszuschließen sind. Bei den meisten der real auftretenden Situationen, bei denen sich Fragen nach der Identität bzw. Individualität einer Person stellen, handelt es sich jedoch nur um graduelle Veränderungen oder Einbußen bestimmter Charakteristika. Diese treten dann allerdings häufig nicht isoliert auf. So ist bei einer, aufgrund einer Operation oder eines Unfalls am Gehirn erfolgenden, partiellen körperlichen Diskontinuität unter Umständen neben einer Verminderung der psychischen Konnektivität möglicherweise auch mit Diskontinuitäten mentaler Charakteristika zu rechnen. Daher geht es, anders als in den kontrafaktischen Science-fiction-Beispielen, in Realsituationen nicht darum, bestimmte Körpertausch-Ereignisse und ähnliches aufzudecken oder bestimmte Personen lediglich anhand der Konnektivität oder Kontinuität der mentalen Charakteristika zu identifizieren. Vielmehr muß hier der Einfluß, den bestimmte Veränderungen auf die Identität bzw. Individualität einer Person besitzen, ermittelt und umschrieben werden. So stellt sich auch im Zusammenhang mit Hirngewebetransplantationen nicht die Frage nach dem einen einzig für das Überleben der betreffenden Person bzw. für das Fortbestehen ihrer Individualität relevanten Kriterium. Eine solche Reduktion scheint, wie in dem ein-

---

[141] Auch körperliche Diskontinuitäten, wie sie in religiösen Zusammenhängen teilweise angenommen werden, wie beispielsweise der Reinkarnationsgedanke, werden nicht innerhalb des Lebens eines Menschen angenommen, sondern beziehen sich auf das jenseits dieses Lebens liegende Schicksal.

leitenden Beispiel zu Kap. C.IV. zu zeigen versucht wurde, von vornherein für Personen aus Fleisch und Blut nicht anwendbar zu sein. Unabhängig davon, anhand welchen Kriteriums im Umfeld einer Hirngewebetransplantation der Erhalt der Identität festgestellt werden soll, wird aufgrund der nur graduellen Veränderungen so gut wie immer ein weitgehender Fortbestand des durch das Kriterium repräsentierten Eigenschaftstyps festgestellt werden. Anhand eines einzigen Kriteriums kann daher, sieht man einmal von grob fehlgeschlagenen Transplantationsfällen ab, hier nie vom vollständigen Verlust oder Erhalt der Identität bzw. Individualität einer Person gesprochen werden. Da auf verschiedenen Ebenen mit Veränderungen zu rechnen ist, erscheint die Suche nach dem einen mutmaßlich einzig relevanten Kriterium hier wenig angebracht. Vielmehr stellt sich hier die wesentlich differenziertere Frage, *was für* Eigenschaften für das Weiterleben einer Person als ein und dieselbe Person, also für deren Individualität, *wie wichtig* sind.

Darüber hinaus muß berücksichtigt werden, daß aus der Außenperspektive teilweise andere Charakteristika als für die Individualität einer bestimmten Person essentiell beschrieben werden, als wenn die betroffene Person selbst angibt, was für Charakteristika sie selbst entscheidend für ihr Wesen hält. So spielen aus der Außenperspektive tendenziell körperliche Charakteristika einer Person eine größere Rolle als aus der Innenperspektive (vgl. Kap. C.IV.1.). Mitverantwortlich hierfür ist, daß Veränderungen mentaler Charakteristika aus der Außenperspektive nur bemerkt werden können, wenn sie sich in deutlichen Verhaltensänderungen manifestieren. Aus der Innenperspektive hingegen stehen vorrangig mentale Charakteristika im Vordergrund, wobei die große Bedeutung, die in diesem Zusammenhang auf indirekte Weise der Verfaßtheit des Körpers zukommt, nicht unterschätzt werden darf. Im hier interessierenden Kontext von Hirngewebetransplantationen stellt die raumzeitliche Kontinuität des Körpers einer Person eine unhintergehbare Voraussetzung dar. An dieser Kontinuität des Körpers kann auch die bei Hirngewebetransplantationen im Zuge des operativen Eingriffs auftretende körperliche Diskontinuität eines relativ kleinen Gehirnbereiches grundsätzlich nichts ändern. Die Kontinuität des Körpers mag daher als wichtiger Anhaltspunkt dafür gelten, daß es sich um denselben Menschen und meist auch dieselbe Person handelt. Anders als bei vielen Science-fiction-Gedankenexperimenten, die, nachdem körperliche Diskontinuitäten auftraten, sich auf das für die Wiedererkennbarkeit einer Person dann einzig relevante Kriterium mentaler Charakteristika berufen müssen,[142] stellt sich nach einer Hirngewebetransplantation das Problem der rein äußerlichen Wiedererkennbarkeit einer Person nicht. Herr M. wird daher nach einer Hirngewebetransplantation so gut wie immer völlig unproblematisch als Herr M. identifiziert werden können. Relevant ist vielmehr, was für Persönlichkeitsveränderungen Herr M. im Zuge des Transplantationseingriffes unterworfen wurde: ob er tatsächlich im wesentlichen

---

[142] Wie z.B. bei John Locke (Locke, 1981) oder Anthony Quinton (Quinton, 1962).

IV. Kriterien der personalen Identität

noch ein und dieselbe Person wie vor der Operation ist, d.h. ob diejenigen Eigenschaften, die er oder andere als für seine ursprüngliche individuelle Persönlichkeit charakteristisch und bedeutsam bezeichnen, erhalten blieben oder nicht. Dies besitzt für Herrn M. entscheidende Bedeutung, gehen doch hiermit wichtige Implikationen einher, wie die Fähigkeit zur Identifikation mit der eigenen Vergangenheit, die Zuschreibbarkeit von Verantwortung für in der Vergangenheit begangene Handlungen, aber auch gravierende Auswirkungen auf den zwischenmenschlichen Bereich (vgl. Kap. C.VI.).

Die hier durchzuführenden Überlegungen kreisen daher um die Frage, was für Eigenschaften und Persönlichkeitscharakteristika im allgemeinen für wichtiger als andere dafür angesehen werden, daß eine Person als ein und dieselbe Person weiterlebt, d.h. daß sie im Wesentlichen ihre Individualität bewahrt. Geht man davon aus, daß bei Hirngewebetransplantationen die raumzeitliche Kontinuität des Körpers weitgehend gesichert ist, so ergeben sich vor allem zwei Aspekte, die für die Identität bzw. Individualität der betreffenden Person von Relevanz sind: Neben körperlichen Veränderungen und den Einflüssen, die Veränderungen der körperlichen Verfaßtheit auf indirektem Weg auf mentale Charakteristika ausüben, sind hier vor allem direkte, durch das Implantat hervorgerufene Veränderungen mentaler Charakteristika zu nennen. Gerade vor dem Hintergrund der Kontinuität des Körpers kann bei Hirngewebetransplantationen der psychischen Konnektivität eine entscheidende Rolle für den Erhalt der Identität bzw. Individualität einer Person zugemessen werden (vgl. Kap. C.IV.2.). Körperlichen Phänomenen kommt hier jedoch unter Umständen eine stark modifizierende Wirkung zu. Im Zusammenhang mit Hirngewebetransplantationen spielen derartige Überlegungen vor allem auf zweierlei Gebieten eine Rolle: Einerseits im Kontext einer möglichen therapeutischen Anwendung nicht nur bei Morbus Parkinson, sondern bei einer vergleichsweise großen Palette an Erkrankungen des Zentralnervensystems, sowie andererseits im Zusammenhang mit Spekulationen zur Durchführbarkeit gezielter Persönlichkeitsveränderungen. Während im ersten Fall die Bedeutung des vollständigen Erhalts der Identität bzw. Individualität einer Person unter Umständen gegen die Bedeutung, die der Befreiung von Krankheitssymptomen zugemessen wird, abgewogen werden muß, braucht im zweiten Fall lediglich die Identität bzw. Individualität der betreffenden Person berücksichtigt zu werden (vgl. Kap. C.VI.1.).

Da bei nicht-dementen Parkinson-Patienten kognitive Veränderungen nur zu einem recht geringen Teil am hauptsächlich von motorischen Störungen dominierten Krankheitsbild beteiligt sind, bleiben die für die personale Identität in erster Linie ausschlaggebenden mentalen Charakteristika weitgehend erhalten. Zudem ist der Krankheitsverlauf kontinuierlich, d.h. die auftretenden Veränderungen sind jeweils gradueller Natur. Der Einfluß der schlechten körperlichen Kontrolle sowie indirekte Folgen dessen auf mentale Charakteristika der Patienten sollten jedoch nicht vernachlässigt werden. So muß bei Patienten mit Morbus Parkinson - oder aber, sollte sich die Transplantationsmethodik auch auf andere Krankheiten ausdehnen lassen, allgemein bei unter einer bestimmten Erkrankung leidenden Personen - reflektiert werden, in was für Bereichen und in was für einem Umfang Veränderungen personaler Charakteristika als unerwünschte Nebenwirkungen in Kauf genommen werden können, um eine Heilung bzw. Symptomfreiheit zu erlangen. Hierbei muß gegebenenfalls die Bedeutung, die dem möglichst vollständigen Erhalt der Identität bzw. Individualität einer Person zugemessen wird, gegen die Bedeutung, die Schmerzfreiheit, gute körperliche Beweglichkeit oder allgemein die Befreiung von bestimmten Krankheitssymptomen für eine Person besitzt, abgewogen werden. Dabei muß berücksichtigt werden, daß nicht selten im Zuge einer Krankheit auf direkte oder indirekte Weise krankheitsbedingte Veränderungen der Identität bzw. Individualität einer Person auftreten. Daher kann unter Umständen durch eine erfolgreiche Transplantationstherapie auf direkte oder indirekte Weise zu einem Erhalt der Identität bzw. Individualität, wenn nicht gar, wie im Falle von Morbus Alzheimer, zu einem Erhalt des Personenstatus beigetragen werden. Bei Parkinson-Patienten besteht durchaus die Möglichkeit, daß ein dopaminerges Implantat, das bezüglich der motorischen Symptomatik Wirksamkeit zeigt, auch auf direkte Weise zu Veränderungen mentaler Charakteristika beitragen könnte. So erscheint es aufgrund der komplexen Verschaltungsweise der Basalganglien bei einem Anstieg der Dopamin-Konzentration im Bereich des Nucleus caudatus möglich, daß durch das Implantat eine Verminderung der bei Parkinson-Patienten auftretenden kognitiven Störungen herbeigeführt werden könnte (vgl. Kap. B.II.). Verbesserungen bei Funktionen, wie sie dem präfrontalen Cortex zugeschrieben werden, aber auch Veränderungen des Persönlichkeitsbildes in Richtung auf eine stärkere Neigung zu explorativem Verhalten, könnten möglicherweise die Folge sein. Darüber hinaus kann damit gerechnet werden, daß durch eine Verbesserung der motorischen Symptomatik auf indirekte Weise ein starker Einfluß auf die Persönlichkeit des betroffenen Patienten ausgeübt wird. Mit steigender Selbständigkeit und Unabhängigkeit wächst das Selbstwertgefühl des Patienten, Sozialkontakte können wieder aufgenommen werden, so daß ein Weg aus Depression und Vereinsamung gefunden werden kann.

Die Hirngewebetransplantations-Methodik kann analog beschrieben werden zu dem von John Perry ersonnenen Science-fiction-Beispiel eines Hirnverjüngungsfalles, bei dem das kranke Gehirn einer Person durch ein gesundes identisches Duplikat ersetzt wird.[143] Ungeachtet der Überlegungen, ob man in einem solchen Fall davon sprechen solle, die betreffende Person habe den Eingriff überlebt oder aber nicht, vertritt Perry die Ansicht, daß für die betroffene Person in diesem Zusammenhang einzig von Relevanz sei, welche Art von Beziehungen sie mit der vor der Operation stehenden Person verbindet. Solange diese Beziehungen genauso intensiv und umfassend wie in normalen Fällen personaler Identität fortbestehen, mag Perry zufolge die Art und Weise, wie dies erreicht wurde und wie dies bezeichnet wird, von sekundärem Interesse sein. Andere

---

[143] Perry, 1976.

IV. Kriterien der personalen Identität

Autoren wie beispielsweise Derek Parfit und David Lewis argumentieren auf ähnliche Weise (vgl. Kap. C.VI.2.). Modifiziert man das von John Perry angeführte Beispiel, so daß anstelle eines ganzen Gehirns nur ein bestimmter Hirngewebebereich ausgetauscht bzw. implantiert wird, so entspricht dies, wenn man anstelle eines exakten Duplikates des entsprechenden Gehirnbereiches eine Struktur mit der gleichen Funktion des ursprünglichen Gehirnbereiches annehmen würde, dem Idealverlauf einer Hirngewebetransplantation. Problematischer ist jedoch der von Perry nicht diskutierte, realistischere Anwendungsfall einer Hirngewebetransplantation, bei dem die implantierte Struktur nicht in der Lage ist, exakt die gleichen Funktionen zu erfüllen, sondern wo dies nur annähernd gelingt. Auch bei derartigen Hirngewebetransplantations-Fällen scheinen jedoch für die betroffene Person lediglich Art und Umfang der Beziehungen, die sie mit der vor der Operation stehenden Person verbinden, von Relevanz zu sein. Von diesem Ansatz ausgehend kann eine Hirngewebetransplantation bei Parkinson-Patienten betrachtet werden als Ersatz von körpereigenen, degenerierten dopaminergen Neuronen durch ein Implantat, das gleich bzw. ähnlich agiert wie die ursprünglich intakten Zellen. Angestrebt wird hierbei die Verbesserung des Gesundheitszustandes des betroffenen Patienten, im Fall von Morbus Parkinson vor allem die Milderung der stark morbidisierenden motorischen Symptomatik. Gegenüber einer derartigen Therapieform sind vor allem drei verschiedene, unterschiedlich rigide Einstellungen denkbar. Diesen zufolge erscheint eine Hirngewebetransplantation als Therapie zulässig, wenn nicht gar geboten,

a.) solange mit der Transplantation, abgesehen von indirekten Auswirkungen des verbesserten Gesundheitszustandes des Patienten, keine Persönlichkeitsveränderungen verbunden sind

oder

b.) solange die zusätzlich auftretenden Persönlichkeitsveränderungen die Individualität der betreffenden Person nicht auf gravierende Weise verändern

oder

c.) solange die auftretenden Persönlichkeitsveränderungen dem Wunsch der hiervon betroffenen Person entsprechen und keine wie auch immer gearteten übergeordneten Gründe dagegen sprechen.

Hierbei wird etwas pauschalisierend davon ausgegangen, daß ein Erhalt der eigenen Individualität, so verlockend und segensreich ein Wechsel der Identität bzw. Individualität auf den ersten Blick auch scheinen mag, immer im Interesse der hiervon betroffenen Person liegt.

Wichtige Kriterien dafür, daß im Zuge von Hirngewebetransplantationen eventuell auftretende Persönlichkeitsveränderungen nicht einen Verlust der Identität bzw. Individualität mit sich bringen, stellen Konnektivität und Kontinuität der mentalen Charakteristika dar. Als erster Anhaltspunkt kann das Fehlen von im Anschluß an die Operation sprunghaft auftretenden Charakterveränderungen, von Störungen des Zusammenhanges mit früheren Verhaltensweisen und Gedankengängen, sowie die Abwesenheit von Amnesie oder stärkeren Gedächtnisausfällen betrachtet werden. Wesentlich schwieriger ist es, auf tieferliegender Ebene in detaillierter Form anzugeben, inwieweit Veränderungen welcher spezifischen Eigenschaften für den einzelnen akzeptabel sind. Interindividuell gültige Aussagen sind hier nur schwer möglich, da bei verschiedene Personen Angaben über die Bedeutung, die sie einer bestimmten Eigenschaft für ihr Leben und ihre eigene Individualität zumessen, sehr unterschiedlich ausfallen. Eine hier erfolgende Abwägung der Bedeutung einzelner Eigenschaften stellt immer auch eine Funktion des aktuellen Leidensdrucks der jeweiligen Person dar. So mag eine unter sehr schmerzhafter oder anderweitig stark morbidisierender Krankheit leidende Person durchaus zu wesentlichen Einschränkungen oder Veränderungen ihrer bisherigen Individualität bereit sein, wenn dadurch ihre Leiden gelindert werden könnten (vgl. Kap. C.VI.1.).

Ausgesprochen fraglich erscheint, ob überhaupt auf überindividueller Ebene eine Art Skala entwickelt werden kann, die angibt, was für Veränderungen als wie schwerwiegend für die Identität bzw. Individualität einer Person zu gewichten sind. So läßt sich noch nicht einmal die Forderung "Maximiere Relation R mit der vor der Transplantation stehenden Person", also die Forderung nach möglichst geringen operationsbedingten Verminderungen der psychischen Konnektivität und Kontinuität als allgemein anzustrebendes Ziel angeben (vgl. Kap. C.VI.). Denn wenn, wie dies auf indirekte Weise auch bei Parkinson-Patienten der Fall ist, die Persönlichkeit einer vor der Transplantation stehenden Person durch krankheitsbedingte Einflüsse in vielfältiger Hinsicht modifiziert ist, so wird als Bezugspunkt kaum das durch Krankheit geprägte Persönlichkeitsbild angestrebt werden, sondern in den meisten Fällen das urprüngliche, gesunde. Eine derartige Zielsetzung ist jedoch auch nicht immer unproblematisch, bedenkt man, daß in Fällen, in denen das Persönlichkeitsbild einer Person unter Umständen schon jahre- oder jahrzehntelang von verhältnismäßig milden krankheitsbedingten Einflüssen geprägt wurde, ein solcher Eingriff mit deutlichen Konnektivitäts- und Kontinuitätseinbußen verbunden wäre. Im übrigen erscheint es hier in vielen Fällen sehr schwierig, wenn nicht gar völlig unangebracht, eine Einteilung von Persönlichkeitscharakteristika in krankhaft oder gesund, in absonderlich und daher behandlungsbedürftig oder aber normal und daher anstrebenswert vorzunehmen. So mag man die bei Parkinson-Patienten gehäuft auftretende Tendenz zu bestimmten Persönlichkeitsstrukturen zwar in Beziehung zum verminderten Dopamin-Spiegel im Gehirn dieser Patienten bringen. Hieraus jedoch darauf zu schließen, bestimmte Charakterzüge wie Zuverlässigkeit, Pflichtbewußtsein oder Zurückhaltung gegenüber Tabak und Alkohol (vgl. Kap. B.III.3.b) seien krankhaft und behandlungsbedürftig, scheint eine nicht nur irrige, sondern auch anmaßende Schlußfolgerung zu sein. Darüber hinaus wird durch eine Formulierung wie: "R besteht zu 90 %" nur sehr wenig ausgesagt.[144] Sieht man einmal davon ab, daß eine derartige Quantifizierung

---

[144] Von solchen Quantifizierungen gehen unter anderem Derek Parfit und David Lewis aus.

prinzipiell so gut wie unmöglich erscheint (vgl. Kap. C.IV.2.b), so kann mit solch einer globalen Angabe weder die Relevanz, die verschiedene Charakteristika für die Persönlichkeit eines Menschen besitzen, noch die unterschiedliche Bedeutung, die verschiedene Personen einem bestimmten Charakteristikum für ihre eigene Individualität zumessen, erfaßt werden. Daher erscheint es keineswegs eindeutig, daß eine Situation, in der R zu 90 % weiterbesteht, für die einzelne Person immer günstiger ist, als wenn R beispielsweise nur zu 80 % weiterbestünde. Wichtiger als die Frage, wie groß der prozentuale Anteil der veränderten Eigenschaften ist, ist daher die Frage nach der Art der auftretenden Veränderungen und nach der Akzeptanz dieser Veränderungen. Erschwerend für Entscheidungen auf diesem Gebiet wirkt sich auch aus, daß eine vor einer Hirngewebetransplantation stehende Person unter dem Einfluß ihrer derzeitigen Krankheit und der häufig stark morbidisierenden Symptomatik steht und so dazu tendiert, vergleichsweise unreflektiert einem möglichen Auftreten von starken Veränderungen ihrer eigenen Identität bzw. Individualität zuzustimmen, nur um dem aktuellen Leidensdruck zu entkommen. Nach einem auf einer derartigen Entscheidung beruhenden Eingriff mag ein außenstehender Beobachter dann durchaus (ähnlich wie auch bei einigen der in der Literatur beschriebenen transplantierten Parkinson-Patienten) den Eindruck erhalten, es sei versucht worden, den Teufel mit Beelzebub auszutreiben (vgl. Kap. C.VI.). Eigenschaften, die als charakteristisch für das Personsein gelten, kommt hier ein Sonderstatus zu (vgl. Kap. C.II.1.). Eine Abschwächung der Ausprägung dieser Charakteristika sollte auf keinen Fall leichtfertig in Kauf genommen werden.

Bezüglich der Anwendung der Hirngewebetransplantations-Methodik im Falle von Morbus Parkinson fällt daher auf, daß eine Krankheit, bei der in erster Linie motorische Störungen auftreten, d.h. Störungen, die sich vor allem auf indirekte Weise auf die Identität bzw. Individualität einer Person auswirken, mit einer Therapiemethode behandelt werden soll, für welche das Auftreten von direkten Veränderungen der personalen Identität zumindest zum derzeitigen Zeitpunkt nicht auszuschließen ist. Fraglich erscheint, ob nicht durch die Therapie unter Umständen größere Probleme entstehen als durch die Krankheit selbst, da die Folgen einer Transplantation möglicherweise in der für die personale Identität viel wichtigeren Kategorie der mentalen Phänomene liegen können. Beim Einsatz von Hirngewebetransplantationen zur Behandlung von Morbus Parkinson ist daher abzuwägen, ob die körperlichen Störungen das Risiko von mentalen Veränderungen aufwiegen.

Bedenkt man darüber hinaus, daß mit Hilfe dieser neuartigen Transplantationsmethodik zumindest prinzipiell die Möglichkeit besteht, vergleichsweise gezielt in die Persönlichkeitscharakteristika einer gesunden Person einzugreifen, so müssen Spekulationen über eine mögliche Durchführbarkeit derartiger Eingriffe breit angelegte allgemeine Überlegungen vorausgehen, ob solche Veränderungen überhaupt wünschenswert sind und wenn ja, unter was für Bedingungen sie anstrebenswert sind oder sein könnten. Um dies zu erreichen, müßte eine Antwort gefunden werden auf die Frage, was für Eigenschaften einer Person für ihr eigenes weiteres Leben sinnvollerweise wie wichtig erscheinen sollten, wenn diese Person ihr eigenes Persönlichkeitsbild nach Wunsch verändern könnte. Hierzu nehme man an, eine Gruppe von Philosophen, Naturwissenschaftlern, Ärzten und anderen Personen würde aufgefordert werden, diejenigen 20 Charakteristika zu nennen und in eine Rangfolge zu bringen, die sie für ihre eigene individuelle Persönlichkeit sowie auch für diejenige anderer Personen am wichtigsten hielte. Es kann davon ausgegangen werden, daß hierbei stark differierende Antworten erhalten werden würden, auch wenn sich dabei sicher einige Charakteristika als Kernbereich herauskristallisieren ließen, die von einem recht großen Anteil der Gruppe für relevant erachtet werden würden. Ob jedoch anhand solch gemittelter Aussagen einer Gruppe von Personen eine allgemeingültige Skala entwickelt werden kann, die dann alle Transplantationszentren verwenden würden und der sich jede einzelne Person unterwerfen müßte, erscheint mehr als fraglich. Die Alternative, jede Person selbst entscheiden zu lassen, was für Charakteristika sie für wie wichtig für ihre eigene Identität bzw. Individualität hält und was für Charakteristika im Zuge einer Hirngewebetransplantation daher einer Veränderung unterzogen werden sollen, erscheint jedoch ebenso wenig praktikabel. Bedenkt man die komplexe Abhängigkeit der verschiedenen körperlichen und mentalen Charakteristika voneinander sowie die Schwierigkeit, das nach einer Veränderung einzelner Charakteristika auftretende Gesamtpersönlichkeitsbild abzuschätzen, so ist eine einzelne Person mit einer derartigen Entscheidung in hohem Maße überfordert (vgl. Kap. C.II.3. und C.II.4.).

Jedoch erweckt es den Anschein, als könne im Zusammenhang mit Veränderungen mentaler Charakteristika noch am ehesten die hiervon betroffene Person selbst eine adäquate umfassende Bewertung der geplanten oder zu erwartenden Veränderungen vornehmen. Da ein außenstehender Beobachter nur auf indirekte Weise über das verbale und nonverbale Verhalten einer Person Zugang zu deren mentalem Zustand besitzt und dies auch nur über einen begrenzten Anteil des Lebens dieser Person, scheint es, als könne ein außenstehender Beobachter zwar zu detaillierten Überlegungen anstiften oder Anregungen zu bestimmten Aspekten geben, als müsse er sich letztlich jedoch eines maßgebenden Urteils entziehen, da einzig die betreffende Person selbst höchste Autorität in entsprechenden Fragen besitzt. Gemäß dieser Betrachtungsweise erhält man den Eindruck, als könne von medizinischer Seite - sieht man einmal davon ab, daß es derzeit nicht möglich ist und vielleicht auch niemals möglich sein wird, durch Hirngewebetransplantationen gezielte Persönlichkeitsveränderungen herbeizuführen - nur ein Spektrum möglicher Hirngewebetransplantations-Varianten mit unterschiedlichem persönlichkeitsveränderndem Effekt angeboten werden, von denen sich der entsprechende Transplantationskandidat die geeignete Variante aussucht. Der Öffentlichkeit und den beteiligten Ärzten käme hier lediglich eine informierende, beratende Rolle zu. Diese müßte jedoch auf sehr hohem Niveau erfolgen und auf die individuelle Persönlichkeit eines jeden Transplantationskandidaten

IV. Kriterien der personalen Identität

aufs Feinste abgestimmt sein, um zu verhindern, daß den beteiligten Medizinern die Funktion von technisch versierten, aber ansonsten wertneutralen und gewinnorientierten Persönlichkeitslieferanten zukommen würde. Angesichts der im Gesundheitswesen vorherrschenden Ressourcenknappheit und der Komplexität der Aufgabe scheint auch bei Ausschalten aller technischen Schwierigkeiten ein verantwortungsvoller Umgang mit den Transplantationskandidaten nahezu unmöglich zu sein. Unabhängig davon erscheint fraglich, ob, angesichts der weitreichenden zwischenmenschlichen und gesellschaftlichen Folgen solcher gezielter persönlichkeitsverändernder Eingriffe, derartige Praktiken wünschenswert wären (vgl. Kap. C.VI.3.).

V. Direkter Personalitätstransfer

Innerhalb der medizinisch-naturwissenschaftlichen Literatur besteht ein weitgehender Konsens darüber, daß ein direkter Transfer personaler Charakteristika nicht erwünscht ist und folglich verhindert werden muß. So wird in den schwedischen Ethik-Richtlinien zur neuralen Transplantationstherapie,[145] im britischen Polkinghorne-Report[146] sowie von der British Medical Association[147] empfohlen, nur isolierte Neurone oder Hirngewebefragmente zur Transplantation einzusetzen, um einen Personalitätstransfer zwischen Fötus und Empfänger des Hirngewebes auszuschließen. In keiner dieser Publikationen werden jedoch Überlegungen über mögliche Folgen eines direkten Personalitätstransfers durchgeführt, noch werden Gründe angegeben, warum ein solcher Personalitätstransfer zu vermeiden ist. Darüber hinaus ist, unabhängig von der Möglichkeit eines Personalitätstransfers, bei der Transplantation größerer Zellmengen bzw. größerer Gewebefragmente aufgrund der größeren Beschädigung und Beeinflussung des Empfängergehirns mit stärkeren Auswirkungen auf die Personalität des Empfängers zu rechnen, als dies bei geringfügigeren Eingriffen der Fall wäre. Diese mit einer Transplantation größerer Hirngewebemengen verknüpfte Problematik muß deutlich von der Problematik eines direkten Transfers personaler Charakteristika abgegrenzt werden.

Innerhalb der philosophischen Literatur wurden von verschiedenen Autoren im Zusammenhang mit Fragen der personalen Identität spekulative Überlegungen über die mit einem direkten Transfer personaler Charakteristika verknüpften Implikationen durchgeführt.[148] Hierbei ist eine zentrale Frage, inwieweit es für die Bewertung von Veränderungen der Identität bzw. Individualität einer Person von Relevanz ist, ob diese Veränderungen lediglich durch Modifikation bestimmter Charakteristika der betreffenden Person vor sich gehen oder ob ein direkter Transfer personaler Charakteristika erfolgte, d.h. ob neue, fremde Eigenschaften einer anderen Person übernommen wurden. Berücksichtigt man die mit den vollkommen fiktiven Überlegungen zu Quasi-Erinnerungen (vgl. Kap. C.V.2.b) bzw. Relation R (vgl. Kap. C.V.2.c) verknüpften Aspekte, so erscheint aus Empfängersicht die Wünschbarkeit eines direkten Transfers personaler Charakteristika ausgesprochen fraglich. Die hypothetisch angenommene Realisierbarkeit eines direkten Personalitätstransfers ist daher nicht als eine Weiterentwicklung der Möglichkeiten und Ziele des bisherigen Hirngewebetransplantations-Konzeptes zu sehen. Sie stellt vielmehr das gesamte Konzept auf den Kopf. Für eine philosophisch-ethische Diskussion, die nicht ins spekulative Abseits geraten will, ist daher eine klare Unterscheidung zwischen der mit einer Hirngewebetransplantation verknüpften hypothetischen Möglichkeit

---

[145] Brundin, 1988; Kupsch et al., 1991.
[146] Polkinghorne, 1989; Dickson, 1989.
[147] British Medical Association, 1988.
[148] So z.B. Shoemaker, 1970; Williams, 1978c; Parfit, 1984.

eines direkten Personalitätstransfers und der wesentlich näherliegenderen Möglichkeit eines Transplantations-bedingten Verlustes der Identität bzw. Individualität des Transplantat-Empfängers vonnöten.

1. Zur Möglichkeit eines direkten Personalitätstransfers

Zum momentanen Zeitpunkt ist, nicht zuletzt weil nur dissoziierte Neurone oder aber kleinere Hirngewebefragmente eingesetzt werden, bei einer Hirngewebetransplantation mit einem direkten Transfer personaler Eigenschaften des Gewebespenders auf den Empfänger wohl nicht zu rechnen. Im Zusammenhang mit der Hirngewebetransplantations-Methodik bei Morbus Parkinson hat sich gezeigt, daß nur embryonales Nervengewebe, und zwar vor allem in Form dissoziierter Neurone bzw. kleinerer Gewebefragmente, in der Lage ist, eine Implantation ins adulte Empfängergehirn zu überleben (vgl. Kap. B.IV.). Zur Transplantation kann dabei nur Nervengewebe einer bestimmten Entwicklungsstufe des Embryos eingesetzt werden, und zwar innerhalb des Zeitfensters nach Abschluß der letzten Zellteilung der interessierenden Neurone und vor Beginn des extensiven Neuritenwachstums, wobei die Lage dieses Zeitfensters je nach Neuronentypus variiert. Innerhalb des zu implantierenden embryonalen Nervengewebes liegt daher nur in vergleichsweise geringem Ausmaß eine synaptische Verknüpfung der Neurone vor. Im Gegensatz zu Neuronen von adultem Gewebe des Zentralnervensystems sind embryonale Neurone in der Lage, in gewissem, jedoch beschränktem Ausmaß synaptische Kontakte mit dem adulten Empfängergehirn zu knüpfen, wobei die Neurone nur mit den ihrem Ursprung entsprechenden Zielneuronen Synapsen ausbilden (vgl. Kap.B.IV.). Aufgrund der geringen Konnektivität der zu transplantierenden embryonalen Neurone erscheint es daher unwahrscheinlich, daß das im Falle von Morbus Parkinson einzusetzende embryonale Mesencephalon-Gewebe inhärente Persönlichkeitscharakteristika besitzt. Darüber hinaus spielt auch die Art des verwendeten Nervengewebes eine Rolle: die Zuschreibung inhärenter Personalitätsmerkmale erscheint für Gewebe des Neocortex wesentlich näherliegend als für Mesencephalon-Gewebe. Im Gehirn der zur Transplantation bei Morbus Parkinson einzusetzenden menschlichen Embryonen der 8. - 11. Schwangerschaftswoche, das Alter der Embryonen ist also 6 - 9 Wochen, liegen noch so gut wie keine postmitotischen corticalen Neurone vor. Diese treten erst nach dem 54. Tag auf, corticale synaptische Verbindungen erst nach dem 70. Tag.[149] Knüpft man das Auftreten personaler oder mentaler Charakteristika an das Vorhandensein größerer, vorzugsweise neocorticaler Hirngewebebereiche, die über Synapsen miteinander verbunden sind, so sind solche Charakteristika bei menschlichen Embryonen vor dem 70. Tag nicht zu erwarten. Den im Falle von Morbus Parkinson verwendeten menschlichen Embryonen wird daher die Abwesenheit mentaler Charakteristika zugeschrieben.

---

[149] Sass, 1989; Hinrichsen, 1990.

Allgemein wird heute angenommen, daß einzelne Persönlichkeitsmerkmale eines Menschen nicht bestimmten, eng umschriebenen Hirnregionen zugeordnet werden können, sondern daß für die Ausbildung von Personalitätscharakteristika die komplexe Integration vieler verschiedener Gehirnbereiche, d.h. der Gesamtfunktionszusammenhang des Gehirns, von Relevanz ist. Für einen direkten Transfer bestimmter, dem Nervengewebe inhärenter Personalitätscharakteristika müßte das Nervengewebefragment in der gleichen Weise ins Empfängergehirn integriert werden, wie es ursprünglich im Spendergehirn integriert war. Dies erscheint jedoch, nicht zuletzt wegen der zumindest bislang nur in sehr geringem Maße erfolgenden Ausbildung von Synapsen zwischen dem embryonalen Implantat und dem Empfängergehirn (vgl. Kap. B.IV.), vergleichsweise unwahrscheinlich. Völlig ausgeschlossen ist ein solcher direkter Personalitätstransfer jedoch nicht. Der Gesamtfunktionszusammenhang des Gehirns kann durch ein Implantat hingegen verhältnismäßig leicht eine Veränderung erfahren.

Insgesamt suggerieren Überlegungen, welche die Möglichkeit eines direkten Personalitätstransfers thematisieren - zumindest bezogen auf die derzeitige Hirngewebetransplantations-Forschung bei Morbus Parkinson - die Unbedenklichkeit einer Transplantation in das als Sitz der Personalität geltende Gehirn. Ein Beispiel hierfür findet sich bei Kupsch und Mitarbeitern:[150]

"Dagegen kann das Problem, ob Transplantationen von körperfremden Nervenzellen in das Gehirn als das entscheidende Organ für die Persönlichkeit zulässig sind, für die Therapie von motorischen Störungen - wie beim idiopathischen Parkinson-Syndrom - von untergeordneter Bedeutung sein, da

1. Zellsuspensionen oder kleine Zellblöcke und keine großen, soliden Zellverbände implantiert werden; eine derartige Implantation kann am ehesten mit einer endogenen dopaminproduzierenden `Zellpumpe´ verglichen werden,

2. die Transplantationstechnik sich derzeit auf die Milderung motorischer Symptome konzentriert."

Diese Argumentation lenkt davon ab, daß für das Auftreten von Persönlichkeitsveränderungen, wie die Wirkungen bzw. Nebenwirkungen vieler Medikamente zeigen, der Einbau von Hirngewebe mit inhärenten mentalen Charakteristika keine notwendige Bedingung darstellt. Mit Persönlichkeitsveränderungen muß hingegen auch beim Einsatz dissoziierter Zellen gerechnet werden, und zwar einerseits aufgrund der in begrenztem Ausmaß stattfindenden Integration des Implantats ins Empfängergehirn und andererseits aufgrund der Fähigkeit des Implantats, bestimmte Substanzen wie beispielsweise Neurotransmitter oder Wachstumsfaktoren in einer für den entsprechenden Gehirnbereich unüblichen Konzentration an das umgebende Hirngewebe abzugeben. Bei Implantation von Gewebematerial in den Nucleus caudatus, einem Bestandteil der sog. komplexen Schleife, kann ein Einfluß auf Funktionen des Präfrontallappens nicht ausgeschlossen werden (vgl. Kap. B.II.). Darüber hinaus wird durch das Dopamin-

---

[150] Kupsch et al., 1991, S. 86.

Glutamat-Gleichgewicht im Striatum, dem bei Morbus Parkinson relevanten Implantationsort, die Balance hergestellt sowohl zwischen spontanem Umschalten und Weiterführen von gerade ablaufendem Verhalten als auch zwischen dem Gebrauch von endogener und exogener Information (vgl. Kap. B.I.4. und B.I.5.). Allein eine Änderung der Dopamin-Konzentration in diesem Bereich wirkt sich, wie aus den Krankheitsbildern Morbus Parkinson und Schizophrenie ersichtlich, auf die Persönlichkeit aus. Auch durch eine sog. dopaminproduzierende "Zellpumpe" wären also Effekte zu erwarten. So wurde nach Transplantationen von autologem Nebennierenmark-Gewebe, also von Gewebe, dessen Funktion des öfteren mit der einer dopaminproduzierenden "Zellpumpe" verglichen wurde, über das Auftreten von teilweise persistierenden psychiatrischen Dysfunktionen wie Verwirrtheitszuständen, perseverativen Verhaltensweisen, Depressionen, Schlafstörungen, Wahnvorstellungen oder Halluzinationen berichtet (vgl. Kap. B.IV.3.).

2. Philosophisch-ethische Implikationen

a) Zum besonderen Status von Hirngewebe

Zur intuitiven Abwehr der Möglichkeit eines direkten Personalitätstransfers trägt in hohem Maße die Achtung vor der persönlichen, im Laufe des Lebens geprägten Individualität der jeweiligen Person bei. Eine Einverleibung dieser typisch menschlichen "Leistung" anderer Personen durch eine Hirngewebetransplantation ist daher mit einem Tabu belegt. Hiermit in Zusammenhang steht, daß mentale Charakteristika und mit ihnen das diese Charakteristika maßgeblich generierende Gehirn, in qualitativ anderem Ausmaß in Besitz der jeweiligen Person stehen als ihre anderen Körperorgane. Denn im Gegensatz zur Funktion eines Herzens oder einer Niere, die in jedem menschlichen Körper weitgehend dieselbe ist, besitzt jedes menschliche Gehirn individuelle, nach außen in Form mentaler Eigenschaften in Erscheinung tretende Charakteristika, die im Laufe des Lebens erworben wurden.

Ob über den Körper einer verstorbenen Person verfügt werden darf oder nicht, stellt eine Grundsatzentscheidung dar, die in gesellschaftliche und religiöse Kontexte eingebunden ist. Während über die prinzipielle Zulässigkeit der Entnahme von Körperorganen verstorbener Personen, wie Herz oder Lunge, in unserer Gesellschaft nahezu ein Konsens besteht, kommt dem Gehirn hier eine Sonderrolle zu (vgl. Kap. C.II.2. und C.IV.1.a). Die zentrale Stellung des Gehirns wird durch das Hirntodkonzept, das den vollständigen und irreversiblen Ausfall der Hirnfunktionen mit dem Tod der betreffenden Person gleichsetzt, betont. Als problematisch im Zusammenhang mit dem Hirntodkonzept erweist sich jedoch, daß das Hirntodkonzept auf menschliche Embryonen der frühen Embryonalentwicklung nicht sinnvoll angewendet werden kann.[151] Im Rahmen

---

[151] Linke, 1993.

der Transplantationsmedizin kommt dem Hirntodkonzept lediglich die Regulation des Zeitpunktes einer möglichen Organ- bzw. Gewebeentnahme zu. Inwieweit nach Feststellen des Hirntodes einem Gehirn noch funktionsfähige Neurone oder Gewebefragmente entnommen werden können, erscheint jedoch fraglich. Dieser Problemkreis besitzt allerdings, zumindest zum jetzigen Zeitpunkt, im Zusammenhang mit Hirngewebetransplantationen keine Relevanz, da bisher nur embryonales Hirngewebe in dissoziierter bzw. fragmentierter Form zur Transplantation eingesetzt wird.

Auch im Zusammenhang mit der Transplantation von embryonalem Hirngewebe wurde die Frage thematisiert, inwieweit Hirngewebe ein besonderer Status zukommt:[152]

"Proposals to transplant brain tissue from fetal remains raise the questions: Is brain tissue uniquely identified with a particular individual? Do we violate an important interpersonal barrier if we transplant brain tissue fron one individual to another, even for such a laudable goal as treating Parkinson's disease?
Perhaps some distinctions will need to be drawn in the discussion of this issue. One could, for example, distinguish between neocortical and non-neocortical tissue, arguing that only the former is *uniquely* one's own. An even finer distinction could be drawn between neocortical tissue that has or has not been connected to the remainder of the brain via the thalamus and that, therefore, is or is not part of an integrated brain that is capable of storing memories of individual experiences".

Diese von LeRoy Walters bei menschlichen Föten vorgenommene Unterscheidung zwischen über den Thalamus verknüpften, und daher unverfügbaren, neocorticalen Neuronen und anderen Neuronen, die nicht auf einzigartige Weise in Besitz des jeweiligen Individuums stehen, erscheint in diesem Zusammenhang wenig hilfreich. Bezogen auf einen abgetriebenen menschlichen Fötus, der neocorticale Neurone der beschriebenen Qualität besitzt, wirken die Folgen dieser Überlegung zynisch: zwar wird diesem Fötus kein Lebensrecht zugebilligt, statt dessen aber das symbolische Besitztum seines neocorticalen Nervengewebes. Anstelle subtile Unterscheidungen verschiedener embryonaler Gewebetypen aufzustellen, muß daher die Grundsatzfrage diskutiert werden, ob überhaupt eine Verwendung von Geweben abgetriebener menschlicher Embryonen zulässig ist, und wenn ja, bis zu welcher Entwicklungsstufe (vgl. Kap. C.I.2.).

b) Quasi-Erinnerungen

Eine grundlegende Überlegung betrifft die Frage, welcher Art die vom Hirngewebespender auf den Empfänger zu transferierenden Personalitätscharakteristika sein sollten, um für den Empfänger wünschenswert zu sein. Körperempfindungen scheinen, ebenso wie alle anderen direkt auf den Körper

---

[152] Walters, 1988, S. 213.

bezogenen Charakteristika, ausgeschlossen, da nicht sinnvoll von einem direkten Transfer körperlicher Eigenschaften gesprochen werden kann, solange kein direkter Transfer von Körperorganen sowie kein - nur im Gedankenexperiment durchführbarer - Körpertausch erfolgt. Auch unspezifische, grundlegende Zustände wie der Gesamtaktivitätszustand eines Organismus, Schmerzempfindlichkeit, Aggressivität, Gelassenheit, Optimismus oder Depressionsneigung scheinen hierfür nicht in Frage zu kommen. Diese wären im übrigen oft leichter durch Psychopharmaka und ähnliches zu beeinflussen. Mit Hilfe von im Tierexperiment durchgeführten Transplantationen konnten zwar solch unspezifische Grundzustände wie beispielsweise Schmerzempfindlichkeit[153] oder Depressionsneigung[154] beeinflußt werden, dies kann jedoch nicht als direkter Personalitätstransfer bezeichnet werden. Für einen Transfer von Personalitätscharakteristika ginge gerade von spezifischeren praktischen oder intellektuellen Fähigkeiten besondere Attraktivität aus. Die Vorstellung, jede nachfolgende Generation könne sich auf diese Weise den Kenntnisstand ihrer Vorfahren einverleiben, erscheint verlockend. Vor allem herausragende mentale Leistungen und Geschicklichkeiten, wie beispielsweise die Fähigkeit zu schnellem Kopfrechnen, Fremdsprachenkenntnisse oder Expertenwissen, könnten so an die Nachwelt weitergegeben werden. Hierunter fällt sowohl das Ryle'sche "knowing that" ("Wissen") als auch das "knowing how" ("Können"), das praktische Wissen über die Durchführung bestimmter Fertigkeiten,[155] solange für die Umsetzung dieses praktischen Wissens nicht besondere körperliche Geschicklichkeiten erforderlich sind. Die Annahme, solche komplexen Fertigkeiten mit Hilfe von Hirngewebefragmenten zwischen verschiedenen Personen transferieren zu können, wirkt jedoch unrealistisch.

Es wird schnell deutlich, daß nur ein bestimmter Typus mentaler Fähigkeiten für einen solchen Transfer von Interesse wäre. Individuelle oder subjektiv gefärbte Erinnerungen mit direktem Bezug zum Leben des Spenders, oder Faktenwissen über ein dem raschen Wandel unterworfenes Fachgebiet, das bald nur noch von historischer Bedeutung wäre, hätten hier keinerlei Relevanz. Nicht nur als unattraktiv, sondern als ausgesprochen problematisch erweist sich für den Hirngewebe-Empfänger der hypothetische Transfer von Gedächtnisinhalten, die in direktem Bezug zum individuellen Lebensverlauf des Hirngewebespenders stehen. Ein solcher Transfer stellt ein Beispiel für den von Sydney Shoemaker verwendeten Begriff der "Quasi-Erinnerungen" dar, das größere Plausibilität besitzt als der von ihm selbst eingeführte Fall einer hypothetischen Bluttransfusion, bei dem Erinnerungen als im Blut gespeichert gedacht werden sollen.[156] Auch Derek Parfit verwendet, in Anlehnung an Shoemaker, den Begriff der

---

[153] Sagen et al., 1993.
[154] Sortwell & Sagen, 1993.
[155] Ryle, 1949.
[156] Shoemaker, 1970.

Quasi-Erinnerungen.[157] Nach einer solchen, im Gedankenexperiment durchgeführten Hirngewebetransplantation verfügt der Gewebe-Empfänger sowohl über genuine Erinnerungen aus seinem eigenen Leben als auch über einen bestimmten Anteil von Quasi-Erinnerungen aus dem Leben des Gewebedonors. Diese Mischung hat für den Gewebe-Empfänger weitreichende Folgen, da für ihn die Unterscheidung zwischen seinen genuinen Erinnerungen und seinen Quasi-Erinnerungen nicht unmittelbar gegeben ist. Nur durch umfangreiches Überprüfen der Konsistenz seiner Gedächtnisinhalte kann er versuchen, diese Unterscheidung zu erschließen. Dies wird jedoch durch die für Erinnerungen charakteristische Bruchstückhaftigkeit sowie durch die Unmöglichkeit, die bruchstückhaften Quasi-Erinnerungen in einen raum-zeitlichen Zusammenhang zu bringen, erschwert. Durch Befragen von Familienangehörigen und anderen dem Gewebe-Empfänger nahestehenden Personen über dessen eigene Vergangenheit scheint dieses Ziel am leichtesten erreichbar zu sein. Für den Hirngewebe-Empfänger resultiert daher beim Umgang mit der eigenen Vergangenheit eine große Unsicherheit, er ist nicht mehr gegen den "Fehler durch Misidentifikation"[158] gefeit. Durch den Besitz von Quasi-Erinnerungen wird folglich für den Gewebe-Empfänger der gesamte Entwurf seiner eigenen Vergangenheit und damit seiner selbst in Frage gestellt. Dies gilt sowohl für den Fall, daß durch die Transplantation ein Teil der Erinnerungen des Gewebedonors auf den Empfänger transferiert werden als auch für den Fall, daß ein gewisses *Risiko* einer solchen Übertragung von individuell eingefärbten Gedächtnisinhalten besteht. Denn anders, als wenn durch die Transplantation nur einige für das Weiterleben nicht relevante Erinnerungen ausgelöscht werden würden, kann sich nach einem Transfer fremder Erinnerungen der Gewebe-Empfänger nicht uneingeschränkt mit der Gesamtmenge der vorhandenen Gedächtnisinhalte identifizieren. Die Folgen einer derartigen - im Gedankenexperiment durchgeführten - Transplantation sind also wesentlich einschneidender, wenn ein solcher Eingriff mit dem Erwerb bzw. mit dem Risiko eines Erwerbs von Quasi-Erinnerungen verbunden ist, als wenn mit der Transplantation ein partieller Verlust bzw. das Risiko eines partiellen Verlustes von für das aktuelle Leben nicht relevanten Erinnerungen verbunden wäre. Während der Erwerb von Quasi-Erinnerungen jedoch, zumindest auf absehbare Zeit, im Bereich des reinen Gedankenexperimentes liegt, erscheint in der Realität eine Beeinträchtigung der Erinnerungsfähigkeit des Gewebe-Empfängers durch eine Hirngewebetransplantation durchaus möglich (vgl. Kap. C.IV.2.a).

Das Konzept der Quasi-Erinnerungen zeigt die Problematik, mit der ein direkter Transfer mentaler Eigenschaften verbunden ist, zumal auch Faktenwissen oder die praktischen Fertigkeiten des "knowing how" nicht immer unabhängig von direkten lebensweltlichen Bezügen der jeweiligen Person stehen und daher auch nicht von individuellen Erinnerungen der jeweiligen Person, die nach der

---

[157] Parfit, 1984.
[158] Shoemaker, 1970.

Transplantation Anlaß zu individuell gefärbten Quasi-Erinnerungen geben, separiert werden können. Darüber hinaus wäre es, abgesehen von grob auffälligen Fällen, für die klinische Forschung sehr schwierig, bei einem Transplantat-Empfänger einen solchen Transfer individuell gefärbter Quasi-Erinnerungen festzustellen. Definitiv ausgeschlossen werden könnte ein derartiges Risiko daher nicht. Auch wenn durch eine Hirngewebetransplantation ein direkter Personalitätstransfer möglich wäre, erschiene daher die Wünschbarkeit eines solchen Transfers ausgesprochen fraglich.

c) Relation R

Die Vorstellung eines direkten Personalitätstransfers steht in Analogie zu dem von Derek Parfit aufgestellten Fusionsmodell, gemäß welchem nach einer im Gedankenexperiment durchgeführten Fusion zweier mit mentalen Charakteristika ausgezeichneten Personen bzw. Gehirnen im Fusionsgehirn eine Persistenz oder aber qualitative Mischung der ursprünglichen Charakteristika eintritt.[159] Wendet man das Parfit'sche Modell auf die Transplantation von dissoziierten embryonalen Neuronen in ein adultes Gehirn an, so resultiert, da den einzelnen Zellen keine mentalen Eigenschaften zugeschrieben werden können, entsprechend der Parfit'schen Abstraktionsebene keinerlei Beeinflussung der mentalen Eigenschaften des adulten Ausgangspartners. Da für die aktuelle Hirngewebetransplantations-Forschung die geringe Überlebensfähigkeit der transplantierten Neurone im Empfängergehirn ein großes Problem darstellt, würde auch bei einer Transplantation größerer Gewebefragmente nur ein relativ kleiner Teil der Zellen des Gewebes überleben. Will man diesen Gewebefragmenten inhärente mentale Eigenschaften zuschreiben, so würden sich diese Eigenschaften sicher aufgrund des Zellniedergangs verändern.

Mit Hilfe dieses rein theoretischen Fusionsmodells gelangt man voreilig zu der Ansicht, einzig durch Gewebetransplantate, die inhärente mentale Charakteristika besitzen, könne ein personalitätsverändernder Einfluß auf den Empfänger ausgeübt werden. Zwar läßt sich das Fusionsmodell auf zwanglose Weise auf Hirngewebetransplantationen übertragen, ein solcher Praxisbezug wurde jedoch von Derek Parfit wohl nicht intendiert. Das abstrakte Beispiel einer Fusion diente hingegen lediglich zur Verdeutlichung der fundamentalen Bedeutung der graduellen Relation R, die definiert ist über ein Fortbestehen von mentaler Konnektivität und/oder Kontinuität. Relation R stellt im Rahmen der Parfit'schen Argumentationsstrategie die für Personen entscheidende Beziehung dar. Die durch Vernachlässigung der realen Bedingungen entstehenden Schwachstellen der auf Hirngewebetransplantationen bezogenen Argumentationsstrategie können daher nicht in vollem Maße Parfit angelastet werden, obwohl sie durchaus auf der Anwendungsebene die Qualität des vorgeschlagenen Modells in

---

[159] Parfit, 1984.

Frage stellen. So ist es wohl nicht zu erwarten, daß sich nach einer solchen real durchgeführten Fusion bzw. Transplantation die mentalen Eigenschaften der Ausgangspartner in der von Parfit beschriebenen Weise mischen würden, so daß sich einzelne Eigenschaften der Ausgangspartner in reiner Form wiederfinden ließen bzw. bei sich antagonisierenden Eigenschaften eine "Kompromißlösung" realisiert werden würde. Zudem erscheint die Annahme, daß, wie durch das Modell gefordert, nach Implantation von Gewebefragmenten ohne inhärente mentale Charakteristika kein Einfluß auf den Empfänger resultieren soll, unakzeptabel - auch therapeutische Effekte werden hierdurch ausgeschlossen. Selbst bei Annahme einer Transplantation von Gewebefragmenten mit inhärenten mentalen Charakteristika könnte nicht erwartet werden, daß diese inhärenten Charakteristika unbeschadet, d.h. ohne von einem Zellniedergang betroffen zu sein, eine Implantation ins Empfängergehirn überdauern und dort unverändert zur Expression gelangen.

Dennoch läßt sich mit Hilfe des Fusionsmodell ein wichtiger Aspekt des hypothetischen direkten Personalitätstransfers beschreiben, und zwar das, wenn auch nur in vermindertem Ausmaß zwischen Hirngewebedonor und transplantiertem Gewebe-Empfänger geltende Fortbestehen der Relation R des Hirngewebedonors. Das hypothetische Weiterbestehen gewisser mentaler Charakteristika des Gewebedonors im Transplantat-Empfänger entspräche gemäß der Parfit´schen Terminologie einem partiellen Überleben des Gewebedonors im Empfänger. So kann mentale Konnektivität beispielsweise durch ein Fortbestehen von Erinnerungen, Intentionen, Wünschen, Meinungen und Überzeugungen erreicht werden. Die Möglichkeit, durch eine Hirngewebespende ein, wenn auch in vermindertem Ausmaß geltendes, Weiterbestehen der eigenen Relation R zu erreichen, stellt sich aus der Sicht des Spenders wie partielles Überleben dar. Der Tod einer Person, deren Hirngewebe zur Hirngewebetransplantation eingesetzt wird, erscheint vor dem Hintergrund des partiellen Weiterbestehens der Relation R als wesentlich günstiger und weniger endgültig als ein normaler Tod. Aus der Sicht des Spenders müßte daher eine möglichst weitreichende Hirngewebespende, eventuell auch auf mehrere Gewebe-Empfänger verteilt, angestrebt werden. In der Praxis wären einer Hirngewebe-Entnahme aus dem Spendergehirn durch das Hirntodkonzept enge Grenzen gesetzt. Angesichts der Perspektive eines partiellen Überlebens erscheint jedoch ein Aufweichen dieses Konzeptes nicht ausgeschlossen, so daß einer Entnahme von Hirngewebe unmittelbar vor oder sogar deutlich vor Eintreten des Hirntodes nichts mehr im Wege stünde. Unter dieser Betrachtungsweise würde sich das bei anderen Organtransplantationen bestehende Problem der knappen Versorgung mit Spendergewebe auflösen. Parallel hierzu würde jedoch die Bereitwilligkeit der Transplantatempfänger, fremdes Hirngewebe mit fremden Eigenschaften aufzunehmen, sicher deutlich abnehmen. Denn ein vermindertes Weiterbestehen der eigenen Relation R würde von einem Transplantat-Empfänger wohl nur bei gleichzeitigem Transfer von durch den Empfänger in starkem Ausmaß erwünschten Charaktereigenschaften in Kauf genommen werden. Bestünde die

Möglichkeit eines direkten Personalitätstransfers, so würden - unter der Parfit´schen Betrachtungsweise - folglich vor allem die Gewebespender von einer solchen Hirngewebetransplantation profitieren, und nicht, wie bisher scheinbar selbstverständlich angenommen, die Transplantat-Empfänger.

Die bisherige Argumentation ging davon aus, daß adulte Personen gegen Ende ihres Lebens die Option erhalten, sich für oder gegen eine Hirngewebespende zu entscheiden. Jedoch kann sich durch die Möglichkeit eines direkten Personalitätstransfers auch die Perspektive für eine Embryonenspende, d.h. Abtreibung mit anschließender Verwendung des embryonalen Hirngewebes zur Transplantation, deutlich verändern. Sollte mit Hilfe einer Hirngewebetransplantation ein partielles Weiterbestehen der Relation R des Embryos erzielt werden können, so wäre eine Abtreibung mit anschließender Hirngewebespende als wesentlich milder und weniger endgültig zu betrachten als eine normale Abtreibung, da durch das partielle Weiterbestehen der Relation R quasi partielles Überleben des ansonsten zum vollständigen Tode verurteilten Embryos erreicht werden könnte. Mit dieser Perspektive würde eine Entscheidung zur Abtreibung erleichtert werden. Auch eine Verzögerung der Abtreibung mit dem Ziel der Heranreifung des Embryos bis zu einer fortgeschritteneren Entwicklungsstufe, so daß hierdurch der Embryo in den Besitz mentaler Charakteristika gelangt, erschiene in diesem Zusammenhang in einem anderen Licht als bisher.

Die Realisierbarkeit eines mit einer Hirngewebetransplantation verknüpften direkten Personalitätstransfers hätte daher starke Auswirkungen auf unsere Vorstellungen davon, in wessen Interesse eine solche Transplantation letztlich steht. Diese Frage wäre dann, bei Berücksichtigung der Relation R sowohl des Gewebespenders als auch des Gewebe-Empfängers, nicht mehr so eindeutig zu beantworten wie bisher.

VI. Bedeutung der personalen Identität

1. Gründe für die Bedeutung der personalen Identität

Dem Erhalt der eigenen Identität bzw. Individualität kommt unseren Alltagserfahrungen zufolge im Leben einer Person eine zentrale Rolle zu. So besitzt jede Person ein großes Interesse an einem im großen und ganzen konstanten Persönlichkeitsbild, nicht nur um eine umfassende Identifikation mit der eigenen Vergangenheit sowie mit in der Vergangenheit begonnenen Handlungen, Freundschaften und Sozialkontakten zu gewährleisten, sondern auch, um langfristige, in die Zukunft gerichtete Lebenspläne sinnvoll entwickeln und gestalten zu können. Charakterzüge, Präferenzen und andere mentale Charakteristika sollten daher nicht zuletzt deshalb nicht zu starken Veränderungen unterliegen, weil sich Entscheidungen der Gegenwart in vielerlei Hinsicht auf die Zukunft auswirken. Allerdings kann eine Person durchaus auch anstreben, einen bestimmten unerwünschten Charakterzug zu modifizieren, um dadurch eine gewisse Veränderung ihres Persönlichkeitsbildes zu erreichen. Derartige Umsetzungen von Volitionen zweiter Stufe (vgl. Kap. C.II.3.) erscheinen jedoch nur vor dem Hintergrund des weitgehenden Erhaltes der übrigen Persönlichkeitscharakteristika sinnvoll, da ansonsten mit einer Veränderung des Bezugspunktes, nämlich des Volitionen zweiter Stufe besitzenden "Ich", auch eine Veränderung der entsprechenden Volitionen zweiter Stufe einhergeht. Dies hätte, geht man davon aus, daß die Gesamtheit der Volitionen zweiter Stufe den Kern personaler Identität ausmacht,[160] im Extremfall den Verlust der personalen Identität zur Folge.

Auch im zwischenmenschlichen und gesellschaftlichen Bereich ist der möglichst weitgehende Erhalt des Persönlichkeitsbildes einer Person von Bedeutung. So werden mit anderen Personen Kontakte geknüpft oder Freundschaften geschlossen in der Annahme, daß bestimmte Charakterzüge oder Eigenschaften einer Person als über den Zeitverlauf hinweg relativ konstant betrachtet werden können und daher bestimmte Handlungen, Entscheidungen und Verhaltensweisen in gewissem Umfang vorhersehbar sind. Nur vor diesem Hintergrund kann sinnvoll Verantwortung übernommen werden. Darüber hinaus wurde, unter anderem von John Locke, die Bedeutung der personalen Identität im juristischen Bereich betont. Sie wird als Voraussetzung für die Zuschreibbarkeit von Verantwortung, für Haftung und Strafe für in der Vergangenheit begangene Handlungen betrachtet. So formuliert John Locke:[161]

> "Überall, wo jemand das findet, was er sein 'Ich-Selbst' nennt, kann meiner Meinung nach ein anderer sagen, es sei dieselbe Person vorhanden. Es ist ein juristischer Ausdruck, der sich auf Handlungen und ihren Lohn bezieht; er findet also nur

---

[160] Nida-Rümelin, 1994.
[161] Locke, 1981, S. 435/436.

VI. Bedeutung der personalen Identität

bei vernunftbegabten Wesen Anwendung, für die es Gesetze geben kann und die glücklich und unglücklich sein können."

Von der Zuschreibbarkeit von Personalität und personaler Identität hängen daher im gesellschaftlichen Bereich eine Reihe von Funktionen, wie beispielsweise die Zuschreibbarkeit von Verantwortung, die soziale Handlungsfähigkeit, sowie die Verteilung von Rechten, Privilegien und Pflichten, ab. Dem Erhalt der Identität bzw. Individualität einer Person kommt daher große soziale Bedeutung zu, so daß ein Verlust der personalen Identität mit deutlichen Folgen auf den gesellschaftlichen Status verknüpft ist.

Vor diesem Hintergrund, der die Wichtigkeit des Erhalts der Identität bzw. Individualität einer Person unterstreicht, scheint die unter anderem von John Perry vorgebrachte These, derzufolge die Bedeutung der personalen Identität einen derivativen Charakter besitze, personale Identität ihre Bedeutung also daher beziehe, daß sie die Voraussetzung für andere, für wichtig erachtete Ziele darstellt, zunächst eine angemessene Beschreibung zu sein.[162] Denn nur der weitgehende Erhalt der eigenen Individualität kann als Garant dafür angesehen werden, daß die eigenen Projekte, Handlungen und Pläne auch in Zukunft weitergeführt werden. Diese Beschreibung scheint zwar auf den ersten Blick recht plausibel zu sein, sie erweist sich jedoch bei näherer Betrachtung als unzureichend, da allein mit Hilfe dieser These die große Bedeutung, die dem weitgehenden Erhalt bestimmter für wichtig erachteter Persönlichkeitscharakteristika zugemessen wird, nicht erklärt werden kann.

Zur Verdeutlichung stelle man sich die folgende hypothetische Situation vor. Eine Person hat sich bereiterklärt, eine Hirngewebetransplantation, die möglicherweise von Persönlichkeitsveränderungen begleitet ist, durchführen zu lassen. Nach der Operation kann eine Reihe verschiedener Fälle eintreten:

a.) Die nach der Hirngewebetransplantation erwachende Person besitzt weitgehend die gleichen Interessen und Bedürfnisse wie vor dem Eingriff, so daß sie im großen und ganzen die ursprünglichen, vor dem Eingriff bestehenden Projekte, Handlungen und Pläne weiterführen will. Aufgrund von durch die Transplantation herbeigeführten Veränderungen - beispielsweise Verbesserungen der körperlichen Beweglichkeit, des allgemeinen Gesundheitszustandes oder ähnlichem - ist sie nach der Transplantation in der Lage, diese Pläne effizienter durchzuführen als vor der Operation.

b.) Wie a.), nur daß die nach der Transplantation erwachende Person nur noch in vermindertem Maße in der Lage ist, die ursprünglichen Projekte, Handlungen und Pläne weiterzuführen bzw. umzusetzen.

c.) Die nach der Transplantation erwachende Person besitzt weitgehend andere Interessen und Bedürfnisse wie vor dem Eingriff. Sie hat daher kein Interesse

---

[162] Perry, 1976.

mehr daran, die ursprünglichen Projekte, Handlungen und Pläne weiterzuführen, sondern wendet sich den neuen, ihren derzeitigen Interessen und Bedürfnissen entsprechenden Plänen, Handlungen und Projekten zu.

d.) wie c.), nur daß die nach der Operation erwachende Person nicht in der Lage ist, auf adäquate Weise ihre neuen Interessen und Bedürfnisse zu befriedigen.

In diesen Fällen ist der Perry'schen Argumentationsweise zufolge für die betreffende Person jeweils entscheidend, ob bzw. inwieweit sie in der Lage ist, ihre Interessen und Bedürfnisse zu befriedigen und damit einhergehend ihre Projekte, Handlungen und Pläne umzusetzen. Während für die vor der Transplantation stehende Person von größter Relevanz ist, inwieweit ihre derzeitigen Pläne auch in Zukunft verwirklicht werden können, spielen diese ursprünglichen Pläne für die nach der Transplantation erwachende Person keine Rolle mehr. Denn für die nach der Transplantation erwachende Person sind nur noch ihre aktuellen Pläne von Relevanz. Sie hat lediglich dann einen Grund, ihrem ursprünglichen Zustand, in der reduktionistischen Terminologie ihrem früheren "Ich", nachzutrauern, wenn dieses besser als das derzeitige "Ich" in der Lage wäre, die Projekte, Handlungen und Pläne des derzeitigen "Ichs" auszuführen. Zwar mag die in Fall a.) erwachende Person gegenüber Fall c.) den Vorteil besitzen, daß die gleichen Projekte, Handlungen und Pläne weitergeführt werden können, die in der Vergangenheit begonnen wurden, während in Fall c.) die betreffende Person quasi von Null auf ohne Starthilfe beginnen müßte. Die nach der Transplantation in Fall a.) erwachende Person mag daher zwar einen gewissen Vorteil gegenüber der in Fall c.) erwachenden Person besitzen, dieser scheint jedoch, bezieht man sich lediglich auf die Realisationsmöglichkeiten der Projekte, Handlungen und Pläne, nicht so entscheidend zu sein, als daß sich hieraus ein grundsätzliches Argument gegen den mit Fall c.) einhergehenden Individualitätswechsel entwickeln ließe. Anders sieht die Situation hingegen für die vor der Transplantation stehende Person aus. Für sie bestehen zwischen den Fällen a.) und c.) entscheidende Unterschiede: Während Fall c.) mit der Frustration der eigenen Interessen und Bedürfnisse einhergeht und die in der Vergangenheit begonnenen Projekte, Handlungen und Pläne zunichte macht, können diese Interessen und Bedürfnisse im Fall a.) wesentlich besser befriedigt werden als zuvor. Allein hieraus läßt sich jedoch auch kein starkes Argument für die große Bedeutung des Erhalts gleicher Interessen und Bedürfnisse, und damit für den Erhalt der eigenen Individualität bilden. Denn auch in Fall b.), den man sich so vorstellen kann, daß eine Person aufgrund körperlicher Handicaps bettlägerig oder ans Haus gebunden ist, erfolgt eine weitgehende Frustration eines recht großen Teils der Langzeitinteressen, und dies, obwohl die Persönlichkeitscharakteristika und die Interessen und Bedürfnisse der vor der Operation stehenden Person, also deren Individualität, weitgehend erhalten blieb. Berücksichtigt man nur die Erfüllung der eigenen Interessen und Bedürfnisse, so mag eine vor der Transplantation stehende Person in solch einer Situation - entgegen der grund-

VI. Bedeutung der personalen Identität

sätzlichen Voraussetzung, welche die große Bedeutung der personalen Identität annimmt - sogar Fall c.) gegenüber dem Fall b.) vorziehen. Denn wenn schon die eigenen ursprünglichen Interessen und Bedürfnisse nicht auf adäquate Weise befriedigt werden können, so scheint ein Leben, in dem wenigstens neue, allerdings bisher fremde Interessen und Bedürfnisse befriedigt werden können, wesentlich angenehmer und zufriedenstellender zu sein als eines, das den vergangenen Chancen und Möglichkeiten nachtrauert. Lediglich Fall d.) besitzt hier keine Attraktivität.

Darüber hinaus muß, berücksichtigt man nur die Projekte, Handlungen und Pläne der vor der Transplantation stehenden Person, für diese Person unter den angegebenen Bedingungen die Option, die Transplantation gemäß Fall a.) durchführen zu lassen, immer attraktiver erscheinen als gar keine Transplantation vornehmen zu lassen. Dies gilt gemäß der Perry'schen These, solange durch die Transplantation ein positiver Nettoeffekt auf die Erfüllbarkeit der Interessen und Bedürfnisse und auf die Realisierbarkeit der damit einhergehenden Pläne und Projekte ausgeübt wird, auch wenn im Zuge der Transplantation Persönlichkeitsveränderungen erfolgen. Durch diese Veränderungen kann zwar möglicherweise auch ein Teil der Pläne, Handlungen und Projekte schlechter erfüllt werden als ursprünglich, jedoch soll hier zunächst nur der resultierende Gesamteffekt von Interesse sein. Aus der Außenperspektive sind hingegen noch eine Reihe anderer Aspekte von Be-deutung. So wird dem Anspruch und Niveau der artikulierten Interessen und Bedürfnisse eine große Rolle zugemessen. Darüber hinaus bringt ein solcher Individualitätswechsel von Seiten der Mitmenschen, Kollegen und Familienangehörigen verschiedene Reaktionen mit sich, die unter Umständen durchaus großen Einfluß auf die Realisierbarkeit der Pläne einer Person besitzen können.

Derartige Szenarien, denen zufolge eine (fast beliebige) Veränderung der Individualität in Kauf genommen wird, nur um alle oder einen Teil der gesetzten Ziele besser, schneller oder effizienter zu erreichen, erscheinen jedoch, nicht zuletzt wegen der weitgehenden Abstraktion vom Personsein der betroffenen Person, für Personen wenig attraktiv. Auch wenn die Erfüllbarkeit der eigenen Projekte, Handlungsabsichten und Pläne im Leben einer Person eine große Rolle spielen mag, kann allein über die Bedeutung, die eine Person der Erfüllbarkeit und Verwirklichung ihrer eigenen Projekte, Handlungen und Pläne zumißt, die Bedeutung der personalen Identität nicht adäquat erfaßt werden. Vielmehr muß die Bedeutung der Identität bzw. Individualität vor dem Hintergrund des Personseins eines Menschen betrachtet werden, nicht zuletzt, da der Identitätserhalt eine entscheidende Voraussetzung für verantwortungsvolles Handeln darstellt (vgl. Kap. C.II. und Kap. C.VI.3.). Jedoch kann die Bedeutung, die der Erhalt der Identität bzw. Individualität im Leben einer Person spielt, auch nicht völlig isoliert von externen Parametern ermittelt werden. So sollten Fragen der Identität einer Person nicht nur in abstrakter Weise untersucht werden, vielmehr müssen auch die Folgen von Persönlichkeitsveränderungen sowie der Gesundheitszustand und das Ausmaß der Verwirklichung der für den Personenstatus wichtigen Charakteristika (vgl. Kap. C.II.) berücksichtigt und unter Umständen gegeneinander abgewogen werden. Im Rahmen der innerhalb der Tradition der Analytischen Philosophie des Geistes geführten Diskussion zur personalen Identität und zur Bedeutung der personalen Identität werden derartige, für die Bewertung einer Individualitätsänderung entscheidende Aspekte jedoch fast vollständig vernachlässigt.[163] Wie in Kapitel C.IV. schon an verschiedenen Stellen bemerkt wurde, kann die Bedeutung, die bestimmten Veränderungen, wie beispielsweise einer Konnektivitätsminderung oder dem Auftreten von Diskontinuitäten, im Leben einer Person zugemessen wird, nur erfaßt werden, wenn die Art der eintretenden Veränderungen sowie deren Auswirkungen aufs Genaueste berücksichtigt werden. Daher erscheint eine Forderung wie "Maximiere Relation R", gerade im Zusammenhang psychischer Störungen, oft eine ungeeignete Zielsetzung darzustellen (vgl. Kap. C.VI.2.).

Insbesondere kommt hier denjenigen Merkmalen, die als Voraussetzungen des Personseins gelten, eine besondere Rolle zu. So kann es als dem Menschen inhärentes Bestreben bezeichnet werden, bestimmte für Personen charakteristische Fähigkeiten, wie beispielsweise Autonomie oder Rationalität, in möglichst umfassendem Ausmaß zu verwirklichen. Dieses Bestreben läßt sich in keiner Weise aufwiegen mit dem Wunsch, ein bestimmtes Quantum an Glück oder Zufriedenheit zu erreichen. Bernard Williams bringt dies in einer Formulierung deutlich zum Ausdruck:[164]

"Viele (vielleicht nicht alle) finden die Aussicht auf zufriedenen Wahnsinn oder zufriedenes Dahinvegetieren auf eine Weise scheußlich, die offensichtlich nicht davon abhängt, wie ihnen die Dinge dann erscheinen würden, denn dann wären sie ja nicht scheußlich für sie."

Überlegungen, im Rahmen einer Hirngewebetransplantation größere Einbußen im Bereich der Rationalität, Autonomie oder Kommunikationsfähigkeit in Kauf zu nehmen, um dadurch dem utilitaristischen Ziel der Glückmaximierung oder aber der effizienteren Verwirklichung der eigenen Pläne und Projekte ein Stück näherzukommen, scheinen daher von vornherein ausgeschlossen zu sein. Fragen der personalen Identität treten häufig nicht isoliert auf, sondern können vielmehr, gerade im Zusammenhang neurodegenerativer Erkrankungen, mit einem Niedergang derjenigen Fähigkeiten, die als für das Personsein essentiell beschrieben werden, verbunden sein. So ist beispielsweise bei Erkrankungen wie Morbus Alzheimer oder Morbus Huntington, bei denen krankheitsbedingt ein Verlust der personalen Identität auftritt, der Identitätsverlust mit Einschränkungen dieser für das Personsein charakteristischen Fähigkeiten verknüpft. Zwar mag in derartigen Fällen eine bestimmte Therapieform,

---

[163] Ausnahmen hiervon stellen jedoch beispielsweise Norman Daniels (Daniels, 1979) und Bernard Williams (Williams,1978c) dar.
[164] Williams, 1978c, S. 91.

wie beispielsweise eine Hirngewebetransplantations-Therapie, zu gewissen Veränderungen der Individualität der betreffenden Person führen. Jedoch stellt in Fällen, in denen das Ausmaß der Autonomie sowie die Realisierbarkeit anderer für den Personenstatus relevanter Charakteristika gegen graduelle Veränderungen der Identität bzw. Individualität abzuwägen sind, der Erhalt der oftmals krankheitsbedingt beeinflußten Individualität meist den weniger wichtigen Faktor dar. Als oberstes Ziel gilt hier, wie etwa im Falle von Alzheimer-Patienten, dem Verfall des Personseins entgegenzuwirken oder aber diesen Verfall ganz zu verhindern. Demgegenüber erscheinen vergleichsweise diffizile Überlegungen im Zusammenhang mit Fragen nach Individualitätseinbußen sekundärer Natur zu sein. Auch wenn es, isoliert betrachtet, für das Persönlichkeitsbild einer Person durchaus eine große Rolle spielen mag, ob eine Person beispielsweise ihre gewohnte Lebensfreude und ihren Optimismus beibehält oder nicht, so spielen derartige Fragen angesichts der Gefahr eines krankheitsbedingten Niedergangs der für das Personsein essentiellen Fähigkeiten nur eine untergeordnete Rolle.

Unter vollständiger Vernachlässigung des Umfeldes einer Person sowie der mit einer Persönlichkeitsveränderung verknüpften Bedingungen und Folgen kann daher keine sinnvolle Bewertung einer Veränderung der Identität bzw. Individualität einer Person erfolgen. So besteht eine große Gefahr der von philosophischer Seite geführten Diskussion darin, aufgrund der isolierten Betrachtung von Fragen der personalen Identität die Relativierung, die derartige Fragen sehr schnell in medizinisch-therapeutischen Situationen erfahren können, zu übersehen. Hierdurch neigen die aufgeführten philosophischen Positionen dazu, die Bedeutung einzelner Identitätskriterien zu überschätzen, was bei einer direkten Anwendung auf Praxisprobleme nicht selten den Eindruck einer gewissen Realitätsferne erweckt.

2. What matters ...

Als erschwerend im Zusammenhang mit Überlegungen über die Bedeutung der Identität einer Person erweist sich, wie wenig klar angegeben werden kann, was unter Identität bzw. Individualität präzise zu verstehen ist und wo bei Fragen des Erhalts von Identität bzw. Individualität die entsprechenden Grenzen zu ziehen sind. Während einerseits schon bei vergleichsweise geringfügigen Veränderungen, wie beispielsweise wenn eine Person die für sie typische Heiterkeit verliert, von einem Wechsel oder von Veränderungen der Individualität gesprochen werden kann, gilt dies andererseits, hier jedoch mit erhöhter Plausibilität, auch für starke Veränderungen oder Einschnitte, wie sie beispielsweise im Fall schizophrener Persönlichkeitsbilder oder nach schweren Hirnverletzungen auftreten können. Ein einheitlicher Sprachgebrauch ist hier nicht abzusehen. Die Verwendung von Begriffen wie Persönlichkeitsveränderung, Identitätsverlust, Individualitätswechsel, Individualitätseinbuße und ähnlichem spiegelt hierbei lediglich die Bedeutung wider, die den jeweils eingetretenen Veränderungen zugemessen wird. Genausowenig kann klar bestimmt werden, was unter einem früheren oder späteren "Ich" einer Person zu verstehen ist und ab welchem Grad von Veränderung es in Erscheinung tritt. Obwohl eine solche Rede von Persönlichkeitsabschnitten einer Person meist nur metaphorischen Charakter besitzt, müßte man hier - da ja der Anspruch erhoben wird, mit einer derartigen Betrachtungsweise ließe sich ein großer Teil der mit dem Identitätsbegriff verknüpften Problematik umgehen - größere Klarheit erwarten dürfen. Die unklaren Zuschreibungsbedingungen von personaler Identität erscheinen umso problematischer, bedenkt man die große Rolle, welche die Zuschreibung von personaler Identität im gesellschaftlichen Umfeld spielt. Denn ähnlich wie bei der Verwendung des Begriffes "Person" (vgl. Kap. C.II.) gehen mit der Zuschreibung bzw. Nichtzuschreibung von personaler Identität in hohem Maße soziale Konsequenzen einher. So wird mit Begriffen wie "Person" oder "personale Identität" eine gewisse Wertschätzung ausgedrückt, da letztlich nur Menschen, denen der Personenstatus und der Erhalt der personalen Identität zugeschrieben wird, in den Kreis der vollwertigen Mitglieder der Gemeinschaft aufgenommen werden. Eine eindeutige Basis läßt sich jedoch für die Anwendung dieser Begriffe nicht ausmachen. Sollte einer Person der Erhalt der Identität bzw. Individualität abgesprochen werden, so ginge dies mit umfassenden sozialen Konsequenzen einher. Angesichts der begrifflichen und praktischen Unsicherheiten, auf denen eine derartige Entscheidung beruhen müßte, scheint eine solche ja-nein-Zuschreibung - abgesehen von einigen extremen, aber nur sehr selten auftretenden Fällen - kaum zu treffen und auch nur schwer verantwortbar zu sein (vgl. Kap. C.I.3.). Nicht zuletzt angesichts der großen Bedeutung der Zuschreibung von personaler Identität kann bei Persönlichkeitsveränderungen, wie sie im Umfeld von Hirngewebetransplantationen erwartet werden, nur schwerlich von einem vollständigen Verlust der Identität bzw. Individualität gesprochen werden. Nichtsdestotrotz kann den im Umfeld eines solchen Eingriffs möglicherweise auftretenden Persönlichkeitsveränderungen jedoch entscheidende Bedeutung für den weiteren Lebensverlauf der hiervon betroffenen Person zukommen.

Obwohl die Zuschreibung von personaler Identität letztlich den gesellschaftlichen Status einer Person angibt und trotz aller sozialen Konsequenzen in gewissem Sinne symbolhaften Charakter besitzt, sind für die betroffene Person selbst sowie für deren Mitmenschen die einzelnen, das Persönlichkeitsbild konstituierenden Persönlichkeitscharakteristika und die hier möglicherweise eintretenden Veränderungen von wesentlich größerer Bedeutung. Anstelle in solchen Fällen über die Zuschreibbarkeit von Identität bzw. Individualität zu entscheiden - auch verhältnismäßig geringfügige Veränderungen können ja strenggenommen als Identitätsverlust beschrieben werden - erscheint es daher angebrachter, bei den einzelnen Situationen, bei denen eine Person beteiligt ist, zu überprüfen, ob bzw. inwieweit diese Person deutlich verändertes Verhalten zeigt. In einzelnen Situationen mag sich hier dann durchaus die Frage stellen, ob eine Person, deren Persönlichkeitsbild durch eine Hirngewebetransplantation deutlich verändert wurde, tatsächlich für ihr derzeitiges Verhalten im vollen Maße verantwortlich ist und ob sie noch für bestimmte vor der Transplantation begangene Taten

VI. Bedeutung der personalen Identität

in vollem Umfang zur Verantwortung gezogen werden kann (vgl. Kap. C.II.4.). Starke Veränderungen in der Persönlichkeit und im Verhalten der jeweiligen Person mögen daher - unabhängig von einer symbolhaften Identitätszuschreibung - durchaus zu veränderten Einstellungen der betreffenden Person gegenüber sowie zu sozialen Sanktionen Anlaß geben.

Auch von philosophischer Seite wurde es beim Umgang mit Fragen zur personalen Identität von einer Reihe von Autoren als problematisch empfunden,[165] daß personale Identität - wie jede andere Identität - nur gemäß einer Alles-oder-Nichts-Beziehung zugeschrieben werden kann, während die für den Fortbestand einer individuellen Person relevanten Persönlichkeitscharakteristika meist gradueller Natur sind. Obwohl die Zuschreibung von personaler Identität formellen Charakter besitzt und mit ihr in hohem Ausmaß soziale Konsequenzen einhergehen, kann durch diese formelle Kennzeichnung nicht erfaßt werden, was für Eigenschaften in welchen Situationen für die individuelle Persönlichkeit einer Person von Relevanz sind. Der weitverbreiteten Sichtweise, derzufolge der Erhalt der personalen Identität den für das Weiterleben einer Person entscheidenden Parameter bildet, stellt Derek Parfit eine andere Position gegenüber, die er unter Zuhilfenahme vielfältiger Science-fiction-Gedankenexperimente entwickelt. Dieser reduktionistischen Betrachtungsweise zufolge gilt nicht der Erhalt der Identität einer Person als entscheidend, sondern der Fortbestand der Relation R:[166]

"Relation R is what matters. R is psychological connectedness and/or psychological continuity, with the right kind of cause. (...) The right kind of cause could be any cause."

Zwischen Relation R und dem Konzept der personalen Identität bestehen zwei prinzipielle Unterschiede. So ist Relation R eine wesentlich flexiblere Beziehung, da sich Relation R, anders als das Konzept der Identität, auch auf Problemfälle wie beispielsweise Personenspaltung, Fusion oder Personenvervielfältigung anwenden läßt.[167] Darüber hinaus stellt Relation R aufgrund des graduellen Charakters ihres Bestandteils Konnektivität eine graduelle Beziehung dar, mit Hilfe derer auch Fälle, in denen nur ein gradueller Erhalt der individuellen Persönlichkeitscharakteristika vorliegt, adäquat erfaßt werden können. Im Zusammenhang mit Hirngewebetransplantationen liegt der große Vorteil dieser Betrachtungsweise darin, daß mit Hilfe von Relation R unter Umgehung der Identitätsfrage Aussagen über die Folgen einer Hirngewebetransplantation gemacht werden können. So können die möglicherweise im Anschluß an einen derartigen Eingriff auftretenden Persönlichkeitsveränderungen über eine Minderung der Relation R beschrieben werden, ohne daß eine in diesem Kontext we-

---

[165] So z.B. Lewis, 1976; Parfit, 1984.
[166] Parfit, 1984, S. 262.
[167] Fraglich erscheint jedoch, ob eine derartige Anwendbarkeit für in Realsituationen entstehende Probleme in irgendeiner Form von Relevanz sein könnte.

nig aussagekräftige Alles-oder-Nichts-Entscheidung über die Identität einer Person getroffen werden muß. Allerdings ist auch eine Formulierung wie "R hält zu 80 %" letztlich nicht sehr aussagekräftig. Denn solange die individuelle Bedeutung der einzelnen Eigenschaften bei dieser Pauschalaussage nicht berücksichtigt wird, geht daraus nicht eindeutig hervor, ob diese Situation tatsächlich für die Individualität der betreffenden Person vorteilhafter einzuschätzen ist als wenn Relation R nur zu 70 % bestünde (vgl. Kap. C.IV.2. und Kap. C.IV.3.).

Insgesamt läßt sich das Hauptbestreben der Betrachtungsweise, die sich hinter der von Parfit vorgebrachten schlagwortartigen Formulierung "What matters is relation R" verbirgt, unabhängig von einer möglichen Anwendbarkeit bei Science-fiction-Beispielen auch als Versuch auffassen, die Bedeutung eben dieser unter Relation R zusammengefaßten Kriterien psychische Konnektivität und Kontinuität hervorzuheben. Die Bedeutung dieser Parameter kann daher mit Hilfe der Relation R unabhängig von der eher formellen und symbolhaften Alles-oder-Nichts-Zuschreibung von personaler Identität betont werden. Demgemäß kann man die Forderung nach dem Erhalt der personalen Identität so umformulieren, daß statt dessen auf tieferliegenderer Ebene die Bedeutung des Erhalts bestimmter Charakteristika für die Individualität einer Person betont wird und vor diesem Hintergrund eine möglichst umfassende Konnektivität angestrebt wird. So läßt sich in erster Annäherung als relevante Zielvorstellung die Forderung: "Maximiere Relation R" beschreiben. Eine derartige Maximierung wurde zwar von Parfit selbst weder formuliert noch direkt angestrebt, sie liegt jedoch sehr nahe, geht man davon aus, daß jede Person diejenigen Charakteristika, die sie als wichtig für ihre eigene Individualität erkennt, auch in möglichst hohem Ausmaß beizubehalten bzw. zu erreichen und umzusetzen sucht. Auch vor dem Hintergrund der großen gesellschaftlichen und zwischenmenschlichen Bedeutung von psychischer Konnektivität und Kontinuität stellt die Maximierung der Relation R im Leben einer Person zunächst ein anstrebenswertes Ziel dar, da sie die Gewähr für die im zwischenmenschlichen und gesellschaftlichen Bereich erwünschte Einbettung bietet. Ähnliche Überlegungen stehen wohl im Hintergrund des von David Lewis vorgeschlagenen Umgangs mit der als graduell erkannten Eigenart der Identität bzw. Individualität einer Person.[168] Lewis führt den graduellen Charakter der personalen Identität auf den von ihm als graduell beschriebenen Charakter des Personseins zurück. Demgemäß ist jemand nur dann eine kontinuierliche Person, wenn er eine durch Relation R maximal miteinander verknüpfte Gesamtmenge von verschiedenen Personenabschnitten darstellt. Sowohl das Personsein selbst als auch die Identität bzw. Individualität einer Person sind dieser Ansicht zufolge im selben Maße gradueller Natur wie die Relation R. Das Gesamtmaß, in dem eine Gesamtmenge verschiedener Personenstadien durch Relation R verknüpft ist, wird dabei bestimmt durch das geringste Ausmaß an R-Verknüpftheit, das zwischen den zwei am wenigsten miteinander verbundenen Stadien besteht. Ähnlich wie eine Kette,

---

[168] Lewis, 1976.

VI. Bedeutung der personalen Identität

die als nur so stark wie ihr schwächstes Glied bezeichnet werden kann, muß auch für die Gesamtkonnektivität und das Ausmaß der Identität einer Person der Zusammenhalt des gesamten Lebensverlaufs, also das Bestehen der Relation R über den ganzen Zeitverlauf hinweg, berücksichtigt werden. In dem Maße, in dem in der zeitlichen Abfolge Personenabschnitte nur in vermindertem Umfang miteinander R-verknüpft sind, gilt demgemäß die Identität der Person eingeschränkt. Demzufolge würde also durch jede von Persönlichkeitsveränderungen begleitete Hirngewebetransplantation das Ausmaß der Identität einer Person verringert, da die Relation R zwischen dem Zustand direkt vor der Transplantation und Zuständen nach der Transplantation, bedingt durch derartige Eingriffe vermindert ist. So ist in all jenen Fällen, in denen durch das Implantat Veränderungen mentaler Charakteristika hervorgerufen werden, mit entsprechenden Konnektivitätseinbußen zu rechnen, und darüber hinaus in Abhängigkeit davon, wie schnell und in welcher Form diese Veränderungen eintreten, möglicherweise auch mit Diskontinuitäten. Vor diesem Hintergrund spricht manches für eine fein dosierbare und kontinuierlich verabreichbare pharmakologische Therapiemaßnahme und gegen einen einmaligen, abrupt einsetzenden und von irreversiblen Folgen begleiteten operativen Eingriff.

Berücksichtigt man den medizinisch-therapeutischen Kontext einer Hirngewebetransplantation, so zeigen sich derartige, um Relation R kreisende Überlegungen jedoch in einem anderen Licht. Da eine Transplantationstherapie zumindest derzeit vorrangig bei Patienten mit fortgeschrittenem Krankheitsbild in Frage kommt, wird von einem therapeutisch wirksamen Implantat erwartet, daß im Anschluß an den operativen Eingriff ein möglichst großer funktionaler Effekt einsetzt. Diese symptomlindernde therapeutische Wirkung wird im Falle von Morbus Parkinson vor allem auf motorischer Ebene, im Falle von Morbus Alzheimer hingegen auf mentaler Ebene angestrebt. Ein derartiger therapeutischer Effekt führt, vor allem wenn er auf mentaler Ebene erfolgt, jedoch immer zu einer Konnektivitätsminderung, möglicherweise auch zu Diskontinuitäten, so daß mit einer Reduzierung der Gesamtkonnektivität auch eine Minderung der R-Verknüpftheit einhergeht. Eine Hirngewebetransplantation zu einem relativ späten Zeitpunkt einer fortschreitenden, von Persönlichkeitsveränderungen begleiteten Erkrankung durchführen zu lassen, scheint daher aus einer Sichtweise, die lediglich das Ausmaß der R-Verknüpftheit betrachtet und alle anderen im Leben einer Person wichtigen Aspekte wie Gesundheit, Lebensqualität, aber auch die grundlegende Bedeutung der Personalitätsvoraussetzungen vernachlässigt, aufgrund der mit einem solchen Eingriff verbundenen Minderung der R-Verknüpftheit die Ultima ratio, wenn nicht ein völlig sinnloser und abzulehnender Eingriff zu sein. Wird jedoch ungeachtet aller anderen Parameter tatsächlich eine Maximierung der R-Verknüpftheit angestrebt, so müßte eine Therapieform gewählt werden, im Rahmen derer Verbesserungen des Gesundheitszustandes und der körperlichen Verfaßtheit sowie die Linderung krankheitsbedingter Persönlichkeitsveränderungen schleichend über einen möglichst langen Zeitraum hinweg erfolgen. Dies stimmt jedoch in keiner Weise mit den Vorstellungen einer ideal verlaufenden Therapiemaßnahme überein - ein weiteres Beispiel für die häufig sehr große Diskrepanz zwischen medizinisch-naturwissenschaftlicher und philosophischer Sichtweise sowie für die Folgen einer Zugangsweise, die lediglich ein einziges Kriterium der Identität bzw. Individualität berücksichtigt.

Folgt man der Lewis'schen Argumentationsweise, so muß von Anfang an eine Konnektivitätsminderung, wie sie im Zuge einer fortschreitenden Krankheitsentwicklung erfolgt, soweit dies möglich ist, verhindert werden. Gemäß dieser Forderung nach Maximierung der Relation R sollte daher im Idealfall ein im Krankheitsverlauf möglichst frühzeitiger Einsatz möglichst effizienter Therapiemethoden angestrebt werden, so daß das Auftreten gravierender krankheitsbedingter Persönlichkeitsveränderungen und hiermit korrelierter Identitätseinbußen von vornherein verhindert werden kann. In medizinisch-therapeutischen Kontexten ist eine derartige Forderung jedoch nur schwer umsetzbar. Aufgrund praktischer Probleme, knapper Ressourcen und ähnlichem erscheint auch ein in einer verhältnismäßig frühen Phase des Krankheitsverlaufs erfolgender, in mancher Hinsicht prophylaktischer Einsatz von Hirngewebetransplantationen als allgemein verfügbare Therapiemaßnahme bei Parkinson-Patienten jedoch kaum zu verwirklichen. So ist es im Falle von Morbus Parkinson ja gerade das bei einem Teil der Patienten erst nach langfristiger Medikamenteneinnahme auftretende Versagen der Wirkung der medikamentösen Therapie sowie das Fehlen anderer pharmakologischer Therapiealternativen, das die Lage der betroffenen Parkinson-Patienten so ausweglos erscheinen läßt und Patienten wie behandelnde Ärzte ihre Hoffnungen auf die Hirngewebetransplantations-Methodik setzen läßt. Da sich zu Beginn der Erkrankung nur in sehr begrenztem Maße eine Langzeitprognose stellen läßt, erscheint es, auch wenn Hirngewebetransplantationen risikolos und ohne Nebenwirkungen durchführbar wären, angesichts der Problematik knapper Ressourcen wenig angebracht, in frühen Stadien des Krankheitsverlaufs quasi prophylaktisch eine Transplantation durchzuführen.

Anders als in Science-fiction-Beispielen stellt sich im Zusammenhang mit Therapiemethoden wie Hirngewebetransplantationen, aber auch bei mentalen Störungen, nicht bzw. nur sehr selten die immer wieder von Derek Parfit[169] aufgeworfene radikale Frage, wer denn nun die nach dem Eingriff resultierende Person sei ("Is the resulting person me or someone else?"). Auch Überlegungen zur Möglichkeit eines direkten Transfers personaler Charakteristika bewegen sich derzeit im rein spekulativen Bereich (vgl. Kap. C.V.). Vielmehr scheint - nicht zuletzt angesichts des Erhalts des Selbstbewußtseins der jeweiligen Person - eine Sichtweise angemessener zu sein, derzufolge davon ausgegangen wird, daß die jeweils betroffene Person mit den graduellen Veränderungen ihres Persönlichkeitsbildes oder aber mit gravierenden Einschnitten in dasselbe weiterleben und im weiteren Lebensverlauf die aufgetretenen Veränderungen wohl

---

[169] Parfit, 1984.

oder übel so gut es geht in ihr Persönlichkeitsbild integrieren muß. Ein ähnlicher Aspekt wird von dem von Sydney Shoemaker vorgebrachten "Special concern criterion" betont:[170]

"Having a special regard for the welfare of a future self is *part* of what it *is* to regard that self as oneself."

Ein derartiges Interesse an der eigenen Zukunft spielt auch im Umfeld von Hirngewebetransplantationen immer die entscheidende Rolle. Ganz egal, wie schwerwiegend die zu erwartenden Persönlichkeitsveränderungen auch sein mögen, Art und Umfang dieser Veränderungen sind für die vor der Transplantation stehende Person immer von höchster Relevanz, betrachtet sie die nach der Transplantation erwachende Person doch immer als sich selbst. Die vor der Transplantation stehende Person besitzt, abgesehen von der Möglichkeit, die mit einer entsprechenden Transplantation einhergehenden Veränderungen als so gravierend anzusehen, daß sie sie mit dem Tod gleichsetzt, keine andere Wahlmöglichkeit. Denn sie kann sich, anders als in Science-fiction-Beispielen, ja nicht für eine andere Person, sei es ein durch Personenspaltung oder ein aus Körpertausch-Ereignissen hervorgegangenes Wesen, entscheiden. Anders als in Science-fiction-Beispielen ist die nach der Transplantation erwachende Person ja die einzige in Frage kommende Anwärterin dafür, die gleiche Person wie die vor der Transplantation stehende Person zu sein. Hirngewebetransplantationen, deren vorhersehbare Folgen generell die Möglichkeit derart großer Persönlichkeitsveränderungen einschließen, daß für die betroffene Person in krasser Weise das eigene Überleben in Frage steht, besitzen für die vor der Transplantation stehende Person keinerlei Attraktivität und werden daher - sieht man einmal von der prinzipiellen Möglichkeit ab, derartige Hirngewebetransplantationen auf brutale Weise mit dem Ziel einer Gehirnwäsche zwangsweise zu verordnen - auch nicht eingesetzt werden. Die Hirngewebetransplantations-Methodik kann und wird daher nur dann auf breiter Ebene einsetzbar sein, wenn das mit einem solchen Eingriff verbundene Risiko zu derart starken unerwünschten Nebenwirkungen minimiert werden kann. Solange eine Person vor einer solchen Hirngewebetransplantation steht, ist sie selbstverständlicherweise an ihrem späteren Lebensschicksal interessiert, denn dies stellt ja den Grund dafür dar, daß sie den operativen Eingriff vornehmen läßt. Solange im Zuge der Operation nur geringfügige oder aber gar keine direkten Persönlichkeitsveränderungen auftreten - mit indirekten Persönlichkeitsveränderungen wird aber wohl meist zu rechnen sein - steht daher die Sorge um die eigene Zukunft außer Frage. Auch wenn aus vollkommen unvorhersehbaren Gründen bei einem Patienten die Transplantation mißlingen und einen Verlust der Identität nach sich ziehen sollte, so besaß doch auch in diesem Fall die vor der Operation stehende Person, ebenso wie im ersten Fall der geringfügigen Persönlichkeitsveränderungen, ein großes Interesse an der eigenen Zukunft und war genauso wie im ersten Fall um den Verlauf der

---

[170] Shoemaker, 1969, S. 119.

Operation besorgt. Auch wenn im Zuge der Transplantation starke Persönlichkeitsveränderungen aufgetreten sein sollten, so wird die nach der Operation erwachende Person trotz aller Veränderungen ein großes Interesse an der eigenen Zukunft besitzen, solange das Selbstbewußtsein nicht betroffen ist und sie in der Lage ist, sich selbst-referentiell auf sich selbst zu beziehen. Allerdings mag die Identifikation mit der vor der Transplantation stehenden Person, mit ihren Interessen und Zielen, für die durch den Eingriff in ihrer Individualität stark veränderte Person in hohem Maße erschwert sein.

Überlegungen der Parfit'schen Art, denenzufolge eine vor einem derartigen Eingriff stehende Person sich im Falle bevorstehender starker Persönlichkeitsveränderungen nicht zu sehr um die Zukunft zu grämen brauche, da ja nicht sie, sondern nur ihr späteres "Ich" davon betroffen sein wird, erscheinen hier wenig trostreich. Denn wer, so fragt man sich, soll die nach der Transplantation erwachende Person angesichts der zu erwartenden mehr oder weniger starken R-Verknüpftheit mit der vor der Transplantation stehenden Person denn sein? Hier erscheint irrelevant, ob die nach der Transplantation erwachende Person als identisch mit der vor der Transplantation stehenden Person bezeichnet wird oder aber als ihr späteres "Ich" betrachtet wird, denn auch das spätere "Ich" erhofft sich ja ein möglichst gutes, gesundes und glückliches Leben. Zwar mögen, nicht zuletzt aufgrund der veränderten Persönlichkeit, für das spätere "Ich" die aufgetretenen Persönlichkeitsveränderungen nicht so gravierend erscheinen wie dies von der vor der Operation stehenden Person antizipiert wurde. Derartige Überlegungen liegen jedoch auf einer gänzlich anderen Ebene. Diese Sorge um die Zukunft löst daher in gewissem Sinne die von Derek Parfit entwickelte reduktionistische Position auf, derzufolge die vor der Transplantation stehende Person nur solange ein erhöhtes Interesse an der Zukunft zu haben braucht, solange keine starken Persönlichkeitsveränderungen auftreten, d.h. solange nach der Transplantation nicht ein späteres "Ich" der vor der Transplantation stehenden Person erwacht. (vgl. Kap. C.III.4.). Zwar kann mit Hilfe der reduktionistischen Betrachtungsweise die Bedeutung, die man der Individualität der nach der Transplantation erwachenden Person zumißt, mehr oder weniger stark abgeschwächt werden, vollständig beiseite schieben läßt sich diese besondere Sorge um die eigene Zukunft jedoch nicht. Mögen die Ursachen hierfür im Selbstbewußtsein oder, wie J.L. Mackie und John Perry vermuten, in evolutionsbiologischen Zusammenhängen und im natürlichen Überlebenstrieb liegen[171] oder aber anderer Natur sein.

Im Zusammenhang mit Relation R ist ein weiterer Aspekt von großer Relevanz: er betrifft die Ursache für das Weiterbestehen der Relation R. Für Derek Parfit besitzt die Art und Weise, auf die der Fortbestand der Relation R gesichert wird, keinerlei Bedeutung, so daß Parfit als Verursachung bei dieser "weiten Version" der reduktionistischen Sichtweise auch Teletransportations-Me-

---

[171] Mackie, 1976; Perry, 1976.

chanismen, Körpertausch-Ereignisse und ähnliches zuläßt. Hingegen lassen sich, gerade wenn eine praktische Anwendung philosophischer Überlegungen angestrebt wird, durchaus Argumente dafür finden, die von Parfit als "enge Version" bezeichnete Fassung der reduktionistischen Sichtweise zu favorisieren, derzufolge der Fortbestand der Relation R durch normale Verursachung gewährleistet werden muß. Bezogen auf Hirngewebetransplantationen besitzt diese Einschränkung auf die normale Verursachung auf den ersten Blick den großen Vorteil, daß hierdurch viele für die direkte Anwendungssituation irrelevante Science-fiction-Gedankenexperimente ausgeschlossen werden (vgl. Kap. C.II.2.). Jedoch schließt eine derartige Einschränkung auch von vornherein die Möglichkeit von Hirngewebetransplantationen aus. Denn ein Fortbestand der Relation R, der unter Einsatz einer Hirngewebetransplantation zustande kam, kann in diesem Zusammenhang nicht als über den normalen Weg der Dinge, also durch normale Verursachung, herbeigeführt betrachtet werden.[172] Ob deshalb jedoch eine sogenannte "weite Version" der reduktionistischen Sichtweise, welche jede mehr oder weniger verläßliche Verursachung einschließt, in Kauf genommen werden muß, erscheint fraglich, da diese "weite Version" eine Vielzahl von für den direkten Anwendungsbezug inakzeptablen Science-fiction-Gedankenexperimenten umfaßt. Ein Ausweg scheint mir darin zu liegen, in den jeweiligen Fällen die *Funktion* des Science-fiction-Surrogats zu untersuchen, um dann auf funktionaler Ebene die Auswirkungen des Surrogats zu beschreiben. In erster Annäherung erscheint ein Science-fiction-Gedankenexperiment zulässig, solange innerhalb des Science-fiction-Szenarios bestimmte menschliche Charakteristika durch Ersatzmechanismen mit funktionaler Äquivalenz ersetzt gedacht werden. Ein derartiges Kriterium dient dazu, aus der Gesamtheit der Science-fiction-Gedankenexperimente die für den medizinisch-therapeutischen Kontext wirklichkeitsnäheren Science-fiction-Gedankenexperimente auszuwählen. Denn ein ähnliches Grundprinzip - funktionale Äquivalenz mit der normalen Verursachung - liegt ja schließlich auch den verschiedenen pharmakologischen Therapieformen und nicht zuletzt den Transplantations-Therapien zugrunde. So wird beispielsweise bei Hirngewebetransplantationen die funktionale Äquivalenz des Implantats mit den ursprünglich gesunden Neuronen angestrebt (vgl. Kap. C.I.3.). Daß durch diese Vorgehensweise neben einem großen Teil der medizinisch-therapeutischen Praktiken auch viele im Gedankenexperiment ersonnene Science-fiction-Apparaturen und -Prozesse eingeschlossen werden, mag als Hinweis dafür gelten, welch überraschend direkte Beziehungen zwischen vielen Science-fiction-Gedankenexperimenten und einigen aktuellen Bestrebungen medizinisch-naturwissenschaftlicher Forschungsrichtungen bestehen.

---

[172] Dies gilt nicht nur für Hirngewebetransplantationen, sondern auch für jegliche Form von pharmakologischer Therapiemaßnahme.

3. Personale Identität, Hirngewebetransplantation und Moraltheorie

Gemäß der von John Rawls entwickelten Plastizitätsthese[173] ist das Ausmaß, in dem bei Personen bestimmte Parameter wie beispielsweise Konnektivität oder Kontinuität verwirklicht werden, keine feststehende, zum Wesen des Personseins gehörende Eigenart. Daher kann, betrachtet man die entsprechenden Kriterien für personale Identität, nicht der genaue Umfang angegeben werden, in dem Personen normalerweise diese Kriterien erfüllen. Vielmehr geht die These davon aus, daß durch verschiedene soziale Institutionen, durch Sanktionen und durch die entsprechenden dahinterstehenden Moralkonzeptionen hervorgerufen werden kann, daß in verschiedenen Gesellschaftstypen bestimmte Parameter wie Konnektivität oder Kontinuität in unterschiedlichem Ausmaß realisiert werden:[174]

"I assume that the kind of lives that people can and do lead is importantly affected by the moral conception publicly realized in their society. What sorts of persons we are is shaped by how we think ourselves and this in turn is influenced by the social forms we live under."

So wird dieser Annahme zufolge erwartet, daß beispielsweise dadurch, daß in einer Gesellschaft von offizieller Seite die Bedeutung langfristiger Lebenspläne betont und die Umsetzung dieser Pläne unterstützt wird, die Personen einer solchen Gesellschaft der Konnektivität ihres Lebensverlaufs eine gesteigerte Bedeutung zumessen, und daß so schließlich im Lebensstil der Bevölkerung ein Anstieg der Konnektivität zu verzeichnen ist. Einen entgegengesetzten, die Konnektivität mindernden Effekt mag man in einer Gesellschaft, in der beispielsweise mit Hilfe von Hirngewebetransplantationen die Möglichkeit zu direkten Persönlichkeitsveränderungen besteht und in der diese Möglichkeit auch umgesetzt wird, erwarten. Diese These läßt sich Norman Daniels zufolge auch zwanglos auf andere für Personen charakteristische Eigenschaften wie beispielsweise Autonomie, Rationalität oder Gerechtigkeitssinn ausdehnen.[175]

Spekulative Überlegungen über die Wünschbarkeit und mögliche Realisierbarkeit gezielter persönlichkeitsverändernder Eingriffe erfolgen daher nicht im luftleeren Raum. Vielmehr kann, wie unter anderem Samuel Scheffler erläutert, ein Zusammenhang hergestellt werden zwischen dem in einer Gesellschaft vertretenen Idealkonzept einer Person und der in dieser Gesellschaft jeweils vorherrschenden Moralkonzeption.[176] So bedingen sich die Vorstellung von der - wenn auch nur metaphorisch erfolgenden - Auflösbarkeit des Lebensverlaufs einer Person in eine Reihe aufeinanderfolgender Personenabschnitte und Überlegungen zu gezielten persönlichkeitsverändernden Maßnahmen gegenseitig. In

---

[173] Rawls, 1974-75; Daniels, 1979.
[174] Rawls, 1974-75, S. 20.
[175] Daniels, 1979.
[176] Scheffler, 1982.

VI. Bedeutung der personalen Identität

einer Gesellschaft, in der weniger Wert auf langfristige Lebensentwürfe, langfristige Verbindlichkeiten und Zusammenhänge gelegt wird, wird spekulativen Überlegungen zu persönlichkeitsverändernden Eingriffen nur wenig entgegengesetzt. Umgekehrt wird in einer Gesellschaft, in der es üblich ist, beispielsweise Hirngewebetransplantationen, die mit Veränderungen der Individualität einer Person einhergehen, einzusetzen, durch derartige Praktiken Einfluß auf den Personenbegriff ausgeübt und so die Bedeutung, die dem Erhalt der Identität bzw. Individualität einer Person zugemessen wird, tendenziell vermindert.

So vertritt Derek Parfit die Ansicht,[177] daß ein Übergang von der nicht-reduktionistischen Sichtweise (Simple View) zur reduktionistischen Sichtweise (Complex View) zwei Implikationen mit sich bringe: Einerseits die Annahme, die Identität einer Person sei ihrem Wesen nach weniger tief und könne daher als weniger wichtig betrachtet werden, und andererseits, diese Identität habe in manchen Fällen nur in vermindertem Ausmaß Bestand und besitze somit graduelle Ausprägung. Diese beiden Annahmen mögen, Parfit zufolge, in zweierlei Hinsicht zu einer Veränderung von Moralprinzipien, welche die Identität einer Person voraussetzen, führen. So erscheinen vor diesem Hintergrund einige Moralprinzipien weniger gewichtig. Einigen anderen Moralprinzipien mag eine veränderte Reichweite zukommen, als wenn die nicht-reduktionistische Sichtweise vertreten werden würde. Parfit geht dabei von der Voraussetzung aus, daß, wenn eine moralisch wichtige Tatsache in vermindertem Maße Bestand hat, dieser Tatsache auch eine geringere Bedeutung zugemessen werden kann. Nimmt man an, daß die Identität einer Person eine graduelle, primär durch psychische Konnektivität und Kontinuität gebildete Relation darstellt, so kann in Fällen, in denen zwischen verschiedenen Personenabschnitten nur in vermindertem Maße psychische Konnektivität und Kontinuität vorliegt, davon ausgegangen werden, daß das spätere "Ich" dieser Person nur in vermindertem Maße diejenigen moralischen Verpflichtungen des früheren "Ich", welche die Identität der Person voraussetzen, zu tragen hat. Als Konsequenz dieser nicht unproblematischen Sichtweise ergibt sich beispielsweise, daß in Fällen, in denen zwischen einem Übeltäter und seinem in der fernen Vergangenheit liegenden "Ich" nur in vermindertem Ausmaß psychische Konnektivität besteht, der Übeltäter auch nur in vermindertem Umfang für die in der fernen Vergangenheit begangene Tat zur Verantwortung gezogen werden kann. Ebenso mag ein späteres "Ich" einer Person nur in begrenztem Umfang durch die von einem früheren "Ich" eingegangenen Versprechungen und Verpflichtungen gebunden sein. Moralprinzipien, welche die Identität der Person voraussetzen, erfahren also hier über den Zeitverlauf hinweg eine graduelle Abschwächung. Jedoch weist Bernard Williams zurecht darauf hin,[178] wie schwierig, wenn nicht gar unmöglich es ist, sich derartige, parallel mit Veränderungen der Identität bzw. Individualität einer Person verlaufende graduelle Veränderungen vorzustellen bzw. diese zu realisieren.

---

[177] Parfit, 1973; 1984.
[178] Williams, 1976.

Da aus reduktionistischer Sichtweise mit der personalen Identität weniger verbunden ist als aus nicht-reduktionistischer Sichtweise, wird aus reduktionistischer Sichtweise der Identität einer Person eine geringere Bedeutung zugemessen. Dies mag dazu führen, daß auch bestimmte Moralprinzipien, welche die Identität der Person voraussetzen, als weniger wichtig erscheinen. Norman Daniels hat diesen von Parfit hergestellten Zusammenhang, demzufolge auch in Fällen eines vollständigen Erhalts der personalen Identität allein daraus, daß die Identität einer Person als weniger tief betrachtet wird, darauf geschlossen wird, die entsprechenden Moralprinzipien seien weniger wichtig, stark in Frage gestellt.[179] Aus der Abschwächung derartiger Prinzipien, wie beispielsweise des Prinzips der Verteilungsgerechtigkeit, läßt sich auf mehr oder weniger direkte Weise eine Unterstützung utilitaristischer Positionen ableiten.[180] Demgegenüber wird bei deontologischen Theorien die Bedeutung der personalen Identität stärker betont, stellt sie doch eine Voraussetzung für die über den Zeitverlauf hinweg bestehende Autonomie und Verantwortlichkeit von Personen dar. So setzen deontologische Prinzipien wie Ehrlichkeit, Treue oder das Einhalten von Versprechen immer voraus, daß die an einer entsprechenden Abmachung beteiligten Personen sich über den Zeitverlauf hinweg an die jeweilige Abmachung gebunden fühlen. Werden diese Prinzipien geschwächt, so liegt eine verstärkte Berücksichtigung der direkten Folgen einer Handlung nahe. Aufgrund der Tendenz, die Bedeutung bestimmter Moralprinzipien, welche die Identität einer Person voraussetzen, abzuschwächen, sowie deren Reichweite auf einen zeitlich vergleichsweise kleinen Zeitraum zu verkürzen, werden daher vor allem handlungsutilitaristische Positionen favorisiert. Da das Entwickeln und Verfolgen langfristiger Lebenspläne, das Vorbereiten und Ausführen von Handlungen, deren Ziel oder Verdienst erst in der Zukunft liegt, der Verzicht auf kurzfristigen Erfolg zugunsten längerfristiger Ziele usw. ein langfristiges Interesse der jeweiligen Person an der eigenen Zukunft voraussetzen, wird durch die reduktionistische Sichtweise nicht nur all diesen Handlungsweisen, sondern auch den Voraussetzungen für moralisches Handeln überhaupt in gewissem Sinne der Boden entzogen.[181]

Insgesamt tendiert die reduktionistische Sichtweise (Complex View) daher auf indirekte Weise dazu, eine Abschwächung von auf moralischen Prinzipien beruhenden gesellschaftlichen Konventionen, Regeln und Vereinbarungen, aber auch von Implikationen, die mit der Zuschreibbarkeit von Verantwortung, Lohn und Strafe für in der Vergangenheit begangene Taten verknüpft sind, zu unterstützen. Diese Tendenz würde sich in einer Gesellschaft, in der die Persönlichkeitscharakteristika von Personen in erhöhtem Maße Veränderungen unterworfen sind, verstärken. In einer Gesellschaft, in der das Auftreten starker Persönlichkeitsveränderungen - anders als in unserer heutigen Gesellschaft - nicht

---

[179] Daniels, 1979.
[180] Vgl. Parfit, 1984.
[181] Daniels, 1979; Nida-Rümelin, 1993.

VI. Bedeutung der personalen Identität

eine zumeist krankheitsbedingte Ausnahmesituation darstellt, sondern beispielsweise aufgrund der Hirngewebetransplantations-Methodik weite Verbreitung findet, ist daher mit vielfältigen, nur in begrenztem Maße tolerierbaren Auswirkungen auf den gesamtgesellschaftlichen Bereich zu rechnen.

Zunächst stellt die aus reduktionistischer Sichtweise favorisierte Vorstellung, das Leben einer Person ließe sich in eine Reihe aufeinanderfolgender Personenabschnitte, d.h. aufeinanderfolgender "Iche", unterteilen, lediglich ein metaphorisches Denkmodell dar. Da dessen Aussagen von unseren Alltagserfahrungen und Alltagsintuitionen jedoch nicht oder nur in begrenztem Umfang gedeckt sind, findet es im normalen Sprachgebrauch bislang keine Verwendung. Zwar durchläuft auch unseren normalen Alltagserfahrungen zufolge eine Person im Laufe ihres Lebens gewisse Persönlichkeitsveränderungen. Problematisch für eine Verwendung der metaphorischen Redeweise von Personenabschnitten erweist sich jedoch, daß aufgrund des graduellen und meist langfristigen Verlaufs der normalerweise erfolgenden Persönlichkeitsveränderungen eine Abgrenzung verschiedener aufeinanderfolgender "Iche" nur schwerlich möglich erscheint, sieht man einmal davon ab, eine derartige Bezeichnung solle lediglich zur allgemeinen Kennzeichnung einer gewissen subjektiv empfundenen Konnektivitätsminderung Verwendung finden. Eine Position, die beim Auftreten solcher Persönlichkeitsveränderungen dazu tendiert, den Lebensverlauf einer Person in eine Reihe aufeinanderfolgender Personenabschnitte zu zerstückeln, unterschätzt die Plastizität und Anpassungsfähigkeit von Personen und stellt jede Form von Charakter- und Persönlichkeitsentwicklung metaphorisch mit dem Niedergang des bisherigen "Ichs" bzw. Personenabschnitts gleich. Hiermit werden Personen zu einem statischen, entwicklungsfreien Schattendasein verdammt, da jede aufgrund von Lebenserfahrungen und ähnlichem erfolgende größere Modifikation des bisherigen Lebensstils quasi mit dem partiellen Tod gleichgesetzt wird. Sollten jedoch beispielsweise aufgrund von Hirngewebetransplantationen starke Persönlichkeitsveränderungen eintreten, oder sollte mit Hilfe der Hirngewebetransplantations-Methodik die Möglichkeit bestehen, gezielte Persönlichkeitsveränderungen herbeizuführen, so mögen solche Praktiken dazu beitragen, ein derartiges Denkmodell plausibler erscheinen zu lassen. Bei genauer Betrachtung erhält man durchaus den Eindruck, mit Hilfe von Hirngewebetransplantationen ließe sich ein entsprechendes, zunächst rein metaphorisch gedachtes Denkmodell in gewissem Sinne in die Realität umsetzen. So erscheint es im Falle starker Persönlichkeitsveränderungen unter Umständen durchaus sinnvoll, auf vergleichsweise krasse Weise eine Unterscheidung zwischen der Identität der vor der Transplantation stehenden Person und der Identität der nach der Transplantation stehenden Person einzuführen. Durch den operativen Eingriff mag, anders als im täglichen Leben, eine eindeutige Grenzziehung zwischen früherem und späterem "Ich" dieser Person gegeben sein. Im Zusammenhang mit von Persönlichkeitsveränderungen begleiteten Hirngewebetransplantationen, aber auch im Kontext von Gehirnverletzungen und ähnlichem, scheint die Rede von Personenabschnitten und von früheren oder späteren "Ichen" einer Person daher wesentlich plausibler zu sein als wenn die prinzipielle Möglichkeit zu derartigen, durch vergleichsweise abrupte Einschnitte hervorgerufenen Veränderungen nicht bestünde. Die im Kontext eines normal verlaufenden Lebens sehr vage wirkende Konzeption der Untergliederung des Lebens einer Person in eine Reihe aufeinanderfolgender Personenabschnitte erhält im Zusammenhang mit von starken Persönlichkeitsveränderungen begleiteten Hirngewebetransplantationen einen möglichen Anwendungsbereich, innerhalb dessen der bislang metaphorischen Redeweise vergleichsweise klare Bedeutungszusammenhänge zukommen würden. Vor diesem Hintergrund müssen die mit der reduktionistischen Betrachtungsweise verknüpften Implikationen stärkere Beachtung finden als wenn es sich um ein rein metaphorisches Denkmodell handeln würde.

D. Implikationen für die medizinische Praxis

Aus den im philosophischen Kontext durchgeführten Überlegungen zur Personalität und zur personalen Identität lassen sich eine Reihe von Folgerungen für die Hirngewebetransplantations-Forschung ableiten. So wird insgesamt deutlich, wie wenig Berücksichtigung die personale Identität der Parkinson-Patienten bei den bisherigen Transplantationsstudien gefunden hat. Denn neben der vorrangigen Beachtung motorischer Krankheitssymptome wurde im Umfeld der bislang durchgeführten Hirngewebetransplantations-Studien eine Untersuchung mentaler Charakteristika der betroffenen Parkinson-Patienten weitgehend vernachlässigt (vgl. Kap. B.IV.3.). Dies erscheint aus philosophischer Sicht umso problematischer, stellen doch gerade mentale Charakteristika die für die personale Identität entscheidenden Aspekte dar (vgl. Kap. C.IV.). Gerade bei operativen Eingriffen in das als Sitz der Personalität geltende Gehirn muß jedoch prinzipiell mit der Möglichkeit zu Persönlichkeitsveränderungen gerechnet werden. Auch wenn es durchaus nicht ausgeschlossen ist, daß bei den zur Behandlung von Morbus Parkinson durchzuführenden Hirngewebetransplantationen normalerweise keine direkten Persönlichkeitsveränderungen auftreten, muß jedoch nichtsdestotrotz, zumindest in der Forschungsphase, angesichts der großen Bedeutung mentaler Charakteristika eine detaillierte neuropsychologische Untersuchung der transplantierten Patienten erfolgen. Eine adäquate Patientenevaluation auf diesem Gebiet stellt sich jedoch keineswegs als trivial dar. Denn gerade bei Parkinson-Patienten erwies sich die adäquate Durchführung und Auswertung neuropsychologischer Untersuchungen aufgrund des vielfältigen Einflusses der motorischen Symptomatik auf die Versuchsergebnisse als nicht unproblematisch (vgl. Kap. C.I.3.). Insgesamt zeigt sich bei den bisher durchgeführten Hirngewebetransplantationen die Tendenz, mentale Charakteristika angesichts des angestrebten therapeutischen Ziels in den Hintergrund zu drängen. Bedenkt man die große Bedeutung mentaler Charakteristika für die Identität bzw. Individualität einer Person sowie das vielfältige und enge Wechselspiel körperlicher und mentaler Charakteristika untereinander, so besteht hier die große Gefahr, wichtige, für das Persönlichkeitsbild des Patienten entscheidende Aspekte zu übersehen.

Im Umfeld von Hirngewebetransplantationen dürfen daher, trotz vorrangiger Berücksichtigung des therapeutischen Ziels - im Falle von Morbus Parkinson also die Milderung der motorischen Symptomatik - Fragen der Identität bzw. Individualität der betreffenden Patienten nicht vernachlässigt werden. Vielmehr muß, angesichts der großen Bedeutung der personalen Identität, neben der Linderung der jeweiligen Krankheitssymptome auch der Erhalt der Identität bzw. Individualität der betroffenen Patienten als zentrales ethisches Ziel gelten. Hierbei erweist sich als entscheidende Frage, was für Persönlichkeitscharakteristika für das Weiterleben einer Person als ein und dieselbe Person, also für deren Individualität, von wie großer Bedeutung sind. Auch wenn hier generell mentalen Charakteristika eine größere Bedeutung zugemessen wird als körperlichen Charakteristika, und obwohl mit Hilfe gewisser Kriterien bestimmte mentale Aspekte als zentraler für die Identität bzw. Individualität einer Person beschrieben werden können als andere (vgl. Kap. C.IV.), lassen sich hier keine allgemein verbindlichen Regeln aufstellen. Vielmehr können derartige, die Individualität einer Person betreffende Entscheidungen nur auf der Ebene der jeweils betroffenen Person, also von Einzelfall zu Einzelfall, entschieden werden. Bei derartigen Entscheidungen scheinen, sieht man von der grundlegenden Bedeutung bestimmter Charakteristika ab, weniger allgemein verbindliche Regeln eine Rolle zu spielen als vielmehr die individuelle Lebenssituation der jeweiligen Person. Entsprechende, die Individualität einer Person betreffende Therapieentscheidungen können daher auch nicht anhand allgemein verbindlicher, genau spezifizierter Kriterien der personalen Identität, und schon gar nicht - wie dies durch die innerhalb der Analytischen Philosophie des Geistes geführte Diskussion suggeriert werden mag - anhand eines einzigen solchen Kriteriums, getroffen werden. Allerdings kann (und sollte) die philosophische Diskussion, da sie die Urteilskraft für entsprechende Fragen zu schärfen vermag, eine Hintergrundorientierung für derartige Problembereiche bieten.

Die Entscheidungen zu irreversiblen, von Persönlichkeitsveränderungen begleiteten operativen Eingriffen können demzufolge - nach eingehender Beratung und Abwägung aller absehbaren Faktoren - letztlich nur vom betroffenen Patienten selbst getroffen werden. So drückt der jeweilige Patient durch einen sog. "informed consent" seine Zustimmung zum bevorstehenden Eingriff aus. Die Überlegungen und Abwägungen des Patienten müssen sich jedoch weitgehend auf die von der entsprechenden Ärzteschaft oder anderen gesellschaftlichen Institutionen erhaltenen Informationen stützen. Den behandelnden Ärzten kommt hierbei in besonderem Maße die Pflicht zu möglichst umfassender Aufklärung zu. Sie können hier jedoch, so scheint es, immer nur beratend mitwirken sowie höchstens modifizierenden Einfluß auf entsprechende Abwägungen ausüben. Denn angesichts des komplexen Wechselspiels verschiedener individueller Persönlichkeitscharakteristika untereinander und der unterschiedlich großen Bedeutung, die verschiedene Personen bestimmten Charakteristika für die eigene Individualität zumessen, scheint einer außenstehenden Person hier prinzipiell nur eine Beraterfunktion zuzukommen. Im Zusammenhang mit entsprechenden Therapieentscheidungen kann daher letztlich nur eine non-paternalistische Zugangsweise, welche die Autonomie des Patienten in den Vordergrund rückt, angemessen sein. Allerdings wird hierbei der Patient häufig vor eine geradezu unlösbar schwere Abwägungsentscheidung gestellt, deren Folgen er häufig nicht einmal erahnt. Neben der ungeklärten Frage, in welchen Bereichen und in wel-

D. Implikationen für die medizinische Praxis

chem Umfang Persönlichkeitsveränderungen als zulässig gelten können, stellt sich im Zusammenhang mit von Persönlichkeitsveränderungen begleiteten therapeutischen Eingriffen letztlich die Frage, wer für die Folgen entsprechender Persönlichkeitsveränderungen die Verantwortung trägt, in vielerlei Hinsicht als ungelöstes Problem dar (vgl. Kap. C.II.4.). In Fällen, in denen, wie beispielsweise bei fortgeschrittenem Morbus Alzheimer, der Patient nicht mehr fähig ist, selbständig eine entsprechende Entscheidung zu treffen, spitzen sich derartige Schwierigkeiten weiter zu.

Insgesamt zeigt sich, daß mit operativen, die Individualität einer Person verändernden Eingriffen sowohl von Seiten der betreffenden Person selbst als auch von Seiten des behandelnden Mediziners große prinzipielle Unsicherheiten bezüglich der Art und der Folgen der auftretenden Veränderungen vorliegen. Wie in solchen Fällen eine adäquate Abwägung auszusehen habe und wie im Einzelfall eine entsprechende Therapieentscheidung getroffen werden sollte, mag daher häufig ein weitgehend ungelöstes Problem darstellen. Für den bislang hypothetischen Fall einer gezielt durch eine Operation herbeigeführten Persönlichkeitsveränderung ergeben sich diese Schwierigkeiten mit erhöhter Intensität. Angesichts der großen Bedeutung der Identität bzw. Individualität eines Menschen ist eine generelle Skepsis gegenüber Therapiemethoden, die in Fällen, in denen es nicht unbedingt nötig erscheint, Persönlichkeitsveränderungen mit sich bringen, angebracht. In verstärktem Maße gilt dies gegenüber Spekulationen, die gar eine schnelle und gezielte Anpassung des eigenen Persönlichkeitsbildes an langgehegte Wunschvorstellungen verheißen. Jedoch stellt auch die Einschätzung, in welchen Fällen und in welchem Umfang es angemessen erscheint, aufgrund bestimmter therapeutischer Ziele ein Auftreten von Persönlichkeitsveränderungen in Kauf zu nehmen, meist weitgehend eine von subjektiven Einflüssen geprägte Abwägungsentscheidung dar (vgl. Kap. C.VI.).

Bei Hirngewebetransplantationen liegt die Gefahr direkter Persönlichkeitsveränderungen aufgrund des Implantationsortes Gehirn prinzipiell recht nahe. Für die ethische Bewertung der Hirngewebetransplantations-Methodik ist daher von entscheidender Relevanz, ob im Zuge des Eingriffs mit derartigen, die Individualität einer Person betreffenden, direkten Persönlichkeitsveränderungen zu rechnen ist, d.h., ob mit einer Linderung der Krankheitssymptome deutliche Individualitätseinbußen einhergehen oder nicht. Ob speziell die Hirngewebetransplantations-Methodik zur Behandlung von Morbus Parkinson in diesen Bereich der von direkten Persönlichkeitsveränderungen begleiteten Therapiemethoden fällt, können nur dringend benötigte, umfassende neuropsychologische Untersuchungen zeigen. Das weitgehende Fehlen von Publikationen über derartige Untersuchungen weist auf erschreckend deutliche Weise darauf hin, welch geringe Beachtung Fragen der Identität bzw. Individualität der betroffenen Patienten im Rahmen der bisherigen Hirngewebetransplantations-Forschung fanden.

Literaturverzeichnis

Aebischer, P.; *Winn*, S.R. & *Galletti*, P.M.: Transplantation of neural tissue in polymer capsules. Brain Res. 448, 364 - 368 (1988a)

Aebischer,P.; *Winn*, S.R. & *Ross*, D.: Encapsulated embryonic mouse mesencephalic transplants alleviate experimental parkinsonism in rats. Soc. Neurisci. Abstr. 14, 1311 (1988b)

Aebischer, P.; *Tresco*, P.A.; *Winn*, S.R.; *Greene*, L.A. & *Jaeger*, C.B.: Long-term cross-species brain transplantation of a polymer-encapsulated dopamine-secreting cell line. Exp. Neurol. 111, 269 - 275 (1991)

Agid, Y.; *Graybiel*, A.M.; *Ruberg*, M.; *Hirsch*, E.; *Blin*, J.; *Dubois*, B. & *Javoy-Agid*, F.: The efficacy of levodopa treatment declines in the course of Parkinson´s disease: do nondopaminergic lesions play a role? Adv. Neurol. 53, 83 - 100 (1990)

Agid, Y.: Parkinson´s disease: pathophysiology. Lancet 337, 1321 - 1324 (1991)

Ahlenius, S.; *Hillegaart*, V.; *Thorell*, G.; *Magnusson*, O. & *Fowler*, C.J.: Suppression of exploratory locomotor activity and increase in dopamine turnover following the local application of cis-flupenthixol into limbic projection areas of the rat striatum. Btain Res. 402, 131 - 138 (1987)

Albin, R.L.; *Young*, A.B. & *Penney*, J.B.: The functional anatomy of basal ganglia disorders. Trends Neurosci. 12, 366 - 375 (1989)

Alexander, G.E.; *Witt*, E.D. & *Goldman-Rakic*, P.S.: Neuronal activity in the prefrontal cortex, caudate nucleus and mediodorsal thalamic nucleus during delayed response performance of immature and adult rhesus monkeys. Soc. Neurosci. Abstr. 6, 86 (1980)

Alexander, G.E.: Instruction-dependent neuronal activity in primate putamen. Soc. Neurosci. Abstr. 10, 515 (1984)

Alexander, G.E., *DeLong*, M.R. & *Strick*, P.L.: Parallel organization of functionally segregated circuits linking basal ganglia and cortex. Ann. Rev. Neurosci. 9, 357 - 381 (1986)

Alexander, G.E. & *Crutcher*, M.D.: Functional architecture of basal ganglia circuits: neural substrates of parallel processing. Trends Neurosci. 13, 266 - 271 (1990)

Literaturverzeichnis

Allen, G.S.; *Burns*, R.S.; *Tulipan*, N.B. & *Parker*, R.A.: Adrenal medullary transplantation to the caudate nucleus in Parkinson's disease. Initial clinical results in 18 patients. Arch. Neurol. 46, 487 - 491 (1989)

Amalric, M. & *Koob*, G.F.: Depletion of dopamine in the caudate nucleus but not in nucleus accumbens impairs reaction-time performance in rats. J. Neurosci. 7, 2129 - 2134 (1987)

Andersen, P.H.; *Gingrich*, J.A.; *Bates*, M.D.; *Dearry*, A.; *Falardeau*, P.; Senogles, S.E. & Caron, M.G.: Dopamine receptor subtypes: beyond the D1/D2 classification. Trends Pharmacol. Sci. 11, 231 - 236 (1990)

Anderson, W.F.: Human gene therapy: Scientific and ethical considerations. Journal of medicine and philosophy 10, 275 - 291 (1985)

Annett, L.E.; *Dunnett*, S.B.; *Martel*, F.L.; *Rogers*, D.C.; *Ridley*, R.M.; *Baker*, H.F. & *Marsden*, C.D.: A functional assessment of embryonic dopaminergic grafts in the marmoset. Prog. Brain Res. 82, 535 - 542 (1990)

Arbuthnott, G.; *Dunnett*, S. & *MacLeod*, N.: Electrophysiological properties of single units in dopamine-rich mesencephalic transplants in rat brain. Neurosci. Lett. 57, 205 - 210 (1985)

Arsenault, M.-Y.; *Parent*, A.; *Seguela*, P. & *Descarries*, L.: Distribution and morphological characteristics of dopamine-immunoreactive neurons in the midbrain of the squirrel monkey (Saimiri sciureus). J. Comp. Neurol. 267, 489 - 506 (1988)

Asso, D.; *Crown*, S.; *Russell*, J.A. & *Logue*, V.: Psychological aspects of the stereotactic treatment of parkinsonism. Brit. J. Psychiat. 115, 541 - 553 (1969)

Backlund, E.O.; *Granberg*, P.O.; *Hamberger*, B.; *Knutsson*, E.; *Martensson*, A.; *Sedvall*, G.; *Seiger*, A. & *Olson*, L.: Transplantation of adrenal medullary tissue to striatum in parkinsonism. First clinical trials. J. Neurosurg. 62, 169 - 173 (1985)

Baier, K.: Smart on sensations. Australasian Journal of Philosophy 40, 57 - 68 (1962)

Bakay, R.A.E.; *Barrow*, D.L.; *Fiandaca*, M.S.; *Iuvone*, P.M.; *Schiff*, A. & *Collins*, D.C.: Biochemical and behavioral correction of MPTP Parkinson-like syndrome by fetal cell transplantation. Ann. N. Y. Acad. Sci. 495, 623 - 640 (1987)

Bakay, R.A.E.; *Allen*, G.S.; *Apuzzo*, M.; *Borges*, L.F. et al.: Preliminary report on adrenal medullary grafting from the American Association of Neurological Surgeons Graft Project. Prog. Brain Res. 82, 603 - 610 (1990)

Bankiewicz, K.S.; *Oldfield*, E.H.; *Chiueh*, C.C.; *Doppman*, J.L.; *Jacobowitz*, D.M. & *Kopin*, I.J.: Hemiparkinsonism in monkeys after unilateral internal carotid artery infusion of 1-Methyl-4-phenyl-1,2,3,6-tetrahydropyridine (MPTP). Life Sci. 39, 7 - 16 (1986)

Bankiewicz, K.S.; *Plunkett,* R.J.; *Kopin,* I.J.; *Jacobowitz,* D.M.; *London,* W.T. & *Oldfield,* E.H.: Transient behavioral recovery in hemiparkinsonian primates after adrenal medullary allografts. Prog. Brain Res. 78, 543 - 549 (1988)

Bankiewicz, K.S.; *Plunkett,* R.J.; *Jacobowitz,* D.M.; *Porrino,* L.; *Di Porzino,* U.; *London,* W.T.; *Kopin,* I.J. & *Oldfield,* E.H.: The effect of fetal mesencephalon implants on primate MPTP-induced parkinsonism. J. Neurosurg. 72, 231 - 244 (1990a)

Bankiewicz, K.S.; *Plunkett,* R.J.; *Mefford,* I.; *Kopin,* I.J. & *Oldfield,* E.H.: Behavioral recovery from MPTP-induced parkinsonism in monkeys after intracerebral tissue implants is not related to CSF concentrations of dopamine metabolites. Prog. Brain Res. 82, 561 - 572 (1990b)

Bankiewicz, K.S.; *Plunkett,* R.J.; *Jacobowitz,* D.M.; *Kopin,* I.J. & *Oldfield,* E.H.: Fetal nondopaminergic neural implants in parkinsonian primates. J. Neurosurg. 74, 97 - 104 (1991)

Beal, M.F.; *Hyman,* B.T. & *Koroshetz,* W.: Do defects in mitochondrial energy metabolism underlie the pathology of neurodegenerative diseases? Trends Neurosci. 16, 125 - 131 (1993)

Becker, J.B. & *Freed,* W.J.: Adrenal medulla grafts enhance functional activity of the striatal dopamine system following substantia nigra lesions. Brain Res. 462, 401 - 406 (1988a)

Becker, J.B. & *Freed,* W.J.: Neurochemical correlates of behavioral changes following intraventricular adrenal medulla grafts: in vivo microdialysis in freely moving rats. Prog. Brain Res. 78, 527 - 533 (1988b)

Bedard, P.J.; *Boucher,* R.; *Gomez-Mancilla,* B. & *Blanchette,* P.: Primate models of Parkinson's disease. Neuromethods 21, 159 - 173 (1992)

Benecke, R.; *Rothwell,* J.C.; *Dick,* J.P.R.; *Day,* B.L. & *Marsden,* C.D.: Performance of simultaneous movements in patients with Parkinson's disease. Brain 109, 739 - 757 (1986)

Benecke, R.; *Rothwell,* J.C.; *Dick,* J.P.R.; *Day,* B.L. & *Marsden,* C.D.: Disturbance of sequential movements in patients with Parkinson's disease. Brain 110, 361 - 379 (1987)

Benecke, R.; *Strumper,* P. & *Weiss,* H.: Electron-transfer complex-I and complex-IV of platelets are abnormal in Parkinson's disease but normal in Parkinson-plus syndromes. Brain 116, 1451 - 1463 (1993)

Bergman, H.; *Wichmann,* T. & *DeLong,* M.R.: Reversal of experimental parkinsonism by lesions of the subthalamic nucleus. Science 249, 1436 - 1438 (1990)

Bernheimer, H.; *Birkmayer*, W.; *Hornykiewicz*, O.; *Jellinger*, K. & *Seiterberger*, F.: Brain dopamine and the syndromes of Parkinson and Huntington: Clinical, morphological, and neurochemical correlations. J. Neurol. Sci. 20, 415 - 455 (1973)

Bertorello, A.M.; *Hopfield*, J.F.; *Aperia*, A. & *Greengard*, P.: Inhibition by dopamine of ($Na^+ + K^+$) ATPase activity in neostriatal neurons through D1 and D2 dopamine receptor synergism. Nature 347, 386 - 388 (1990)

Besson, M.-J.; *Graybiel*, A.M. & *Nastuk*, M.A.: (^{3}H)SCH 23390 binding to D1 dopamine receptors in the basal ganglia of the cat and primate: delineation of striosomal compartments and pallidal and nigral subdivisions. Neuroscience 26, 101 - 119 (1988)

Bieri, P. (Hrsg.): Analytische Philosophie des Geistes. Hain, 1981

Bing, G.; *Notter*, M.F.D.; *Hansen*, J.T. & *Gash*, D.M.: Comparison of adrenal medullary, carotid body and PC12 cell grafts in 6-OHDA lesioned rats. Brain Res. Bull. 20, 399 - 406 (1988)

Birnbacher, D.: Verantwortung für zukünftige Generationen. Stuttgart (1988)

Bischoff, C.; *Tiedtke*, P.I. & *Schmidt*, W.J.: Learning in an 8-arm-radial-maze: effects of dopamine- and NMDA-receptor-antagonists. In: *Elsner*, M. & *Barth*, F.G. (eds.): Proceedings of the 16th Göttingen neurobiology conference. 358, Stuttgart (1988)

Björklund, A. & *Stenevi*, U.: Reconstruction of the nigrostriatal dopamine pathway by intracerebral nigral transplants. Brain Res. 177, 555 - 560 (1979)

Björklund, A.; *Schmidt*, R.H. & *Stenevi*, U.: Functional reinnervation of the neostriatum in the adult rat by use of intraparenchymal grafting of dissociated cell suspensions from the substantis nigra. Cell Tissue Res. 212, 39 - 45 (1980a)

Björklund, A.; *Dunnett*, S.B.; *Stenevi*, U.; *Lewis*, M.E. & *Iversen*, S.D.: Reinnervation of the denervated striatum by substantia nigra transplants: functional consequences as revealed by pharmacological and sensorimotor testing. Brain Res. 199, 307 - 333 (1980b)

Björklund, A. & *Lindvall*, O.: Dopamine-containing systems in the CNS. In: *Björklund*, A. & *Hökfelt*, T. (eds.): Handbook of chemical neuroanatomy, Vol. 2., 55 - 122, Amsterdam (1984)

Björklund, A.; *Lindvall*, O.; *Isacson*, O.; *Brundin*, P.; *Wictorin*, K.; *Strecker*, R.E.; *Clarke*, D.J. & *Dunnett*, S.B.: Mechanisms of action of intracerebral neural implants: studies on nigral and striatal grafts to the lesioned striatum. Trends Neurosci. 10, 509 - 516 (1987)

Björklund, A.: Better cells for brain repair. Nature 362, 414 - 415 (1993)

Blunt, S.B.; *Jenner*, P. & *Marsden*, C.D.: The effect of L-dopa and carbidopa on behavioural recovery produced by ventral mesencephalic grafts in rats. Prog. Brain Res. 82, 493 - 498 (1990)

Bohn, M.C.; *Cupit*, L.; *Marciano*, F. & *Gash*, D.M.: Adrenal medulla grafts enhance recovery of striatal dopaminergic fibers. Science 237, 913 - 916 (1987)

Bolam, J.P.; *Freund*, T.F.; *Björklund*, A.; *Dunnett*, S.B. & *Smith*, A.D.: Synaptic input and local output of dopaminergic neurons in grafts that functionally reinnervate the host neostriatum. Exp. Brain Res. 68, 131 - 146 (1987)

Boller, F.; *Passafiume*, D.; *Keefe*, N.C.; *Rogers*, K.; *Morrow*, L. & *Kim*, Y.: Visuospatial impairment in Parkinson's disease. Role of perceptual and motor factors. Arch. Neurol. 41, 485 - 490 (1984)

Botros, S.: Abortion, embryo research and fetal transplantation: their moral interrelationships. in: *Byrne*, P. (ed.): Medicine, medical ethics and the value of life, 47 - 79 (1990)

Bouyer, J.J.; *Park*, D.H.; *Joh*, T.H. & *Pickel*, V.M.: Chemical and structural analysis of the relation between cortical inputs and tyrosine hydroxylase-containing terminals in rat neostriatum. Brain Res. 302, 267 - 275 (1984)

Breese, G.R. & *Traylor*, T.D.: Effects of 6-hydroxydopamine on brain norepinephrine and dopamine: evidence for selective degeneration of catecholamine neurons. J. Pharmacol. Exp. Ther. 174, 413 - 420 (1970)

Brinkman, C. & *Porter*, R.: Supplementary motor area in the monkey: Activity of neurons during performance of a learned motor task. J. Neurophysiol. 42, 681 - 709 (1979)

British Medical Association: BMA guidelines on the use of fetal tissue. Lancet, 1119 (1988)

Brown, R.G.; *Marsden*, C.D.; *Quinn*, N. & *Wyke*, M.A.: Alterations in cognitive performance and affect-arousal state during fluctuations in motor function in Parkinson's disease. J. Neurol. Neurosurg. Psychiat. 47, 454 - 465 (1984)

Brown, R.G. & *Marsden*, C.D.: Cognitive function in Parkinson's disease: from description to theory. Trends Neurosci. 13, 21 - 29 (1990)

Brundin, P.: Towards a transplantation therapy for Parkinson's disease. Dissertation, Universität Lund, Schweden (1988)

Brundin, P.; *Barbin*, G.; *Strecker*, R.E.; *Isacson*, O.; *Prochiantz*, A. & *Björklund*, A.: Survival and function of dissociated rat dopamine neurones grafted at different developmental stages or after being cultured in vivo. Dev. Brain Res. 39, 233 - 243 (1988a)

Brundin, P.; *Strecker*, R.E.; *Widner*, H.; *Clarke*, D.J.; *Nilsson*, O.G.; *Astedt*, B.; *Lindvall*, O. & *Björklund*, A.: Human fetal dopamine neurons grafted in a rat model of Parkinson's disease: immunological aspects, spontaneous and drug-induced behavior, and dopamine release. Exp. Brain Res. 70, 192 - 208 (1988b)

Bunge, M.: Das Leib-Seele-Problem. Tübingen (1984)

Burns, R.S.; *Chiueh*, C.C.; *Markey*, S.P.; *Ebert*, M.H.; *Jacobowitz*, D.M. & *Kopin*, I.J.: A primate model of parkinsonism: Selective destruction of dopaminergic neurons in the pars compacta of the substantia nigra by N-methyl-4-phenyl-1,2,3,6-tetrahydropyridine. Proc. Natl. Acad. Sci. USA 80, 4546 - 4550 (1983)

Butler, J.: Of personal identity. in: *Perry*, J. (ed.): Personal identity. 99 - 105, Berkeley (1975)

Carlson, J.H.; *Bergstrom*, D.A.; *Demo*, S.D. & *Walters*, J.R.: Nigrostriatal lesion alters neurophysiological responses to selective and nonselective D-1 and D-2 dopamine agonists in rat globus pallidus. Synapse 5, 83 - 93 (1990)

Carlsson, M. & *Carlsson*, A.: Interactions between glutamatergic and monoaminergic systems within the basal ganglia - implications for schizophrenia and Parkinson's disease. Trends Neurosci. 13, 272 - 276 (1990)

Carmichael, S.W.; *Wilson*, R.J.; *Brimijoin*, W.S. et al.: Decreased catecholamines in the adrenal medulla of patients with parkinsonism. N. Engl. J. Med. 319, 254 (1988)

Cepko, C.L.: Immortalization of neural cells via retrovirus-mediated oncogene transduction. Ann. Rev. Neurosci. 12, 47 - 65 (1989)

Chase, T.N.; *Engber*, T.M. & *Mouradian*, M.M.: Neuropharmacological studies of Levodopa associated motor response complications in Parkinson's disease. New Issues in Neurosciences 3, 297 - 303 (1991)

Cheramy, A.; *Leviel*, V. & *Glowinski*, J.: Dendritic release of dopamine in substantia nigra. Nature 289, 537 - 542 (1981)

Chevalier, G., *Vacher*, S., *Deniau*, J.M. & *Desban*, M.: Disinhibition as a basic process in the expression of striatal functions. I. The striato-nigral influence on tectospinal/tecto-diencephalic neurons. Brain Res. 334, 215 - 226 (1985)

Chevalier, G. & *Deniau*, J.M.: Disinhibition as a basic process in the expression of striatal functions. Trends Neurosci. 13, 277 - 280 (1990)

Chisholm, R.M.: The loose and popular and the strict and philosophical senses of identity. in: *Care*, N.S. & *Grimm*, R.H. (eds.): Perception and personal identity, 82 - 106, Cleveland (1969)

Clarke, D.J.; *Brundin*, P.; *Strecker*, R.E.; *Nilsson*, O.G.; *Björklund*, A. & *Lindvall*, O.: Human fetal dopamine neurons grafted in a rat model of Parkinson's disease: ultrastructural evidence for synapse formation using tyrosine hydroxylase immunocytochemistry. Exp. Brain Res. 73, 115 - 126 (1988)

Cloninger, C.R.: A systematic method for clinical description and classification of personality variants. Arch. Gen. Psychiatry 44, 573 - 588 (1987)

Clough, C.G.: Parkinson's disease: management. Lancet 337, 1324 - 1327 (1991)

Collier, T.J.; *Redmond*, D.E.Jr.; *Sladek*, C.D.; *Gallagher*, M.J.; *Roth*, R.H. & *Sladek*, J.R.Jr.: Intracerebral grafting and culture of cryopreserved primate dopamine neurons. Brain Res. 436, 363 - 366 (1987)

Cools, A.R.: Role of the neostriatal dopaminergic activity in sequencing and selecting behavioural strategies: facilitation of processes involved in selecting the best strategy in a stressful situation. Behav. Brain Res. 1, 361 - 378 (1980)

Cools, A.R.; *van den Bercken*, J.H.L.; *Horstink*, M.W.I.; *van Spaendonck*, K.P.M. & *Berger*, H.J.C.: Cognitive and motor shifting aptitude disorder in Parkinson's disease. J. Neurol. Neurosurg. Psychiat. 47, 443 - 453 (1984)

Cooper, J.R.; *Bloom*, F.E. & *Roth*, R.H.: The biochemical basis of neuropharmacology. Oxford (1986)

Cotman, C.W.; *Monaghan*, D.T.; *Ottersen*, O.P. & *Storm-Mathisen*, J.: Anatomical organization of excitatory amino acid receptors and their pathways. Trends Neurosci. 10, 273 - 280 (1987)

Cowan, A.: A view from inside. British Dental Journal 169, 151 - 154 (1990)

Cowsar, D.R.; *Tice*, T.R.; *Gilley*, R.M. & *English*, J.P.: Poly (lactide-co-glycolide) microspheres for controlled release of steroids. Methods in Enzymology 112, 101 - 116 (1985)

Coyle, J.T. & *Puttfarcken*, P.: Oxidative stress, glutamate, and neurodegenerative disorders. Science 262, 689 - 695 (1993)

Dahlström, A. & *Fuxe*, K.: Evidence for the existence of monoamine-containing neurons in the central nervous system. Acta Physiol. Scand. 232, 5 - 55 (1964)

Daniels, N.: Moral theory and the plasticity of persons. Monist 62, 265 - 287 (1979)

Das, G.D.; *Hallas*, B.H. & *Das*, K.G.: Transplantation of brain tissue in the brain of rat. I. Growth characteristics of neocortical transplants from embryos of different ages. Am. J. Anat. 158, 135 - 145 (1980)

Davis, G.C.; *Williams*, A.C.; *Markey*, S.P.; *Ebert*, M.H.; *Caine*, E.D.; *Reichert*, C.M. & *Kopin*, I.J.: Chronic parkinsonism secondary to intravenous injection of meperidine analogues. Psychiatry Res. 1, 249 - 254 (1979)

Dawson, T.M.; *Dawson*, V.L.; *Gage*, F.H.; *Fisher*, L.J.; *Hunt*, M.A. & *Wamsley*, J.K.: Functional recovery of supersensitive dopamine receptors after intrastriatal grafts of fetal substantia nigra. Exp. Neurol. 111, 282 - 292 (1991)

DeLong, M.R.; *Alexander*, G.E.; *Georgopoulos*, A.P.; *Crutcher*, M.D.; *Mitchell*, S.J. & *Richardson*, R.T.: Role of basal ganglia in limb movements. Human Neurobiol. 2, 235 - 244 (1984)

Deniau, J.M. & *Chevalier*, G.: Disinhibition as a basic process in the expression of striatal functions. II. The striato-nigral influence on thalamocortical cells of the ventromedial thalamic nucleus. Brain Res. 334, 227 - 233 (1985)

Dennett, D.C.: Bedingungen der Personalität. in: *Bieri*, P. (Hrsg.): Analytische Philosophie des Geistes. 303 - 324, Hain (1981)

Deutsch, E.: The use of human tissue, particularly foetal tissue, in neurosurgery. Medicine and Law 9, 671 - 674 (1990)

DeVito, J.L. & *Anderson*, M.E.: An autoradiographic study of efferent connections of the globus pallidus in *Macaca mulatta*. Exp. Brain Res. 46, 107 - 117 (1982)

Dexter, D.T.; *Carter*, C.J.; *Wells*, F.R.; *Javoy-Agid*, F.; *Agid*, Y.; *Lees*, A.; *Jenner*, P. & *Marsden*, C.D.: Basal lipid peroxidation in substantia nigra is increased in Parkinson's disease. J. Neurochem. 52, 381 - 389 (1989)

Dickson, D.: Fetal tissue transplants win U.K. approval. Science 245, 464 - 465 (1989)

Divac, I.; *Rosvold*, H.E. & *Szwarcbart*, M.K.: Behavioral effects of selective ablation of the caudate nucleus. J. Comp. Physiol. Psychol. 63, 184 - 190 (1967)

Doering, L.C.: Probing modifications of the neuronal cytoskeleton. Mol. Neurobiol. 7, 265 - 291 (1993)

Drucker-Colin, R.; *Madrazo*, I.; *Ostrosky-Solis*, F.; *Shkurovick*, M.; *Franco*, R. & *Torres*, C.: Adrenal medullary tissue transplants in the caudate nucleus of Parkinson's patients. Prog. Brain Res. 78, 567 - 574 (1988)

Dubach, M. & *German*, D.C.: Solid adrenal grafts in long-tailed macaques: Stereotaxic implantation and biochemical stimulation. Soc. Neurosci. Abstr. 15, 1356 (1989)

Dubois, B.; *Ruberg*, M.; *Javoy-Agid*, F.; *Ploska*, A. & *Agid*, Y.: A subcortico-cortical cholinergic system is affected in Parkinson's disease. Brain Res. 288, 213 - 218 (1983)

Dunnett, S.B.; *Björklund*, A.; *Stenevi*, U. & *Iversen*, S.D.: Behavioural recovery following transplantation of substantia nigra in rats subjected to 6-OHDA lesions of the nigrostriatal pathway. I. Unilateral lesions. Brain Res. 215, 147 - 161 (1981a)

Dunnett, S.B.; *Björklund*, A.; *Stenevi*, U. & *Iversen*, S.D.: Grafts of embryonic substantia nigra reinnervating the ventrolateral striatum ameliorate sensorimotor impairments and akinesia in rats with 6-OHDA lesions of the nigrostriatal pathway. Brain Res. 229, 209 - 217 (1981b)

Dunnett, S.B.; *Björklund*, A.; *Schmidt*, R.H.; *Stenevi*, U. & *Iversen*, S.D.: Intracerebral grafting of neuronal cell suspensions. IV. Behavioural recovery in rats with unilateral 6-OHDA lesions following implantation of nigral cell suspensions in different forebrain sites. Acta Physiol. Scand. Suppl. 522, 29 - 37 (1983)

Dunnett, S.B.; *Whishaw*, I.Q.; *Rogers*, D.C. & *Jones*, G.H.: Dopamine-rich grafts ameliorate whole body motor asymmetry and sensory neglect but not independent limb use in rats with 6-hydroxydopamine lesions. Brain Res. 415, 63 - 78 (1987)

Ehringer, H. & *Hornykiewicz*, O.: Verteilung von Noradrenalin und Dopamin (3-Hydroxytyramin) im Gehirn des Menschen und ihr Verhalten bei Erkrankungen des extrapyramidalen Systems. Klin. Wochenschr. 38, 1236 - 1239 (1960)

Eidelberg, E.; *Brooks*, B.A.; *Morgan*, W.W.; *Walden*, J.G. & *Kokemoor*, R.H.: Variability and functional recovery in the N-methyl-4-phenyl-1,2,3,6-tetrahydropyridine model of parkinsonism in monkeys. Neuroscience 18, 817 - 822 (1986)

Elliott, P.J.; *Close*, S.P.; *Walsh*, D.M.; *Hayes*, A.G. & *Marriott*, A.S.: Neuroleptic induced catalepsy as a model of Parkinson's disease. II. Effect of glutamate antagonists. J. Neural Transm. (PD-Sect) 2, 91 - 100 (1990)

Elsworth, J.D.; *Deutch*, A.Y.; *Redmond*, D.E.Jr.; *Taylor*, J.R.; *Sladek*, J.R.Jr. & *Roth*, R.H.: Symptomatic and asymptomatic 1-Methyl-4-phenyl-1,2,3,6-tetrahydropyridine-treated primates: biochemical changes in striatal regions. Neuroscience 33, 323 - 331 (1989)

Erickson, J.D.; *Eiden*, L.E. & *Hoffman*, B.J.: Expression cloning of a reserpine-sensitive vesicular monoamine transporter. Proc. Natl. Acad. Sci. USA 89, 10993 - 10997 (1992)

Eriksson, T.; *Granerus*, A.-K.; *Linde*, A. & *Carlsson*, A.: "On-off" phenomenon in Parkinson's disease: Relationship between dopa and other large neutral amino acids in plasma. Neurology 38, 1245 - 1248 (1988)

Evarts, E.V. & *Wise*, S.P.: Basal ganglia outputs and motor control. Functions of the basal ganglia, CIBA Found. Symp. 107, 83 - 96 (1984)

Feigenbaum-Langer, L. & *Graybiel*, A.M.: Distinct nigrostriatal projection systems innervate striosomes and matrix in the primate striatum. Brain Res. 498, 344 - 350 (1989)

Felgner, P.L. & *Rhodes*, G.: Gene therapeutics. Nature 349, 351 - 352 (1991)

Fiandaca, M.S.; *Kordower*, J.H.; *Hansen*, J.T.; *Jiao*, S.-S. & *Gash*, D.M.: Adrenal medullary autografts into the basal ganglia of cebus monkeys: Injury-induced regeneration. Exp. Neurol. 102, 76 - 91 (1988)

Fine, A.; *Reynolds*, G.P.; *Nakajima*, N.; *Jenner*, P. & *Marsden*, C.D.: Acute administration of 1-Methyl-4-phenyl-1,2,3,6-tetrahydropyridine affects the adrenal glands as well as the brain in the marmoset. Neurosci. Lett. 58, 123 - 126 (1985)

Fine, A.: Transplantation of adrenal tissue into the central nervous system. Brain Res. Rev. 15, 121 - 133 (1990)

Fisher, L.J.; *Jinnah*, H.A.; *Kale*, L.C.; *Higgins*, G.A. & *Gage*, F.H.: Survival and function of intrastriatally grafted primary fibroblasts genetically modified to produce L-DOPA. Neuron 6, 371 - 380 (1991)

Flowers, K.A.: Visual "closed-loop" and "open-loop" characteristics of voluntary movement in patients with parkinsonism and intention tremor. Brain 99, 269 - 310 (1976)

Frankel, J.P.; *Lees*, A.J.; *Kempster*, P.A. & *Stern*, G.M.: Subcutaneous apomorphine in the treatment of Parkinson's disease. J. Neurol. Neurosurg. Psychiat. 53, 96 - 101 (1990)

Frankfurt, H.G.: Willensfreiheit und der Begriff der Person. in: *Bieri*, P. (Hrsg.): Analytische Philosophie des Geistes. 287 - 302, Hain (1981)

Freed, C.R.; *Breeze*, R.E.; *Rosenberg*, N.L.; *Schneck*, S.A. et al.: Transplantation of human fetal dopamine cells for Parkinson's disease. Arch. Neurol. 47, 505 - 512 (1990)

Freed, C.R.; *Breeze*, R.E.; *Rosenberg*, N.L.; *Schneck*, S.A. et al.: Survival of implanted fetal dopamine cells and neurologic improvement 12 to 46 months after transplantation for Parkinson's disease. N. Engl. J. Med. 327, 1549 - 1555 (1992)

Freed, W.J.; *Perlow*, M.J.; *Karoum*, F.; *Seiger*, A.; *Olson*, L.; *Hoffer*, B.J. & *Wyatt*, R.: Restoration of dopaminergic function by grafting of fetal rat substantia nigra to the caudate nucleus: long term behavioral, biochemical, and histochemical studies. Ann. Neurol. 8, 510 - 519 (1980)

Freed, W.J.; *Morihisa*, J.M.; *Spoor*, H.E.; et al.: Transplanted adrenal chromaffin cells in rat brain reduce lesion-induced rotational behaviour. Nature 292, 351 - 352 (1981)

Freed, W.J.; *Karoum*, F.; *Spoor*, H.E.; *Morihisa*, J.M.; *Olson*, L. & *Wyatt*, R.J.: Catecholamine content of intracerebral adrenal medulla grafts. Brain Res. 269, 184 - 189 (1983a)

Freed, W.J.; *Ko*, G.N.; *Niehoff*, D.L.; et al.: Normalization of spiroperidol binding in the denervated rat striatum by homologous grafts of substantia nigra. Science 222, 937 - 939 (1983b)

Freed, W.J.; *Cannon-Spoor*, H.E. & *Krauthamer*, E.: Factors influencing the efficacy of adrenal medulla and embryonic substantia nigra grafts. In: *Björklund*, A. & *Stenevi*, U. (eds.): Neural grafting in the mammalian CNS, 491 - 504, Amsterdam (1985)

Freed, W.J.; *Cannon-Spoor*, H.E. & *Krauthamer*, E.: Intrastriatal adrenal medulla grafts in rats: Long-term survival and behavioural effects. J. Neurosurg. 65, 664 - 670 (1986a)

Freed, W.J.; *Patel - Vaidya*, U. & *Geller*, H.M.: Properties of PC12 pheochromocytoma cells transplanted to the adult rat brain. Exp. Brain Res. 63, 557 - 566 (1986b)

Freed, W.J. & *Cannon-Spoor*, H.E.: Cortical lesions increase reinnervation of the dorsal striatum by substantia nigra grafts. Brain Res. 446, 133 - 143 (1988)

Freed, W.J.; *Adinolfi*, A.M.; *Laskin*, J.D. & *Geller*, H.M.: Transplantation of B16/C3 melanoma cells into the brains of rats and mice. Brain Res. 485, 349 - 362 (1989)

Freed, W.J. & *Cannon-Spoor*, H.E.: Cortical lesions interfere with behavioral recovery from unilateral substantia nigra lesions induced by brain grafts. Behav. Brain Res. 32, 279 - 288 (1989)

Freed, W.J.: Fetal brain grafts and Parkinson's disease. Science 250, 1434 (1990)

Freed, W.J.; *Poltorak*, M. & *Becker*, J.B.: Intracerebral adrenal medulla grafts: a review. Exp. Neurol. 110, 139 - 166 (1990a)

Freed, W.J.; *Geller*, H.M., et al.: Genetically altered and defined cell lines for transplantation in animal models of Parkinson's disease. Prog. Brain Res. 82, 11 - 21 (1990b)

Freed, W.J.: Substantia nigra grafts and Parkinson's disease: from animal experiments to human therapeutic trials. Restor. Neurol. Neurosci. 3, 109 - 134 (1991)

Freund, T.F.; *Powell*, J.F. & *Smith*, A.D.: Tyrosine hydroxylase-immunoreactive boutons in synaptic contact with identified striatonigral neurons, with particular reference to dendritic spines. Neuroscience 13, 1189 - 1215 (1984)

Freund, T.F.; *Bolam*, J.P.; *Björklund*, A.; *Stenevi*, U.; *Dunnett*, S.B.; *Powell*, J.F. & *Smith*, A.D.: Efferent synaptic connections of grafted dopaminergic neurons reinnervating the host neostriatum: a tyrosine hydroxylase immunocytochemical study. J. Neurosci. 5, 603 - 616 (1985)

Frim, D.M.; *Uhler*, T.A.; *Galpern*, W.R.; *Beal*, M.F.; *Breakefield*, X.O. & *Isacson*, O.: Implanted fibroblasts genetically-engineered to produce brain-derived neurotrophic factor prevent 1-methyl-4-phenylpyridinium toxicity to dopaminergic neurons in the rat. Proc. Natl. Acad. Sci. USA 91, 5104 - 5108 (1994)

Gage, F.H.; *Stenevi*, U.; *Carlstedt*, T.; *Foster*, G.; *Björklund*, A. & *Aguayo*, A.J.: Anatomical and functional consequences of grafting mesencephalic neurons into a peripheral nerve "bridge" connected to the denervated striatum. Exp. Brain Res. 60, 584 - 589 (1985)

Gage, F.H.; *Wolff*, J.A.; *Rosenberg*, M.B.; *Xu*, L.; *Yee*, J.-K.; *Shults*, C. & *Friedmann*, T.: Grafting genetically modified cells to the brain: Possibilities for the future. Neuroscience 23, 795 - 807 (1987)

Gage, F.H.; *Fisher*, L.J.; *Jinnah*, H.A.; *Rosenberg*, M.B.; *Tuszynski*, M.H. & *Friedmann*, T.: Grafting genetically modified cells to the brain: conceptual and technical issues. Prog. Brain Res. 82, 1 - 10 (1990)

Gage, F.H.; *Kawaja*, M.D. & *Fisher*, L.J.: Genetically modified cells: applications for intracerebral grafting. Trends Neurosci. 14, 328 - 333 (1991)

Gash, D.M.; *Notter*, M.F.D.; *Okawara*, S.H.; *Kraus*, A.L. & *Joynt*, R.J.: Amitotic neuroblastoma cells used for neural implants in monkeys. Science 233, 1420 - 1422 (1986)

Georgopoulos, A.P.; *DeLong*, M.R. & *Crutcher*, M.D.: Relations between parameters of step-tracking movements and single cell discharge in the globus pallidus and subthalamic nucleus of the behaving monkey. J. Neurosci. 3, 1586 - 1598 (1983)

Gerfen, C.R.: The neostriatal mosaic: compartmentalization of corticostriatal input and striatonigral output systems. Nature 311, 461 - 464 (1984)

Gerfen, C.R.; *Engber*, T.M.; *Mahan*, L.C.; *Susel*, Z.; *Chase*, T.N.; *Monsma*, F.J.Jr. & *Sibley*, D.R.: D1 and D2 dopamine receptor-regulated gene expression of striatonigral and striatopallidal neurons. Science 250, 1429 - 1432 (1990)

Gerfen, C.R.; *McGinty*, J.F. & *Young*, W.S.: Dopamine differentially regulates dynorphin, substance P, and enkephalin expression in striatal neurons: *In situ* hybridization histochemical analysis. J. Neurosci. 11, 1016 - 1031 (1991)

Gerfen, C.R.: The neostriatal mosaic: multiple levels of compartmental organization. Trends Neurosci. 15, 133 - 139 (1992)

Gillon, R.: Ethics of fetal brain cell transplants. British Medical Journal 296, 1212 - 1213 (1988)

Gillon, R.: Human embryos and the argument from potential. Journal of Medical Ethics 17, 59 - 61 (1991)

Gimenez-Amaya, J.M. & *Graybiel*, A.M.: Compartmental origins of the striatopallidal projection in the primate. Neuroscience 34, 111 - 126 (1990)

Giros, B. & *Caron*, M.G.: Molecular characterization of the dopamine transporter. Trends Pharmacol. Sci. 14, 43 - 49 (1993)

Goetz, C.G.; *Olanow*, C.W.; *Koller*, W.C.; *Penn*, R.D. et al.: Multicenter study of autologous adrenal medullary transplantation to the corpus striatum in patients with advanced Parkinson's disease. N. Engl. J. Med. 320, 337 - 341 (1989)

Goetz, C.G.; *Stebbins*, G.T.; *Klawans*, H.L.; *Koller*, W.C. et al.: United Parkinson Foundation Neurotransplantation Registry: multicenter US and Canadian data base, presurgical and 12 month follow-up. Prog. Brain Res. 82, 611 - 617 (1990)

Graham, W.C.; *Crossman*, A.R. & *Woodruff*, G.N.: Autoradiographic studies in animal models of hemi-parkinsonism reveal dopamine D2 but not D1 receptor supersensitivity. I. 6-OHDA lesions of ascending mesencephalic dopaminergic pathways in the rat. Brain Res. 514, 93 - 102 (1990a)

Graham, W.C.; *Clarke*, C.E.; *Boyce*, S.; *Sambrook*, M.A.; *Crossman*, A.R. & *Woodruff*, G.N.: Autoradiographic studies in animal models of hemi-parkinsonism reveal dopamine D2 but not D1 receptor supersensitivity. II.Unilateral intra-carotid infusion of MPTP in the monkey (Macaca fascicularis). Brain Res. 514, 103 - 110 (1990b)

Graybiel, A.M. & *Ragsdale*, C.W.Jr.:Histochemically distinct compartments in the striatum of human, monkey and cat demonstrated by acetylcholinesterase staining. Proc. Natl. Acad. Sci. USA 75, 5723 - 5726 (1978)

Graybiel, A.M.: Correspondence between the dopamine islands and striosomes in the mammalian striatum. Neuroscience 13, 1157 - 1187 (1984)

Graybiel, A.M.; *Baughman*, R.W. & *Eckenstein*, F.: Cholinergic neuropil of the striatum observes striosomal boundaries. Nature 323, 625 - 627 (1986)

Graybiel, A.M.; *Hirsch*, E.C. & *Agid*, Y.A.: Differences in tyrosine hydroxylase-like immunoreactivity characterize the mesostriatal innervation of striosomes and extrastriosomal matrix at maturity. Proc. Natl. Acad. Sci. USA 84, 303 - 307 (1987)

Graybiel, A.M. & *Moratalla*, R.: Dopamine uptake sites in the striatum are distributed differentially in striosome and matrix compartments. Proc. Natl. Acad. Sci. USA 86, 9020 - 9024 (1989)

Graybiel, A.M.: Neurotransmitters and neuromodulators in the basal ganglia. Trends Neurosci. 13, 244 - 254 (1990)

Graybiel, A.M.; *Hirsch*, E.C. & *Agid*, Y.: The nigrostriatal system in Parkinson's disease. Adv. Neurol. 53, 17 - 29 (1990)

Greene, H.S.N. & *Arnold*, H.: The homologous and heterologous transplantation of brain and brain tumors. J. Neurosurg. 2, 315 - 331 (1945)

Greene, L.A. & *Tischler*, A.S.: Establishment of a noradrenergic clonal line of rat adrenal pheochromocytoma cells which respond to nerve growth factor. Proc. Natl. Acad. Sci. USA 73, 2424 - 2428 (1976)

Greene, L.A. & *Rein*, G.: Release, storage, and uptake of catecholamines by a clonal cell line of nerve growth factor (NGF) responsive pheochromocytoma cells. Brain Res. 129, 247 - 263 (1977)

Greenfield, S.A.: Cell death in Parkinson's disease. Essays in Biochemistry Nov. 1993, 103 - 118 (1993)

Grice, H.P.: Personal identity. Mind 50, 330 - 350 (1941)

Grima, B.; *Lamouroux*, A.; *Boni*, C.; *Julien*, J.F.; *Javoy-Agid*, F. & *Mallet*, J.: A single human gene encoding multiple tyrosine hydroxylases with different predicted functional characteristics. Nature 326, 707 - 711 (1987)

Groves, A.K.; *Barnett*, S.C.; *Franklin*, R.J.M.; *Crang*, A.J.; *Mayer*, M.; *Blakemore*, W.F. & *Noble*, M.: Repair of demyelinated lesions by transplantation of purified O-2A progenitor cells. Nature 362, 453 - 455 (1993)

Haber, S.N. & *Elde*, R.: Correlation between met-enkephalin and substance P immunoreactivity in the primate globus pallidus. Neuroscience 6, 1291 - 1297 (1981)

Haber, S.N. & *Watson*, S.J.: The comparative distribution of enkephalin, dynorphin and substance P in the human globus pallidus and basal forebrain. Neuroscience 14, 1011 - 1024 (1985)

Haber, S.N.; *Lynd*, E.; *Klein*, C. & *Groenewegen*, H.J.: Topographic organization of the ventral striatal efferent projections in the rhesus monkey: an anterograde tracing study. J. Comp. Neurol. 293, 282 - 298 (1990)

Halliwell, B.: Oxidants and the central nervous system: some fundamental questions. Acta Neurol. Scand. 126, 23 - 33 (1989)

Hansen, J.T.; *Kordower*, J.H.; *Fiandaca*, M.S.; *Jiao*, S.-S.; *Notter*, M.F.D. & *Gash*, D.M.: Adrenal medullary autografts into the basal ganglia of cebus monkeys: Graft viability and fine structure. Exp. Neurol. 102, 65 - 75 (1988)

Hargraves, R. & *Freed*, W.J.: Chronic intrastriatal dopamine infusions in rats with unilateral lesions of the substantia nigra. Life Sci. 40, 959 - 966 (1987)

Hasegawa, E.; *Takeshige*, K.; *Oishi*, T.; *Murai*, Y. & *Minakami*, S.: 1-Methyl-4-phenylpyridinium (MPP+) induces NADH-dependent superoxide formation and enhances NADH-dependent lipid peroxidation in bovine heart submitochondrial particles. Biochem. Biophys. Res. Commun. 170, 1049 - 1055 (1990)

Hauber, W.: The dopamine-glutamate interaction as a target of parkinsonian therapy. Naunyn-Schmiedebergs Arch Pharmacol (Suppl.) 342, 12 (1990)

Hazrati, L.-N. & *Parent*, A.: Convergence of subthalamic and striatal efferents at pallidal level in primates: an anterograde double-labeling study with biocytin and PHA-L. Brain Res. 569, 336 - 340 (1992a)

Hazrati, L.-N. & *Parent*, A.: The striatopallidal projection displays a high degree of anatomical specificity in the primate. Brain Res. 592, 213 - 227 (1992b)

Hazrati, L.-N. & *Parent*, A.: Differential patterns of arborization of striatal and subthalamic fibers in the two pallidal segments in primates. Brain Res. 598, 311 - 315 (1992c)

Hefti, F.; *Melamed*, E. & *Wurtman*, R.J.: The decarboxylation of DOPA in the parkinsonian brain: in vivo studies on an animal model. J.Neural Transm. 16, 95 - 101 (1980)

Hefti, F.; *Hartikka*, J. & *Schlumpf*, M.: Implantation of PC12 cells into the corpus striatum of rats with lesions of the dopaminergic nigrostriatal neurons. Brain Res. 348, 283 - 288 (1985)

Heikkila, R.E.; *Manzino*, L.; *Cabbat*, F.S. & *Duvoisin*, R.C.: Protection against the dopaminergic neurotoxicity of 1-methyl-4-phenyl-1,2,5,6-tetrahydropyridine by monoamine oxidase inhibitors. Nature 311, 467 - 469 (1984)

Herman, J.-P.; *Lupp*, A.; *Abrous*, N.; *LeMoal*, M.; *Hertting*, G. & *Jackisch*, R.: Intrastriatal dopaminergic grafts restore inhibitory control over striatal cholinergic neurons. Exp. Brain Res. 73, 236 - 248 (1988)

Herrera-Marschitz, M.; *Strömberg*, I.; *Olsson*, D.; *Olson*, L. & *Ungerstedt*, U.: Adrenal medullary implants in the dopamine-denervated rat striatum. II. Rotational behavior during the first seven hours as a function of graft amount and location and its modulation by neuroleptics. Brain Res. 297, 53 - 61 (1984)

Hikosaka, O.; *Sakamoto*, M. & *Usui*, S.: Functional properties of the monkey caudate neurons. I. Activities related to saccadic eye movements. J. Neurophysiol. 61, 780 - 798 (1989a)

Hikosaka, O.; *Sakamoto*, M. & *Usui*, S.: Functional properties of monkey caudate neurons. II. Visual and auditory responses. J. Neurophysiol. 61, 799 - 813 (1989b)

Hikosaka, O.; *Sakamoto*, M. & *Usui*, S.: Functional properties of monkey caudate neurons. III. Activities related to expectation of target and reward. J. Neurophysiol. 61, 814 - 832 (1989c)

Hinrichsen, K.V. (Hrsg.): Humanembryologie. Heidelberg (1990)

Hirsch, E.C.; *Graybiel*, A.M. & *Agid*, Y.A.: Melanized dopaminergic neurons are differentially susceptible to degeneration in Parkinson's disease. Nature 334, 345 - 348 (1988)

Hirsch, E.C.; *Graybiel*, A.M.; *Hersh*, L.B.; *Duyckaerts*, C. & *Agid*, Y.: Striosomes and extrastriosomal matrix contain different amounts of immunoreactive choline acetyltransferase in the human striatum. Neurosci. Lett. 96, 145 - 150 (1989)

Hirsch, E.C.; *Duyckaerts*, C.; *Javoy-Agid*, F.; *Hauw*, J.-J. & *Agid*, Y.: Does adrenal graft enhance recovery of dopaminergic neurons in Parkinson's disease? Ann. Neurol. 27, 676 - 682 (1990)

Hitchcock, E.R.; *Kenny*, B.G.; *Clough*, C.G.; *Hughes*, R.C.; *Henderson*, B.T.H. & *Detta*, A.: Stereotactic implantation of foetal mesencephalon (STIM): the UK experience. Prog. Brain Res. 82, 723 - 728 (1990)

Hoehn, M.M. & *Yahr*, M.D.: Parkinsonism: onset, progression and mortality. Neurology 17, 427 - 442 (1967)

Horellou, P.; *Guibert*, B.; *Leviel*, V. & *Mallet*, J. : Retroviral transfer of a human tyrosine hydroxylase cDNA in various cell lines : Regulated release of dopamine in mouse anteriorpituitary AtT-20 cells. Proc. Natl. Acad. Sci. USA 86, 7233 - 7237 (1989)

Horellou, P.; *Brundin*, P.; *Kalen*, P.; *Mallet*, J. & *Björklund*, A.: In vivo release of DOPA and dopamine from genetically engineered cells grafted to the denervated rat striatum. Neuron 5, 393 - 402 (1990a)

Horellou, P.; *Marlier*, L.; *Privat*, A. & *Mallet*, J.: Behavioural effect of engineered cells that synthesize L-DOPA or dopamine after grafting into the rat neostriatum. European J. Neurosci. 2, 116 - 119 (1990b)

Horellou, P.; *Marlier*, L.; *Privat*, A.; *Darchen*, F.; *Scherman*, D.; *Henry*, J.-P. & *Mallet*, J.: Exogeneous expression of L-DOPA and dopamine in various cell lines following transfer of rat and human tyrosine hydroxylase cDNA : grafting in an animal model of Parkinson's disease. Prog. Brain Res. 82, 23 - 32 (1990c)

Hornykiewicz, O. & *Kish*, S.J.: Neurochemical basis of dementia in Parkinson's disease. Can. J. Neurol. Sci. 11, 185 - 190 (1984)

Hu, F. & *Lesney*, P.F.: The isolation and cytology of two pigment cell strains from B16 mouse melanomas. Cancer Res. 24, 1634 - 1643 (1964)

Hurtig, H.; *Joyce*, J.; *Sladek*, J.R. & *Trojanowski*, J.Q.: Postmortem analysis of adrenal-medulla-to-caudate autograft in a patient with Parkinson's disease. Ann. Neurol. 25, 607 - 614 (1989)

Hyman, C.; *Hofer*, M.; *Barde*, Y.-A.; *Juhasz*, M.; *Yancopoulos*, G.D.; *Squinto*, S.P. & *Lindsay*, R.M.: BDNF is a neurotrophic factor for dopaminergic neurons of the substantia nigra. Nature 350, 230 - 232 (1991)

Ichitani, Y.; *Okamura*, H.; *Matsumoto*, Y.; *Nagatsu*, I. & *Ibata*, Y.: Degeneration of the nigral dopamine neurons after 6-hydroxydopamine injection into the rat striatum. Brain Res. 549, 350 - 353 (1991)

Ilinsky, J.A., *Jouandet*, M.L. & *Goldman-Rakic*, P.S.: Organization of the nigrothalamocortical system in the Rhesus monkey. J. Comp. Neurol. 236, 315 - 330 (1985)

Imai, H.; *Nakamura*, T.; *Endo*, K. & *Narabayashi*, H.: Hemiparkinsonism in monkeys after unilateral caudate nucleus infusion of 1-Methyl-4-phenyl-1,2,3,6-tetrahydropyridine (MPTP): behavior and histology. Brain Res. 474, 327 - 332 (1988)

Irwin, I. & *Langston*, J.W.: Selective accumulation of MPP$^+$ in the substantia nigra: a key to neurotoxicity. Life Sci. 36, 207 - 212 (1985)

Isseroff, A.; *Rosvold*, H.E.; *Galkin*, T.W. & *Goldman-Rakic*, P.S.: Spatial memory impairments following damage to the mediodorsal nucleus of the thalamus in rhesus monkeys. Brain Res. 232, 97 - 113 (1982)

Itakura, T.; *Kamei*, I.; *Nakai*, K.; et al.: Autotransplantation of the superior cervical ganglion into the brain. A possible therapy for Parkinson's disease. J. Neurosurg. 68, 955 - 959 (1988)

Jaeger, C.B.: Immunocytochemical study of PC12 cells grafted to the brain of immature rats. Exp. Brain Res. 59, 615 - 624 (1985)

Jaeger, C.B.; *Greene*, L.A.; *Tresco*, P.A.; *Winn*, S.R. & *Aebischer*, P.: Polymer encapsulated dopaminergic cell lines as "alternative neural grafts". Prog. Brain Res. 82, 41 - 46 (1990)

Jankovic, J.: Adrenal medullary autografts in patients with Parkinson's disease. N. Engl. J. Med. 321, 326 (1989)

Jankovic, J.; *Grossman*, R.; *Goodman*, C.; *Pirozzolo*, F. et al.: Clinical, biochemical, and neuropathologic findings following transplantation of adrenal medulla to the caudate nucleus for treatment of Parkinson's disease. Neurology 39, 1227 - 1234 (1989)

Jaspers, R.; *Schwarz*, M.; *Sontag*, K.H. & *Cools*, A.R.: Caudate nucleus and programming behaviour in cats: role of dopamine in switching motor patterns. Behav. Brain Res. 14, 17 - 28 (1984)

Javitch, J.A.; *D'Amato*, R.J.; *Strittmatter*, S.M. & *Snyder*, S.H.: Parkinsonism-inducing neurotoxin, N-methyl-4-phenyl-1,2,3,6-tetrahydropyridine: uptake of the metabolite N-methyl-4-phenylpyridinium by dopamine neurons explain selective toxicity. Proc. Natl. Acad. Sci. USA 82, 2173 - 2177 (1985)

Jellinger, K.: New developments in the pathology of Parkinson's disease. Adv. Neurol. 53, 1 - 16 (1990)

Jiang, H.-K.; *McGinty*, J.-F. & *Hong*, J.S.: Differential modulation of striatonigral dynorphin and enkephalin by dopamine receptor subtypes. Brain Res. 507, 57 - 64 (1990)

Jiao, S.; *Zhang*, W.; *Cao*, J.; *Zhang*, Z. et al.: Study of adrenal medullary tissue transplantation to striatum in parkinsonism. Prog. Brain Res. 78, 575 - 580 (1988)

Jiao, S.; *Ding*, Y.; *Zhang*, W.; *Cao*, J. et al.: Adrenal medullary autografts in patients with Parkinson's disease. N. Engl. J. Med. 321, 324 - 325 (1989)

Jiao, S.; *Schultz*, E. & *Wolff*, J.A.: Intracerebral transplants of primary muscle cells: a potential "platform" for transgene expression in the brain. Brain Res. 575, 143 - 147 (1992)

Jiao, S. & *Wolff*, J.A.: Long-term survival of autologous muscle grafts in rat brain. Neurosci. Lett. 137, 207 - 210 (1992)

Jiao, S.; *Gurevich*, V. & *Wolff*, J.A.: Long-term correction of rat model of Parkinson's disease by gene therapy. Nature 362, 450-453 (1993)

Jolicoeur, F.B. & *Rivest*, R.: Rodent models of Parkinson's disease. Neuromethods 21, 135 - 158 (1992)

Jones, D.G.: Fetal neural transplantation: placing the ethical debate within the context of society's use of human material. Bioethics 5, 23 - 43 (1991)

Jones, E.G.; *Coulter*, J.D.; *Burton*, H. & *Porter*, R.: Cells of origin and terminal distribution of corticostriatal fibers arising in the sensory-motor cortex of monkeys. J. Comp. Neurol. 173, 53 - 80 (1977)

Jonsen, A.R.: Transplantation of fetal tissue: an ethicist's viewpoint. Clin. Res. 35, 215 - 219 (1988)

Jousselinhosaja, M.; *Collery*, M. & *Delacour*, J.: Effects of adrenal medulla grafts on memory capacities of rats after hippocampal lesions. Neuroscience 59, 275 - 284 (1994)

Joyce, J.N.; *Sapp*, D.W. & *Marshall*, J.F.: Human striatal dopamine receptors are organized in compartments. Proc. Natl. Acad. Sci. USA 83, 8002 - 8006 (1986)

Kelly, P.H.; *Seviour*, P.W. & *Iversen*, S.D.: Amphetamine and apomorphine responses in the rat following 6-OHDA lesions of the nucleus accumbens septi and corpus striatum. Brain Res. 94, 507 - 522 (1975)

Kershaw, T.R.; *Sinden*, J.D.; *Allen*, Y.S.; *Gray*, J.A. & *Lantos*, P.L.: Behavioural recovery following transplantation of the neuroblastoma cell line IMR-32. Prog. Brain Res. 82, 47 - 53 (1990)

Kish, S.J.; *Morito*, C.H. & *Hornykiewicz*, O.: Glutathione peroxidase activity in Parkinson's disease brain. Neurosci. Lett. 58, 343 - 346 (1985)

Kish, S.J.; *Shannak*, K. & *Hornykiewicz*, O.: Uneven pattern of dopamine loss in the striatum of patients with idiopathic Parkinson's disease. N. Engl. J. Med. 318, 876 - 880 (1988)

Kitcher, P.: The crucial relation in personal identity. Canadian Journal of Philosophy 8, 131 - 145 (1978)

Koella, W.P.: Psychopharmaka. Stuttgart (1987)

Korfali, E.; *Doygun*, M.; *Ulus*, I.H.; *Rakunt*, C. & *Aksoy*, K.: Effects of neuronotrophic factors on adrenal medulla grafts implanted into adult rat brains. Neurosurgery 22, 994 - 998 (1988)

Kretschmer, B.D.; *Zadow*, B.; *Volz*, T.L.; *Volz*, L. & *Schmidt*, W.J.: The contribution of the different binding sites of the N-methyl-D-aspartate (NMDA) receptor to the expression of behavior. J. Neural Transm. (GenSect.) 87, 23 - 35 (1992)

Krum, J.M. & *Rosenstein*, J.M.: Patterns of angiogenesis in neural transplant models. I. Autonomic tissue transplants. J. Comp. Neurol. 258, 420 - 434 (1987)

Künzle, H.: Bilateral projections from precentral motor cortex to the putamen and other parts of the basal ganglia. An autoradiographic study in Macaca fascicularis. Brain Res. 88, 195 - 209 (1975)

Künzle, H.: Projections from the primary somatosensory cortex to basal ganglia and thalamus in the monkey. Exp. Brain Res. 30, 481 - 492 (1977)

Kupsch, A.; *Sauer*, H. & *Oertel*, W.H.: Transplantation von Dopamin-herstellenden Nervenzellen: Eine neue Therapiestrategie gegen das idiopathische Parkinson-Syndrom? Nervenarzt 62, 80 - 91 (1991)

Landau, W.M.: Artificial intelligence: The brain transplant cure for parkinsonism. Neurology 40, 733 - 740 (1990)

Langston, J.W.; *Ballard*, P.; *Tetrud*, J.W. & *Irwin*, I.: Chronic parkinsonism in humans due to a product of Meperidine-analog synthesis. Science 219, 979 - 980 (1983)

Langston, J.W.: MPTP and Parkinson's disease. Trends Neurosci. 8, 79 - 83 (1985)

Laskin, J.D. & *Piccinini*, L.: Tyrosinase isozyme heterogeneity in differentiating B16/C3 melanoma. J. Biol. Chem. 261, 16626 - 16635 (1986)

Lees, A.J. & *Smith*, E.: Cognitive deficits in the early stages of Parkinson's disease. Brain 106, 257 - 270 (1983)

Lees, A.J.: Madopar HBS (hydrodynamically balanced system) in the treatment of Parkinson's disease. Adv. Neurol. 53, 475 - 482 (1990)

LeMoine, C.; *Normand*, E.; *Guitteny*, A.F.; *Fouque*, B.; *Teoule*, R. & *Bloch*, B.: Dopamine receptor gene expression by enkephalin neurons in rat forebrain. Proc. Natl. Acad. Sci. USA 87, 230 - 234 (1990)

LeMoine, C.; *Normand*, E. & *Bloch*, B.: Phenotypical characterization of the rat striatal neurons expressing the D1 dopamine receptor gene. Proc. Natl. Acad. Sci. USA 88, 4205 - 4209 (1991)

Lendahl, U. & *McKay*, R.D.G.: The use of cell lines in neurobiology. Trends Neurosci. 13, 132 - 137 (1990)

Lewis, D.: Survival and identity. in: *Rorty*, A.O. (ed.): The identities of persons. 17 - 40, Berkeley (1976)

Lindholm, D.; *Heumann*, R.; *Meyer*, M. & *Thoenen*, H.: Interleukine-1 regulates synthesis of nerve growth factor in non-neuronal cells of rat sciatic nerve. Nature 330, 658 - 659 (1987)

Lindvall, O.; *Backlund*, E.O.; *Farde*, L. et al.: Transplantation in Parkinson's disease: two cases of adrenal medullary grafts to the putamen. Ann. Neurol. 22, 457 - 468 (1987)

Lindvall, O.; *Rehncrona*, S.; *Brundin*, P.; *Gustavii*, B.; et al.: Human fetal dopamine neurons grafted into the striatum in two patients with severe Parkinson's disease. Arch. Neurol. 46, 615 - 631 (1989)

Lindvall, O.; *Brundin*, P.; *Widner*, H.; *Rehncrona*, S.; et al.: Grafts of fetal dopamine neurons survive and improve motor function in Parkinson's disease. Science 247, 574 - 577 (1990a)

Lindvall, O.; *Rehncrona*, S.; *Brundin*, P.; *Gustavii*, B.; et al.: Neural transplantation in Parkinson's disease: the Swedish experience. Prog. Brain Res. 82, 729 - 734 (1990b)

Lindvall, O.: Prospects of transplantation in human neurodegenerative diseases. Trends Neurosci. 14, 376 - 384 (1991)

Lindvall, O.; *Widner*, H.; *Rehncrona*, S.; *Brundin*, P.; et al.: Transplantation of fetal dopamine neurons in Parkinson's disease: One-year clinical and neurophysiological observations in two patients with putaminal implants. Ann. Neurol. 31, 155 - 165 (1992)

Linke, D.B.: Hirngewebetransplantation als ethisches Problem. Ethik Med 3, 59 - 67 (1991)

Linke, D.B.: Hirnverpflanzung - die erste Unsterblichkeit auf Erden. Reinbek (1993)

Locke, J.: Versuch über den menschlichen Verstand. Hamburg (1981)

Louis, St.D. & *Verma*, I.M.: An alternative approach to somatic cell gene therapy. Proc. Natl. Acad. Sci. USA 85, 3150 - 3154 (1988)

Lyon, M. & *Robbins*, T.W.: The action of central nervous system stimulant drugs: a general theory concerning amphetamine effects. In: *Essman*, W. & *Valzeli*, C. (eds.): Current developments in psychopharmacology 2. 79 - 163, New York (1975)

Macias, A.E.; *Valencia*, A. & *Vilana*, M.: Long-lasting dementia following brain grafting for the treatment of Parkinson's disease. Transplantation 48, 348 (1989)

Mackie, J.L.: Problems from Locke. Oxford (1976)

Madell, G.: The identity of the self. Edinburgh (1981)

Madrazo, I.; *Drucker-Colin*, R.; *Diaz*, V.; *Martinez-Mata*, J.; *Torres*, C. & *Becerril*, J.J.: Open microsurgical autograft of adrenal medulla to the right caudate nucleus in two patients with intractable Parkinson's disease. N. Engl. J. Med. 316, 831 - 834 (1987)

Madrazo, I.; *Leon*, V.; *Torres*, C.; *Aguilera*, M.; et al.: Transplantation of fetal substantia nigra and adrenal medulla to the caudate nucleus in two patients with Parkinson's disease. N. Engl. J. Med. 318, 51 (1988)

Madrazo, I.; *Franco-Bourland*, R.; *Ostrosky-Solis*, F.; *Aguilera*, M.; et al.: Neural transplantation (auto-adrenal, fetal nigral, and fetal adrenal) in Parkinson's disease - the Mexican experience. Prog. Brain Res. 82, 593 - 602 (1990a)

Madrazo, I.; *Franco-Bourland*, R.; *Ostrosky-Solis*, F.; *Aguilera*, M.; et al.: Fetal homotransplants (ventral mesencephalon and adrenal tissue) to the striatum of parkinsonian subjects. Arch. Neurol. 47, 1281 - 1285 (1990b)

Madrazo, I.; *Franco-Bourland*, R.; *Aguilera*, M.; *Ostrosky-Solis*, F. et al.: Autologous adrenal medullary, fetal mesencephalic, and fetal adrenal brain transplantation in Parkinson's disease: a long-term postoperative follow-up. J. Neural Transpl. Plast. 2, 157 - 164 (1991)

Mahalik, T.J.; *Finger*, T.E.; *Strömberg*, I. & *Olson*, L.: Substantia nigra transplants into denervated striatum of the rat: ultrastructure of graft and host connections. J. Comp. Neurol. 240, 60 - 70 (1985)

Mahowald, M.B.: Transplantation of neural tissue from fetuses. Science 235, 1307 - 1308 (1987)

Mahowald, M.B.: Placing wedges along a slippery slope: use of neural tissue for transplantation. Clin. Res. 36, 220 - 222 (1988)

Mann, V.M.; *Cooper*, J.M.; *Krige*, D.; *Daniel*, S.E.; *Schapira*, A.H.V. & *Marsden*, C.D.: Brain, skeletal muscle and platelet homogenate mitochondrial function in Parkinson's disease. Brain 115, 333 - 342 (1992)

Marsden, C.D.: The mysterious motor function of the basal ganglia: The Robert Wartenberg Lecture. Neurology 32, 514 - 539 (1982)

Marsden, C.D.: Function of the basal ganglia as revealed by cognitive and motor disorders in Parkinson's disease. Can. J. Neurol. Sci. 11, 129 - 135 (1984)

Marsden, C.D.: Movement disorders and the basal ganglia. Trends Neurosci. 9, 512 - 515 (1986)

Martin, C.B. & *Deutscher*, M.: Remembering. Philosophical Review 75, 161 - 196 (1966)

Martin, W.E.; *Loewenson*, R.B.; *Resch*, J.A. & *Baker*, A.B.: Parkinson's disease: clinical analysis of 100 patients. Neurology 23, 783 - 790 (1973)

Marttila, R.J.; *Kaprio*, J.; *Koskenvuo*, M.& *Rinne*, U.K.: Parkinson's disease in a nationwide twin cohort. Neurology 38, 1217 - 1219 (1988)

Marttila, R.J. & *Rinne*, U.K.: Epidemiological approaches to the etiology of Parkinson's disease. Acta Neurol. Scand. 126, 13 - 18 (1989)

Masaki, T.; *Ishiura*, S.; *Sugita*, H. & *Kwak*, S.: Multicatalytic proteinase is associated with characteristic oval structures in cortical lewy bodies - an immunocytochemical study with light and electron microscopy. J. Neurol. Sci. 122, 127 - 134 (1994)

Matison, R.; *Mayeux*, R.; *Rosen*, J. & *Fahn*, S.: "Tip-of-the-tongue" phenomenon in Parkinson disease. Neurology 32, 567 - 570 (1982)

McRae - Degueurce, A.; *Hjorth*, S.; *Dillon*, L.; *Mason*, D. & *Tice*, T.: Implantable microencapsulated dopamine (DA): A new approach for slow-release DA delivery into brain tissue. Neurosci. Lett. 92, 303 - 309 (1988)

McRae, A.; *Hjorth*, S.; *Mason*, D.W.; *Dillon*, L. & *Tice*, T.R.: Microencaplulated dopamine (DA)-induced restitution of function in 6-OHDA-denervated rat striatum *in vivo*: Comparison between two microsphere excipients. J. Neural Transpl. Plast. 2, 165 - 173, (1991)

McRae, A.; *Hjorth*, S.; *Dahlström*, A.; *Dillon*, L.; *Mason*, D. & *Tice*, T.: Implanted synthetic dopamine (DA) microspheres attenuate apomorphine-induced rotational behaviour and stimulate growth of DA fibers in rats with experimental hemi-parkinsonism. Abstracts Dopamine '92, 54 (1992)

Melamed, E.; *Hefti*, F. & *Wurtman*, R.J.: Non-aminergic striatal neurons convert exogenous L-DOPA to dopamine in Parkinsonism. Ann. Neurol. 8, 558 - 563 (1980)

Melamed, E.: Interactions of exogenous L-Dopa with nigrostriatal dopaminergic neurons in Parkinson's disease. Adv. Neurol. 53, 61 - 66 (1990)

Meloni, R. & *Gale*, K.: Differential regulation of dopamine metabolism in solid fetal substantia nigra transplants and their terminals in the host striatum. Prog. Brain Res. 82, 467 - 471 (1990)

Menza, M.A.; *Forman*, N.E.; *Goldstein*, H.S. & *Golbe*, L.I.: Parkinson's disease, personality, and dopamine. J. Neuropsych. Clin. Neurosci. 2, 282 - 287 (1990)

Miletich, R.S.; *Bankiewicz*, K.S. & *Plunkett*, R.J.: Fetal Brain Grafts and Parkinson's disease. Science 250, 1434 - 1435 (1990)

Milner, B.; *Corkin*, S. & *Teuber*, H.-L.: Further analysis of the hippocampal amnesic syndrome: 14-year follow-up study of H.M. Neuropsychologia 6, 215 - 234 (1968)

Mitchell, I.J.; *Cross*, A.J.; *Sambrook*, M.A. & *Crossman*, A.R.: Sites of the neurotoxic action of MPTP in the macaque monkey include the ventral tegmental area and the locus coeruleus. Neurosci. Lett. 61, 195 - 200 (1985)

Mitchell, I.J.; *Cross*, A.J.; *Sambrook*, M.A. & *Crossman*, A.R.: Neural mechanisms mediating 1-methyl-4-phenyl-1,2,3,6-tetrahydropyridine-induced parkinsonism in the monkey: relative contributions of the striatopallidal and striatonigral pathways as suggested by 2-deoxyglucose uptake. Neurosci. Lett. 63, 61 - 65 (1986)

Morihisa, J.M.; *Nakamura*, R.K.; *Freed*, W.J.; *Mishkin*, M. & *Wyatt*, R.J.: Adrenal medulla grafts survive and exhibit catecholamine-specific fluorescence in the primate brain. Exp. Neurol. 84, 643 - 653 (1984)

Mortimer, J.A.; *Pirozzolo*, F.J.; *Hansch*, E.C. & *Webster*, D.D.: Relationship of motor symptoms to intellectual deficits in Parkinson disease. Neurology 32, 133 - 137 (1982)

Nagel, T.: Wie ist es, eine Fledermaus zu sein ? in: *Bieri*, P. (Hrsg.): Analytische Philosophie des Geistes. 261 - 275, Hain (1981)

Nakanishi, S.: Molecular diversity of glutamate receptors and implications for brain function. Science 258, 597 - 603 (1992)

Nauta, W.J.H. & *Mehler*, W.R.: Projections of the lentiform nucleus in the monkey. Brain Res. 1, 3 - 42 (1966)

Nauta, W.J.H.; *Smith*, G.P.; *Faull*, R.L.M. & *Domesick*, V.B.: Efferent connections and nigral afferents of the nucleus accumbens septi in the rat. Neuroscience 3, 385 - 401 (1978)

Nauta, W.J.H.: A proposed conceptual reorganization of the basal ganglia and telencephalon. Neuroscience 4, 1875 - 1881 (1979)

Nicklas, W.J.; *Vyas*, I. & *Heikkila*, R.E.: Inhibition of NADH-linked oxidation in brain mitochondria by 1-methyl-4-phenylpyridine, a metabolite of the neurotoxin, 1-methyl-4-phenyl-1,2,3,6-tetrahydropyridine. Life Sci. 36, 2503 - 2508 (1985)

Nida-Rümelin, J.: Kritik des Konsequentialismus. München (1993)

Nida-Rümelin, J.: Vernunft und Leidenschaft. Antrittsvorlesung. Göttingen (1994)

Nieoullon, A.; *Cheramy*, A. & *Glowinski*, J.: Interdependence of the nigrostriatal dopaminergic systems on the two sides of the brain in the cat. Science 198, 416 - 418 (1977)

Nieuwenhuys, R.; *Voogd*, J. & *van Huijzen*, Chr.: Das Zentralnervensystem des Menschen. Ein Atlas mit Begleittext. Berlin (1991)

Nisbett, R.E. & *Wilson*, T.D.: Telling more than we can know: verbal reports on mental processes. Psychological Review 84, 231 - 259 (1977)

Nutt, J.G.: The case for and concerns about continuous dopamine stimulation in Parkinson's disease. J. Neural Transm. Suppl. 27, 11 - 15 (1988)

Ogawa, T.: Personality characteristics of Parkinson's disease. Perceptual and motor Skills 52, 375 - 378 (1981)

Olanow, C.W.; *Koller*, W.; *Goetz*, C.G.; *Stebbins*, G.T. et al.: Autologous transplantation of adrenal medulla in Parkinson's disease. 18-Month results. Arch. Neurol. 47, 1286 - 1289 (1990)

Olney, J.W.; *Price*, M.T.; *Labruyere*, J.; *Salles*, K.S.; *Frierdich*, G.; *Mueller*, M. & *Silverman*, E.: Anti-parkinsonian agents are phencyclidine agonists and N-methylaspartate antagonists. Eur. J. Pharmacol. 142, 319 - 320 (1987)

Olson, L.: Fluorescence histochemical evidence for axonal growth and secretion from transplanted adrenal medullary tissue. Histochemie 22, 1 - 7 (1970)

Ostrosky-Solis, F.; *Quintanar*, L.; *Madrazo*, I.; *Drucker-Colin*, R.; *Franco-Bourland*, R. & *Leon-Meza*, V.: Neuropsychological effects of brain autograft of adrenal medullary tissue for the treatment of Parkinson's disease. Neurology 38, 1442 - 1450 (1988)

Ozawa, T.; *Tanaka*, M.; *Ino*, H.; *Ohno*, K.; et al.: Distinct clustering of point mutations in mitochondrial DNA among patients with mitochondrial encephalomyopathies and with Parkinson's disease. Biochem. Biophys. Res. Commun. 176, 938 - 946 (1991)

Palmer, T.D.; *Rosman*, G.J.; *Osborne*, W.R.A. & *Miller*, A.D.: Genetically modified skin fibroblasts persist long after transplantation but gradually inactivate introduced genes. Proc. Natl. Acad. Sci. USA 88, 1330 - 1334 (1991)

Parent, A.; *Bouchard*, C. & *Smith*, Y.: The striatopallidal and striatonigral projections: Two distinct fiber systems in primate. Brain Res. 303, 385 - 390 (1984)

Parent, A.; *Smith*, Y.; *Filion*, M. & *Dumas*, J.: Distinct afferents to internal and external pallidal segments in the squirrel monkey. Neurosci. Lett. 96, 140 - 144 (1989)

Parent, A.: Extrinsic connections of the basal ganglia. Trends Neurosci. 13, 254-258 (1990)

Parent, A. & *Hazrati*, L.-N.: Anatomical aspects of information processing in primate basal ganglia. Trends Neurosci. 16, 111 - 116 (1993)

Parfit, D.: On "the importance of self-identity". Journal of Philosophy 68, 683 - 690 (1971)

Parfit, D.: Later selves and moral principles. in: *Montefiore*, A. (ed.): Philosophy and personal relations. 137 - 169, London (1973)

Parfit, D.: Lewis, Perry, and what matters. in: *Rorty*, A.O. (ed.): The identities of persons. 91 - 107, Berkeley (1976)

Parfit, D.: Personal identity and rationality. Synthese 53, 227 - 241 (1982)

Parfit, D.: Reasons and persons. Oxford (1984)

Parkinson, J.: An Essay on the Shaking Palsy. London (1817)

Parkinson Study Group: DATATOP: A multicenter controlled clinical trial in early Parkinson's disease. Arch. Neurol. 46, 1052 - 1060 (1989)

Parkinson Study Group: Effects of tocopherol and deprenyl on the progression of disability in early Parkinson's disease. N. Engl. J. Med. 328, 176 - 183 (1993)

Patino, P.; *Kriek*, E.H.; *Hutt*, C.J.; *Qi*, J.X. & *Freed*, C.R.: Short term corticosteroid treatment impairs survival of fetal dopamine cells transplanted into a rat model of Parkinson's disease. Soc. Neurosci. Abstracts 18, 59 (1992)

Penelhum, T.: The importance of self-identity. Journal of Philosophy 68, 667 - 678 (1971)

Penn, R.D.; *Goetz*, C.G.; *Tanner*, C.M.; *Klawans*, H.L.; *Shannon*, K.M.; *Comella*, C.L. & *Witt*, T.R.: The adrenal medullary transplant operation for Parkinson's disease: Clinical observations in five patients. Neurosurgery 22, 999 - 1004 (1988)

Percheron, G. & *Filion*, M.: Parallel processing in the basal ganglia: up to a point. Trends Neurosci. 14, 55 - 56 (1991)

Perlow, M.J.; *Freed*, W.J.; *Hoffer*, B.J.; *Seiger*, A.; *Olson*, L. & *Wyatt*, R.J.: Brain grafts reduce motor abnormalities produced by destruction of nigro-striatal dopamine system. Science 204, 643 - 647 (1979)

Perry, J.: Personal identity, memory, and the problem of circularity. in: ders. (ed.): Personal identity. 135 - 155, Berkeley (1975)

Perry, J.: The importance of being identical. in: *Rorty*, A.O. (ed.): The identities of persons. 67 - 90, Berkeley (1976)

Perry, T.L.; *Godin*, D.V. & *Hansen*, S.: Parkinson's disease: a disorder due to nigral glutathione deficiency? Neurosci. Lett. 33, 305 - 310 (1982)

Peterson, D.I.; *Price*, M.L.; *Small*, C.S.: Autopsy findings in a patient who had an adrenal-to brain transplant for Parkinson's disease. Neurology 39, 235 - 238 (1989)

Pezzoli, G.; *Fahn*, S.; *Dwork*, A.; et al.: Non-chromaffin tissue plus nerve growth factor reduces experimental parkinsonism in aged rats. Brain Res. 459, 398 - 403 (1988)

Pillon, B.; *Dubois*, B.; *Cusimano*, G.; *Bonnet*, A.-M.; *Lhermitte*, F. & *Agid*, Y.: Does cognitive impairment in Parkinson's disease result from non-dopaminergic lesions? J. Neurol. Neurosurg. Psychiat. 52, 201 - 206 (1989)

Piomelli, D.; *Pilon*, C.; *Giros*, B.; *Sokoloff*, P.; *Martres*, M.-P. & *Schwartz*, J.-C.: Dopamine activation of the arachidonic acid cascade as a basis for D1/D2 receptor synergism. Nature 353, 164 - 167 (1991)

Pirozzolo, F.J.; *Hansch*, E.C.; *Mortimer*, J.A.; *Webster*, D.D. & *Kuskowski*, M.A.: Dementia in Parkinson disease: a neuropsychological analysis. Brain and Cognition 1, 71 - 83 (1982)

Pisa, M. & *Schranz*, J.A.: Dissociable motor roles of the rat's striatum conform to a somatotopic model. Behav. Neurosci. 102, 429 - 440 (1988)

Pletscher, A.: Levodopa treatment of Parkinson's syndrome: past and future. Adv. Neurol. 53, 469 - 473 (1990)

Poewe, W.; *Gerstenbrand*, F.; *Ransmayr*, G. & *Plörer*, S.: Premorbid personality of Parkinson patients. J. Neural Transm. Suppl. 19, 215 - 224 (1983)

Polkinghorne, J. (chairman): Review of the guidance on the research use of fetuses and fetal material. London (1989)

Porrino, L.J.; *Burns*, R.S.; *Crane*, A.M.; *Palombo*, E.; *Kopin*, I.J. & *Sokoloff*, L.: Changes in local cerebral glucose utilization associated with Parkinson's syndrome induced by 1-Methyl-4-phenyl-1,2,3,6-tetrahydropyridine (MPTP) in the primate. Life Sci. 40, 1657 - 1664 (1987)

Przedborski, S.; *Kostic*, V.; *Jackson-Lewis*, V.; *Naini*, A.B.; et al.: Transgenic mice with increased Cu/Zn-superoxide dismutase activity are resistant to N-methyl-4-phenyl-1,2,3,6-tetrahydropyridine-induced neurotoxicity. J. Neurosci. 12, 1658 - 1667 (1992)

Puccetti, R.: Brain transplantation and personal identity. Analysis 29, 65 - 77 (1969)

Puccetti, R.: Memory and self: a neuropathological approach. Philosophy 52, 147 - 153 (1977)

Putnam, H.: Mind, language and reality. Cambridge (1975)

Quinn, N.P.: The modern management of Parkinson's disease. J. Neurol. Neurosurg. Psychiat. 53, 93 - 95 (1990a)

Quinn, N.P.: The clinical application of cell grafting techniques in patients with Parkinson's disease. Prog. Brain Res. 82, 619 - 625 (1990b)

Quinton, A.: The soul. Journal of Philosophy 59, 393 - 409 (1962)

Rafal, R.D.; *Posner*, M.I.;*Walker*, J.A. & *Friedrich*, F.J.: Cognition and the basal ganglia. Separating mental and motor components of performance in Parkinson's disease. Brain 107, 1083 - 1094 (1984)

Ramsay, R.R. & *Singer*, T.P.: Energy-dependent uptake of N-methyl-4-phenylpyridinium, the neurotoxic metabolite of 1-methyl-4-phenyl-1,2,3,6-tetrahydropyridine, by mitochondria. J. Biol. Chem. 261, 7585 - 7587 (1986)

Ransmayr, G.; *Künig*, G. & *Gerstenbrand*, F.: Modern therapy of Parkinson's disease. J. Neural Transm. Suppl. 38, 129 - 140 (1992)

Rawls, J.: Independence of moral theory. Proceedings and addresses of the American Philosophical Association 48, 5 - 22 (1974-75)

Redmond, D.E.; *Sladek*, J.R.Jr; *Roth*, R.H.; *Collier*, T.J.; *Elsworth*, J.D.; *Deutch*, A.Y. & *Haber*, S.: Fetal neuronal grafts in monkeys given methylphenyltetrahydropyridine. Lancet, 1125 - 1127 (1986)

Redmond, D.E.Jr.; *Naftolin*, F.; *Collier*, T.J.; *Leranth*, C.; *Robbins*, R.J.; *Sladek*, C.D.; *Roth*, R.H. & *Sladek*, J.R.Jr.: Cryopreservation, culture, and transplantation of human fetal mesencephalic tissue into monkeys. Science 242, 768 - 771 (1988)

Redmond, D.E.Jr.; *Leranth*, C.; *Spencer*, D.D.; *Robbins*, R.; et al.: Fetal neural graft survival. Lancet, 820 - 822 (1990)

Reid, T.: Of identity. in: *Perry*, J. (ed.): Personal identity. 107 - 112, Berkeley (1975a)

Reid, T.: On Mr. Locke's account of our personal identity. in: *Perry*, J. (ed.): Personal identity. 113 - 118, Berkeley (1975b)

Reynolds, B.A. & *Weiss*, S.: Generation of neurons and astrocytes from isolated cells of the adult mammalian central nervous system. Science 255, 1707 - 1710 (1992)

Ridley, R.M. & *Baker*, H.F.: Can fetal neural transplants restore function in monkeys with lesion-induced behavioural deficits? Trends Neurosci. 14, 366 - 370 (1991)

Riederer, P.; *Konradi*, C.; *Hebenstreit*, G. & *Youdim*, M.B.H.: Neurochemical perspectives to the function of monoamine oxidase. Acta Neurol. Scand. 126, 41 - 45 (1989a)

Riederer, P.; *Sofic*, E.; *Rausch*, W.D.; *Schmidt*, B.; *Reynolds*, G.P.; *Kellinger*, K. & *Youdim*, M.B.H.: Transition metals, ferritin, glutathione and ascorbic acid in Parkinsonian brain. J. Neurochem. 50, 515 - 520 (1989b)

Riederer, P.; *Konradi*, C. & *Youdim*, M.B.H.: The role of MAO in dopaminergic transmission. Adv. Neurol. 53, 149 - 153 (1990)

Riederer, P. & *Gerlach*, M.: Biochemische Pathologie des Morbus Parkinson. Mitgliederheft der deutschen Parkinson-Vereinigung Okt. 1991, 18 - 21 (1991)

Rinne, U.K.: Problems associated with long-term levodopa treatment of Parkinson's disease. Acta Neurol. Scand. 68 (Suppl. 15), 19 - 26 (1983)

Rinne, U.K.: Combination of a dopamine agonist, MAO-B inhibitor and levodopa - a new strategy in the treatment of early Parkinson's disease. Acta Neurol. Scand. 126, 165 - 169 (1989)

Robertson, H.A.: Dopamine receptor interactions: some implications for the treatment of Parkinson's disease. Trends Neurosci. 15, 201 - 206 (1992)

Rogers, D.C.; *Martel*, F.L. & *Dunnett*, S.B.: Nigral grafts in neonatal rats protect from aphagia induced by subsequent adult 6-OHDA lesions: the importance of striatal location. Exp. Brain Res. 80, 172 - 176 (1990)

Rolls, E.T.; *Thorpe*, S.J. & *Maddison*, S.P.: Responses of striatal neurons in the behaving monkey. I. Head of the caudate nucleus. Behav. Brain Res. 7, 179 - 210 (1983)

Rorty, A.O.: The transformations of persons. Philosophy 48, 261 - 275 (1973)

Rose, G.; *Gerhardt*, G.; *Strömberg*, I.; *Olson*, L. & *Hoffer*, B.J.: Monoamine release from dopamine-denervated rat caudate nucleus reinnervated by substantia nigra transplants: an *in vivo* electrochemical study. Brain Res. 341, 92 - 100 (1985)

Rosenstein, J.M.: Adrenal medulla grafts produce blood-brain barrier dysfunction. Brain Res. 414, 192 - 196 (1987)

Ryle, G.: The concept of mind. London (1949); dt: Der Begriff des Geistes. Stuttgart (1969)

Sabel, B.A.; *Freese*, A. & *During*, M.J.: Controlled - release dopamine polymers as a novel approach to the treatment of Parkinson's disease. Advances in Neurology 53, 513 - 518 (1990)

Sagen, J.; *Wang*, H.; *Tresco*, P.A. & *Aebischer*, P.: Transplants of immunologically isolated xenogeneic chromaffin cells provide a long-term source of pain-reducing neuroactive substances. J. Neurosci. 13, 2415 - 2423 (1993)

Saggu, H.; *Cooksey*, J.; *Dexter*, D.; *Wells*, F.R.; *Lees*, A.; *Jenner*, P. & *Marsden*, C.D.: A selective increase in particulate superoxide dismutase activity in parkinsonian substantia nigra. J. Neurochem. 53, 692 - 697 (1989)

Saint-Cyr, J.A.; *Taylor*, A.E. & *Lang*, A.E.: Procedural learning and neostriatal dysfunction in man. Brain 111, 941 - 959 (1988)

Sass, H.-M.: Brain life and brain death: a proposal for a normative agreement. Journal of Medicine and Philosophy 14, 45 - 59 (1989)

Savigny, E. von: Zum Begriff der Sprache. Stuttgart (1983)

Sawle, G.V.; *Bloomfield*, P.M.; *Björklund*, A.; *Brooks*, D.J.; et al.: Transplantation of fetal dopamine neurons in Parkinson's disease: PET (^{18}F)-6-L-Fluorodopa studies in two patients with putaminal implants. Ann. Neurol. 31, 166 - 173 (1992)

Schapira, A.H.V.; *Cooper*, J.M.; *Dexter*, D.; *Clark*, J.B.; *Jenner*, P. & *Marsden*, C.D.: Mitochondrial complex I deficiency in Parkinson's disease. J. Neurochem. 54, 823 - 827 (1990)

Scharfmann, R.; *Axelrod*, J.H. & *Verma*, I.M.: Long-term in vivo expression of retrovirus-mediated gene transfer in mouse fibroblast implants. Proc. Natl. Acad. Sci. USA 88, 4626 - 4630 (1991)

Scheffler, S.: Ethics, personal identity, and ideals of the person. Canadian Journal of Philosophy 12, 229 - 246 (1982)

Schell, G.R. & *Strick*, P.L.: The origin of thalamic inputs to the arcuate premotor and supplementary motor areas. J. Neurosci. 4, 539 - 560 (1984)

Schmidt, W.J.: L-dopa and apomorphine disrupt long- but not short-behavioural chains. Physiol. Behav. 33, 671 - 680 (1984)

Schmidt, W.J.: Intrastriatal injection of DL-2-amino-5-phosphonovaleric acid (AP-5) induces sniffing stereotypy that is antagonized by haloperidol and clozapine. Psychopharmacology 90, 123 - 130 (1986)

Schmidt, W.J. & *Bury*, D.: Behavioural effects of N-methyl-D-aspartate in the anterodorsal striatum of the rat. Life Sci. 43, 545 - 549 (1988)

Schmidt, W.J. & *Bubser*, M.: Anticataleptic effects of the N-methyl-D-aspartate antagonist MK-801 in rats. Pharmacol. Biochem. Behav. 32, 621 - 623 (1989)

Schmidt, W.J.: Behavioural pharmacology of brain glutamate. In: *Deecke*, L.; *Eccles*, J.C. & *Mountcastle*, V.B. (eds.): From neuron to action. 427 - 432, Berlin (1990)

Schmidt, W.J.; *Bubser*, M. & *Hauber*, W.: Behavioural pharmacology of glutamate in the basal ganglia. J. Neural Transm. (Suppl.) 38, 65 - 89 (1992)

Schwartz, S.S. & *Freed*, W.J.: Brain tissue transplantation in neonatal rats prevents a lesion-induced syndrome of adipsia, aphagia and akinesia. Exp. Brain Res. 65, 449 - 454 (1987)

Scoville, W.B. & *Milner*, B.: Loss of recent memory after bilateral hippocampal lesions. J. Neurol. Neurosurg. Psychiatr. 20, 11 - 21 (1957)

Seiger, A.: Preparation of immature central nervous system regions for transplantation. In : *Björklund*, A. & *Stenevi*, U. (eds.): Neural grafting in the mammalian CNS. 71 - 77, Amsterdam (1985)

Selemon, L.D. & *Goldman-Rakic*, P.S.: Longitudinal topography and interdigitation of cortico-striatal projections in the rhesus monkey. J. Neurosci. 5, 776 - 794 (1985)

Sellars, W.: Philosophy and the scientific image of man. in: ders: Science, perception and reality. 1 - 40, London (1963)

Shaffer, J.A.: Persons and their bodies. Philosophical Review 75, 59 - 77 (1966)

Shoemaker, S.S.: Self-knowledge and self-identity. Ithaca (1963)

Shoemaker, S.S.: Comments to Chisholm. in: *Care*, N.S. & *Grimm*, R.H. (eds.): Perception and personal identity. 107 - 127, Cleveland (1969)

Shoemaker, S.S.: Persons and their pasts. American Philosophical Quarterly 7, 269 - 285 (1970)

Shoemaker, S.S.: Personal identity: a materialist´s account. in: *Shoemaker*, S. & *Swinburne*, R.: Personal identity. 67 - 132, Oxford (1984)

Simonds, G.R. & *Freed*, W.J.: Effects of intraventricular substantia nigra allografts as a function of donor age. Brain Res. 530, 12 - 19 (1990)

Sirinathsinghji, D.J.S.; *Heavens*, R.P.; *Richards*, S.J.; *Beresford*, I.J.M. & *Hall*, M.D.: Experimental hemiParkinsonism in the rat following chronic unilateral infusion of MPP^+ into the nigrostriatal dopamine pathway. I. Behavioural, neurochemical and histological characterization of the lesion. Neuroscience 27, 117 - 128 (1988)

Sladek, J.R.Jr; *Redmond*, D.E.Jr; *Roth*, R.H.: Transplantation of fetal neurons in primates. Clin. Res. 36, 200 - 204 (1988)

Smart, J.J.C.: Sensations and brain processes. Philosophical Review 68, 141 - 156 (1959)

Smith, A.D. & *Bolam*, J.P.: The neural network of the basal ganglia as revealed by the study of synaptic connections of identified neurons. Trends Neurosci. 13, 259 - 265 (1990)

Smith, Y. & *Parent*, A.: Differential connections of caudate nucleus and putamen in the squirrel monkey (*Saimiri sciureus*). Neuroscience 18, 347 - 371 (1986)

Smith, Y & *Parent*, A.: Neurons of the subthalamic nucleus in primates display glutamate but not GABA immunoreactivity. Brain Res. 453, 353 - 356 (1988)

Snyder, G.L.; *Keller*, R.W.Jr. & *Zigmond*, M.J.: Dopamine efflux from striatal slices after intracerebral 6-hydroxydopamine: evidence for compensatory hyperactivity of residual terminals. J. Pharmacol. Exp. Ther. 253, 867 - 876 (1990)

Sokoloff, P.; *Giros*, B.; *Martres*, M.-P.; *Bouthenet*, M.-L. & *Schwartz*, J.-C.: Molecular cloning and characterization of a novel dopamine receptor (D3) as a target for neuroleptics. Nature 347, 146 - 151 (1990)

Somogyi, P.; *Bolam*, J.P. & *Smith*, A.D.: Monosynaptic cortical input and local axon collaterals of identified striatonigral neurons. A light and electron microscopic study using the Golgi-peroxidase transport-degeneration procedure. J. Comp. Neurol. 195, 567 - 584 (1981a)

Somogyi, P.; *Bolam*, J.P.; *Totterdell*, S. & *Smith*, A.D.: Monosynaptic input from the nucleus accumbens-ventral striatum region to retrogradely labelled nigrostriatal neurones. Brain Res. 217, 245 - 263 (1981b)

Sortwell, C.E. & *Sagen*, J.: Induction of antidepressive activity by monoaminergic transplants in rat neocortex. Pharmacol. Biochem. Behav. 46, 225 - 230 (1993)

Spencer, D.D.; *Robbins*, R.J.; *Naftolin*, F.; *Marek*, K.L.; et al.: Unilateral transplantation of human fetal mesencephalic tissue into the caudate nucleus of patients with Parkinson's disease. N. Engl. J. Med. 327, 1541 - 1548 (1992)

Steece-Collier, K.; *Collier*, T.J.; *Sladek*, C.D. & *Sladek*, J.R.Jr.: Chronic levodopa impairs morphological development of grafted embryonic dopamine neurons. Exp. Neurol. 110, 201 - 208 (1990)

Steinbusch, H.W.M.; *Vermeulen*, R.J. & *Tonnaer*, J.A.D.M.: Basic fibroblast growth factor enhances survival and sprouting of fetal dopaminergic cells implanted in the denervated rat caudate-putamen: preliminary observations. Prog. Brain Res. 82, 81 - 86 (1990)

Stoddard, S.L.; *Tyce*, G.M.; *Ahlskoog*, J.E.; *Zinsmeister*, A.R. & *Carmichael*, S.W.: Decreased catecholamine content in parkinsonian adrenal medulla. Exp. Neurol. 104, 22 - 27 (1989)

Strange, P.G.: Interesting times for dopamine receptors. Trends Neurosci. 14, 43 - 45 (1991)

Strawson, P.F.: Einzelding und logisches Subjekt (Individuals). Stuttgart (1972)

Strawson, P.F.: Freedom and resentment. in: ders.: Freedom and resentment and other essays. 1 - 25, London (1974)

Strömberg, I.; *Herrera-Marschitz*, M.; *Hultgren*, L.; *Ungerstedt*, U. & *Olson*, L.: Adrenal medullary implants in the dopamine-denervated rat striatum. I. Acute catecholamine levels in grafts and host caudate as determined by HPLC-electrochemistry and fluorescence histochemical image analysis. Brain Res. 297, 41 - 51 (1984)

Strömberg, I.; *Herrera-Marschitz*, M.; *Ungerstedt*, U.; *Ebendal*, T. & *Olson*, L.: Chronic implants of chromaffin tissue into the dopamine-denervated striatum. Effects of NGF on graft survival, fiber growth and rotational behavior. Exp. Brain Res. 60, 335 - 349 (1985a)

Strömberg, I.; *Bygdeman*, M.; *Goldstein*, M.; *Seiger*, A. & *Olson*, L.: Human fetal substantia nigra grafted to the dopamine-denervated striatum of immunosuppressed rats: evidence for functional reinnervation. Neurosci. Lett. 71, 271 - 276 (1986)

Strömberg, I.; *Ebendal*, T.; *Olson*, L. & *Hoffer*, B.: Chromaffin grafts. survival and nerve fiber formation as a function of donor age, nerve growth factor and host sympathetic denervation. Prog. Brain Res. 82, 87 - 94 (1990)

Strömberg, I.; *van Horne*, C.; *Bygdeman*, M.; *Weiner*, N. & *Gerhardt*, G.A.: Function of intraventricular human mesencephalic xenografts in immunosuppressed rats: an electrophysiological and neurochemical analysis. Exp. Neurol. 112, 140 - 152 (1991)

Strong, C.: Fetal tissue transplantation: can it be morally insulated from abortion? J. of medical ethics 17, 70 - 76 (1991)

Sunahara, R.K.; *Guan*, H.-C.; *O'Dowd*, B.F.; *Seeman*, P.; et al.: Cloning of the gene for a human dopamine D5 receptor with higher affinity for dopamine than D1. Nature 350, 614 - 619 (1991)

Sunde, N.A. & *Zimmer*, J.: Cellular, histochemical and connective organisation of the hippocampus and fascia dentata transplanted to different regions of immature and adult rat brains. Dev. Brain Res. 8, 165 - 191 (1983)

Svensson, A.; *Carlsson*, A. & *Carlsson*, M.L.: Differential locomotor interactions between dopamine-D1/D2 receptor agonists and the NMDA antagonist dizocilpine in monoamine-depleted mice. J. Neural Transm. (Gen. Sect.) 90, 199 - 217 (1992)

Sweet, R.D. & *McDowell*, F.H.: Plasma dopa concentrations and the "on-off" effect after chronic treatment of Parkinson's disease. Neurology 24, 953 - 956 (1974)

Swinburne, R.: Personal identity: the dualist theory. in: *Shoemaker*, S. & *Swinburne*, R.: Personal Identity. 1 - 66, Oxford (1984)

Szechtman, H.; *Ornstein*, K.; *Teitelbaum*, P. & *Golani*, I.: The morphogenesis of stereotyped behavior induced by the dopamine receptor agonist apomorphine in the laboratory rat. Neuroscience 14, 783 - 798 (1985)

Tanji, J.; *Taniguchi*, K. & *Saga*, T.: Supplementary motor area: Neuronal response to motor instructions. J. Neurophysiol. 43, 60 - 68 (1980)

Taylor, A.E.; *Saint-Cyr*, J.A. & *Lang*, A.E.: Frontal lobe dysfunction in Parkinson's disease. Brain 109, 845 - 883 (1986)

Taylor, C.: Responsibility for self. in: *Rorty*, A.O. (ed.): The identities of persons. 281 - 299, Berkeley (1976)

Taylor, J.R.; *Elsworth*, J.D.; *Roth*, R.H.; *Sladek*, J.R.Jr.; *Collier*, T.J. & *Redmond*, D.E.Jr.: Grafting of fetal substantia nigra to striatum reverses behavioral deficits induced by MPTP in primates: a comparison with other types of grafts as controls. Exp. Brain Res. 85, 335 - 348 (1991)

Taylor, R.: Persons and bodies. American Philosophical Quarterly 16, 67 - 72 (1979)

Tetrud, J.W. & *Langston*, J.W.: The effect of deprenyl (selegiline) on the natural history of Parkinson's disease. Science 245, 519 - 522 (1989)

Thompson, W.G.: Successful brain grafting. N.Y. Med. J. 51, 701 - 702 (1890)

Thümler, R.: Morbus Parkinson. Sandoz AG, Nürnberg (1988)

Tice, T.R. & *Cowsar*, D.R.: Biodegradable controlled-release parenteral systems. Pharmaceut. Technol., 26 - 35 (Nov.1984)

Tiedtke, P.I.; *Bischoff*, C. & *Schmidt*, W.J.: MK-801-induced stereotypy and its antagonism by neuroleptic drugs. J. Neural Transm. (GenSect) 81, 173 - 182 (1990)

Tooley, M.: Abtreibung und Kindstötung. in: *Leist* , A. (Hrsg.): Um Leben und Tod. 157 - 195, Frankfurt (1990)

Turner, B.H.; *Wilson*, J.S.; *McKenzie*, J.C. & *Richtand*, N.: MPTP produces a pattern of nigrostriatal degeneration which coincides with the mosaic organization of the caudate nucleus. Brain Res. 473, 60 - 64 (1988)

Turski, L.; *Bressler*, K.; *Rettig*, K.-J.; *Löschmann*, P.-A. & *Wachtel*, H.: Protection of substantia nigra from MPP^+ neurotoxicity by N-methyl-D- aspartate antagonists. Nature 349, 414 - 418 (1991)

Uchida, K.; *Takamatsu*, K.; et al.: Synthesis of L-3,4-dihydroxyphenylalanine by tyrosine hydroxylase cDNA-transfected C6 cells: application for intracerebral grafting. J. Neurochem. 53, 728 - 732 (1989)

Uhl, G.R.: Neurotransmitter transporters (plus): a promising new gene family. Trends Neurosci. 15, 265 - 268 (1992)

Ulm, G.: Psychopathologische Veränderungen beim Morbus Parkinson. Deutsche Parkinson-Vereinigung, Mitgliederheft Okt. 1991, 22 - 24 (1991)

Ungerstedt, U. & *Arbuthnott*, G.W.: Quantitative recording of rotational behaviour in rats after 6-hydroxydopamine lesions of the nigrostriatal dopamine system. Brain Res. 24, 485 - 493 (1970)

Ungerstedt, U.: Striatal dopamine release after amphetamine or nerve degeneration revealed by rotational behaviour. Acta Physiol. Scand. Suppl. 367, 49 - 68 (1971a)

Ungerstedt, U.: Postsynaptic supersensitivity after 6-hydroxy-dopamine induced degeneration of the nigro-striatal dopamine system. Acta Physiol. Scand. Suppl. 367, 69 - 93 (1971b)

Unsicker, K.; *Krisch*, B.; *Otten*, U. & *Thoenen*, H.: Nerve growth factor-induced fiber outgrowth from isolated rat adrenal chromaffin cells: impairment by glucocorticoids. Proc. Natl. Acad. Sci. USA 75, 3498 - 3502 (1978)

Vawter, D.E.; *Kearney*, W.; *Gervais*, K.G.; *Caplan*, A.L.; *Garry*, D. & *Tauer*, C.: The use of human fetal tissue: scientific, ethical, and policy concerns. Minneapolis (1990)

Veatch, R.M.: Whole-brain, neocortical, and higher brain related concepts. in: *Zaner*, R.M. (ed.): Death: beyond whole brain criteria. 171 - 186, Dordrecht (1988)

Wachtel, H.: Antiparkinsonian dopamine agonists: a review of the pharmacokinetics and neuropharmacology in animals and humans. J. Neural Transm. (P-D Sect.) 3, 151 - 201 (1991)

Walters, L.: Ethical issues in fetal research: a look back and a look forward. Clin. Res. 36, 209 - 214 (1988)

Waters, C.M.; *Peck*, R.; *Rossor*, M.; *Reynolds*, G.P. & *Hunt*, S.P.: Immunocytochemical studies on the basal ganglia and substantia nigra in Parkinson's disease and Huntington's chorea. Neuroscience 25, 419 - 438 (1988)

Watkins, J.C.; *Krogsgaard-Larsen*, P. & *Honore*, T.: Structure-activity relationships in the development of excitatory amino acid receptor agonists and competitive antagonists. Trends Pharmacol. Sci. 11, 25 - 33 (1990)

Wegener, S.; *Schmidt*, W.J. & *Ehret*, G.: Haloperidol- and apomorphine-induced changes in pup searching behaviour of house mice. Psychopharmacology 95, 271 - 275 (1988)

White, R.J.; *Wolin*, L.R.; *Massopust*, L.C.; *Taslitz*, N. & *Verdura*, J.: Cephalic exchange transplantation in the monkey. Surgery 70, 135 - 139 (1971)

Widner, H.; *Tetrud*, J.; *Rehncrona*, S.; *Snow*, B.; *Brundin*, P.; *Gustavii*, B.; *Björklund*, A.; *Lindvall*, O. & *Langston*, J.W.: Bilateral fetal mesencephalic grafting in two patients with parkinsonism induced by 1-Methyl-4-phenyl-1,2,3,6-tetrahydropyridine (MPTP). New Engl. J. Med. 327, 1556 - 1563 (1992)

Wiggins, D.: Identity and spatio-temporal continuity. Oxford (1967)

Wiggins, D.: Locke, Butler, and the stream of consciousness: and men as a natural kind. in: *Rorty*, A.O. (ed.): The identities of persons. 139 - 173, Berkeley (1976)

Williams, B.: Persons, character and morality. in: *Rorty*, A.O. (ed.): The identities of persons. 281 - 299, Berkeley (1976)

Williams, B.: Sind Personen Körper ? in: ders.: Probleme des Selbst. 105 - 132, Stuttgart (1978a)

Williams, B.: Personenidentität und Individuation. in: ders.: Probleme des Selbst. 7 - 36, Stuttgart (1978b)

Williams, B.: Das Selbst und die Zukunft. in: ders.: Probleme des Selbst. 78 - 104, Stuttgart (1978c)

Winn, S.R.; *Aebischer*, P. & *Galletti*, P.M.: Brain tissue reaction to permselective polymer capsules. J. Biomed. Mater. Res. 23, 31 - 44 (1989a)

Winn, S.R.; *Wahlberg*, L.; *Tresco*, P.A. & *Aebischer*, P.: An encapsulated dopamine-releasing polymer alleviates experimental parkinsonism in rats. Exp. Neurol. 105, 244 - 250 (1989b)

Wolff, J.A.; *Fisher*, L.J.; et al.: Grafting fibroblasts genetically modified to produce L-dopa in a rat model of Parkinson disease. Proc. Natl. Acad. Sci. USA 86, 9011 - 9014 (1989)

Wolff, J.A.; *Malone*, R.W.; *Williams*, P.; *Chong*, W.; *Acsadi*, G.; *Jani*, A. & *Felgner*, P.L.: Direct gene transfer into mouse muscle in vivo. Science 247, 1465 - 1468 (1990)

Wooten, G.F. & *Collins*, R.C.: Effects of dopaminergic stimulation on functional brain metabolism in rats with unilateral substantia nigra lesions. Brain Res. 263, 267 - 275 (1983)

Wyatt, R.J.; *Staub*, R. & *Freed*, W.J.: An improved procedure for pressure-free insertion of tissue into the central nervous system. Prog. Brain Res. 78, 625 - 629 (1988)

Yebenes, J.G. de; *Fahn*, S.; *Jackson - Lewis*, V.; et al.: Continuous intracerebroventricular infusion of dopamine and dopamine agonists through a totally implanted drug delivery system in animal models of Parkinson`s disease. J. Neural Transm. Suppl. 27, 141 - 160 (1988)

Youdim, M.B.H.; *Ben-Shachar*, D. & *Riederer*, P.: Is Parkinson's disease a progressive siderosis of substantia nigra resulting in iron and melanin induced neurodegeneration? Acta Neurol. Scand. 126, 47 - 54 (1989)

Youdim, M.B.H.: Inhibitors of dopamine inactivating systems as antiparkinson drugs. Adv. Neurol. 53, 483 - 488 (1990)

Young, W.S.; *Bonner*, T.J. & *Brann*, M.R.: Mesencephalic dopamine neurons regulate the expression of neuropeptide mRNAs in the rat forebrain. Proc. Natl. Acad. Sci. USA 83, 9827 - 9831 (1986)

Zetterström, T.; *Herrera-Marschitz*, M. & *Ungerstedt*, U.: Simultaneous measurement of dopamine release and rotational behaviour in 6-hydroxydopamine denervated rats using intracerebral dialysis. Brain Res. 376, 1 - 7 (1986)

Zhang, W.Q.; *Tilson*, H.A.; *Nanry*, K.P.; *Hudson*, P.M.; *Hong*, J.S. & *Stachowiak*, M.K.: Increased dopamine release from striata of rats after unilateral nigrostriatal bundle damage. Brain Res. 461, 335 - 342 (1988)

Zierig, A.; *Berger*, L.; *Heinemann*, S.D. & *Lee*, J.: Piperidine derivatives. Part III. 4-Arylpiperidines. J. Org. Chem. 12, 894-903 (1947)

Zigmond, M.J.; *Abercrombie*, E.D.; *Berger*, T.W.; *Grace*, A.A. & *Stricker*, E.M.: Compensations after lesions of central dopaminergic neurons: some clinical and basic implications. Trends Neurosci. 13, 290 - 296 (1990)

Zürcher, G.; *Keller*, H.H.; *Kettler*, R.; *Borgulya*, J.; *Bonetti*, E.P.; *Eigenmann*, R. & *Da Prada*, M.: Ro 40-7592, a novel, very potent, and orally active inhibitor of catechol-O-methyltransferase: a pharmacological study in rats. Adv. Neurol. 53, 497 - 503 (1990)

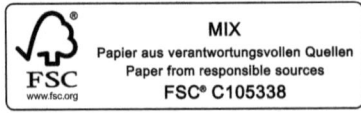

Printed by Libri Plureos GmbH
in Hamburg, Germany